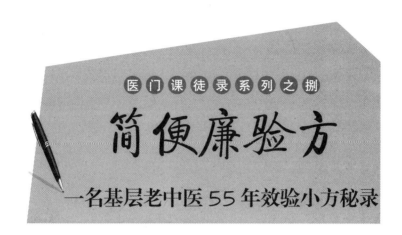

医门课徒录系列之捌

简便廉验方

一名基层老中医 55 年效验小方秘录

周正祎 著

U0307732

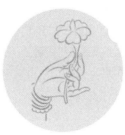

中国中医药出版社

·北 京·

图书在版编目（CIP）数据

简便廉验方：一名基层老中医 55 年效验小方秘录／周正祎著 . — 北京：中国中医药出版社，2019.10（2020.8重印）

（医门课徒录系列）

ISBN 978 − 7 − 5132 − 5528 − 8

Ⅰ .①简…　Ⅱ .①周…　Ⅲ .①验方 − 汇编　Ⅳ .① R289.5

中国版本图书馆 CIP 数据核字（2019）第 063688 号

中国中医药出版社出版

北京经济技术开发区科创十三街 31 号院二区 8 号楼

邮政编码　100176

传真　010-64405750

河北品睿印刷有限公司印刷

各地新华书店经销

开本 710×1000　1/16　印张 16　字数 278 千字

2019 年 10 月第 1 版　2020 年 8 月第 2 次印刷

书号　ISBN 978 − 7 − 5132 − 5528 − 8

定价　48.00 元

网址　www.cptcm.com

社 长 热 线　010-64405720

购 书 热 线　010-89535836

维 权 打 假　010-64405753

微信服务号　zgzyycbs

微商城网址　https://kdt.im/LIdUGr

官方微博　http://e.weibo.com/cptcm

天猫旗舰店网址　https://zgzyycbs.tmall.com

如有印装质量问题请与本社出版部联系（010-64405510）

前　　言

忆前辈用药，处方多在 5 味左右，至多亦不过 12 味。不少药物，都是先人亲自炮制，对药物真伪的甄别，更是十分严苛。先辈常言："医关人命，岂能不慎！"吾谨怀敬畏之心，临证已近 60 载矣，亦不敢稍存懈怠。专心治病，不受世俗干扰，始终以病情需要用药，获得好评，亦正缘于此。尤其现今药价趋高，质量堪忧，则做医更难矣！唯恐稍有不慎，有损先人形象，辱没前辈声誉，违背以德为本行医之道。患者服药乏效，自己内心煎熬。数十年如一日，如履薄冰，战战兢兢，甚至食不甘味，寝梦惊恐，做医之难也，如临深渊！

晚年整理药味较少而实效之方，以示薪火相传，未忘先人教诲。因本书以小方剂及小验方为主，其中不乏经方、名方，大部分为不超过 6 味药的方剂。既入医门，不可有辱医名。无论何时、何地，亦不论患者亲疏、贫富、官庶、丑美，唯存治病救人之心，用药总以对证为要，始终不忘医为仁术，竭力为患者消灾除疾。以此证明，吾从未忘本。

赵学敏曰："走医有三字诀：一曰贱，药物不取贵也；二曰验，以下咽即能去病也；三曰便，山林僻邑仓卒即有。能守此三字之要者，便是此中之杰出者矣。"廉与贱通，能治病者，未必都是昂贵之品；简者，用药不杂乱也。吾并非"复旧"，而是以脉证为据，不夹丝毫杂念，坚守正常用药。医者皆能如是，则天下患者之幸也。若药物质量好点，药师调配严谨，勿随意"张冠李戴"，煎服法及忌口护养等谨遵医嘱，如此则方保服药应验。

此集《简便廉验方》所入方药，皆以治病实效为主，不论经方、时方、验方或民间常用方，凡治病有效、无毒副作用的，皆为纳入对象。因为医者是要千方百计为患者消灾的，不是"耍牌子""趁火打劫"的，更不能"恃己之长，专心经略财物"，而落得个"含灵巨贼（《大医精诚》）"！我也不怕"大手笔"的人讥讽，更不羡慕"峨高冠""食厚奉"，甘愿做一方踏踏实实的小医，一辈子的所作所为，能够经得起天理良心的检验，能得到众多患者的认可与信赖，这比什么都重要！

　　或问简便廉验之方，能治多少病症？吾只写个人临证应用经验，决不牵强附会拼凑。但一人之力有限，吾仅怀诚实奉献之心，所入诸方，但能对证施治，寄望经得起临证检验。读者、患者满意，方不枉笔者劳神，甚至废寝忘食。吾别无他求，仅为晚年梳理临证应用经验，奉献后人，或助治病小有裨益。泛泛空谈一通，辞藻华丽入眼而动听，若无实效方药可用，浪费读者时间，即鲁迅所言"等于谋杀"！吾乃一方务实传统中医，知道时间无比珍贵。所以在一定篇幅之中，尽力多写入实效方药，不辜负读者期待。年近八旬之人，更懂得珍惜时光。但因知识阅历有限，加以抢时间整理，书中不免谬误。诚望高人不吝赐教，欢迎读者批评指正！

山野中医周正祎

己亥年仲春月于十堰市西苑医院旧宅

目　　录

卷一　内科病症简便廉验方

风寒感冒

【脉症提要】恶寒多，发热少，头痛无汗，鼻塞流涕，肢体酸痛，或兼咳嗽喉痒等症，舌苔薄白或白润，脉浮或紧或迟。

【适证方药】麻黄汤（《伤寒论》）　麻黄 6～9g，桂枝 9～12g，生姜 15～30g，大枣 3～6 枚，甘草 3～9g（个人常用量，下同），水煎服。治伤寒太阳证，发热无汗，头痛脊强，恶寒恶风，胸满而喘，脉象浮紧。

桂枝汤（《伤寒论》）　桂枝、芍药、生姜、大枣、甘草（用量参考上方），水煎服。治太阳中风，发热头痛，自汗恶风，恶寒，鼻鸣，干呕，脉迟；阳明病，汗出，微恶寒而表未解者。

小柴胡汤（《伤寒论》）　柴胡、黄芩各 15g，人参 9g，甘草 6g，生姜 5 片，半夏 9g，大枣 5 枚，水煎服。和解少阳。治伤寒中风少阳证，寒热往来，胸胁痞满，心烦喜呕，或胁下痛，或腹中痛，或渴，或利，或咳，或悸，小便不利，耳聋，口苦，脉弦，或汗后余热不解等症。

四逆散（《伤寒论》）　柴胡、芍药、枳实、甘草等份为末，水调服（个人常用量，每服 15g，日 2～3 次）。和解少阴。治伤寒少阴证，阳邪入里，四逆不温，或咳，或悸，或小便不利，或腹中痛，或泻痢下重，皆因热结于里，至少阴，则热邪渐深，故四肢逆而不温。经云：热深厥亦深，热微厥亦微。咳加五味子，悸加桂枝，小便不利加茯苓，腹痛加附子，泻利下重加薤白。诸四逆不可以下。

升麻葛根汤（《小儿药证直诀》）　升麻 9g，葛根、芍药各 6g，甘草 3g，生姜 3 片，水煎温服。治阳明伤寒、伤风，头痛身痛，发热恶寒，无汗口渴，目痛鼻干，不得卧，以及阳明发斑，欲出不出等症。头痛加川芎、白芷；身痛脊强加羌活、防风；热不退，春加柴胡、黄芩、防风，夏加黄芩、石膏；头面肿加防风、荆芥、连翘、白芷、川芎、牛蒡子、石膏；咽痛加桔梗；斑不出加紫草茸；脉弱加人参；胃虚食少加白术；腹痛倍芍药和之。

香苏饮（《太平惠民和剂局方》） 炒香附 15g，紫苏 18g，陈皮 9g，甘草 6g，生姜 5 片，葱白 5 茎，水煎温服，发出微汗。治四时风寒感冒，头痛发热，或兼内伤，胸膈满闷，嗳气恶食等症。伤食加消导药如神曲、炒莱菔子等；咳嗽加杏仁、桑白皮等；有痰加半夏、贝母等；头痛加川芎、白芷等；鼻塞加细辛、苍耳子等；胃脘痛加延胡素、木香等；气虚加人参或黄芪，余随症加减。

二活同祛法（《时病论》） 羌活、防风、独活各 9g，细辛 3g，茅苍术 12g，甘草 3g，生姜 3 片，水煎服。治表里受湿，寒热身痛，腰痛腿沉等症。

小验方 葱白三五茎，生姜三五片，水煎热服，取暖发出微汗，病轻者多可速愈。功能辛温解表，发汗退热。常用于风寒感冒，头痛发热，畏寒无汗，打喷嚏，流清涕，或伴肢体酸痛等症。

又方 紫苏叶 15g，葱白 3 茎，生姜 3 片，大枣 3 枚，水煎温服。功用同上方。体质不虚者，偶感风寒，头痛发热，喝热开水，吃生萝卜，喝葱姜汤等，亦能发出微汗，迅速治愈。

又方 紫苏、柴胡各 15g，杏仁 12g，炙桑白皮 18g，甘草 6g，生姜 5 片，葱白 5 茎，水煎热服，发出微汗。功能辛温解表，宣肺止咳。主治风寒感冒，畏寒无汗，胸痞咽痒，咳吐清稀白痰等症。

又方 水蜈蚣鲜品 30～90g（干品减半），柴胡 15g，马鞭草 15～30g，生姜 3 片，大枣 3 枚，水煎温服。功能解表退热，截疟。主治风寒感冒，状似疟疾，时热时冷，时轻时重等症。

小方若不能及时治愈，应考虑速用前三方对证选用，以免延误病机。

民间验方一 用青海盐（块状盐即可）一小块，约半粒蚕豆大，日日疟用 2 粒，安放于双手寸口（切脉处的中间），以布条固定；间日疟，男左女右，安放位置同日日疟，一日夜，勿取下。患者中午勿饮食，需要忍饥一餐，春秋冬季最好待在室外阳光下。治疟疾先冷后热，冷时盖三五床厚被依然全身拘紧，寒颤不止；热时头痛汗出，甚至大汗淋漓，面红耳赤，烦渴不已。无论日日疟、间日疟，用之多能一次即可截疟，或略感潮热，但症状明显减轻，至多 3 次（3 日）即可治愈。亲眼所见不少人患疟疾，以及本人在 20 世纪 60 年代曾经 2 次患疟疾，冷时难忍，热时狂躁，大山里的老者即用此法，患者中午在外不食，皆都完全治愈。理虽不明，但确实有效。故而整理于此，望后人剖析其义。

民间验方二　一味马鞭草，鲜品 60～90g，一半揉烂敷于肩下外侧三角肌处，用棉布条固定，勿令移动；一半水煎服，一日一换。治疟疾屡发，先冷后热，无论日日疟、间日疟，皆治。亦是要求中午不能饮食，亦少有无效者。民间有"饿死摆子（疟疾）"之说，故而都要求中午忍饥一餐。马鞭草确有截疟作用，但用法特别，故亦整理于此。有一八旬陈姓老者，见我给疑似疟疾患者介绍此方，突然失态，用双手急捂住我口，并将我拉到外边，窃窃私语道："这是我吃香的、喝辣的命根子，你咋知道的？"我笑言道："我学医时在大山里待过五六年，以后依然和百姓密不可分，接触过许多老草医，询访过不少民间高人，咋会不知道这个方？"老者闻言，很不高兴地离去，口中还絮絮叨叨的，不知道说些什么。我历来痛恨保守，一个人能起多大作用？一花独放虽新奇，万花竞艳方为春。再者，假若前人都保守，吾等后辈技何来？

【临证应用】冬季感寒，发热无汗，头痛脊强，恶寒恶风，胸满而喘，舌苔白滑，脉象浮紧者，方用麻黄汤以解之。

发热头痛，自汗恶风，恶寒鼻鸣，干呕，脉迟；汗出，微恶寒而表未解者，方用桂枝汤以和解之。

热结于里，至于少阴，发热腹痛，甚或泄泻下利，四肢不温等症，方用四逆汤以和解少阴。

寒热往来，胸胁痞满，心烦喜呕，或胁下痛，或腹中痛，或渴，或利，或咳，或悸，小便不利，脉弦，或汗后余热不解等症，方用小柴胡汤以和解少阳。

阳明伤寒、伤风，头痛身痛，发热恶寒，无汗口渴，以及阳明发斑，欲出不出等症，升麻葛根汤对证加减。

表里受湿，寒热身痛，腰痛腿沉等症，方用二活同祛法治之，以去表里湿邪，而解寒热身痛等症。疼痛如裹，加白芷、川芎各 9g。

偶感风寒，发热无汗，头痛脊强，或伴喷嚏咳嗽等症，小验方 1～3 对症任选一方，水煎热服，发出微汗，大多都能及时治愈。

似疟非疟，寒多热少，寒热往来而又无规律，或伴肢体酸痛等症，用小验方的水蛭蚣、青盐贴及马鞭草三方治之，亦有较好疗效。

疟疾内地多年来极少出现，能在发热时查到疟原虫而得到确诊的，最好用现代治疟疾药物治疗，因为疗效可靠。

【施治体会】临床真正风寒感冒，畏寒头痛，身痛无汗，脉浮或紧或迟，舌苔薄白或津润，口不渴，尿清便和者，实为少见；多是寒多热少，头痛无汗，全身酸楚等症，且多夹有内热，或素体肺胃积热，故而一般不轻易使用麻、桂之类过于辛温发汗。即使是需要麻黄汤、桂枝汤等，也不能过剂，汗出热解即止，以防过汗伤阴，内热复燃，而变生他症，如烦渴、咽痛、尿黄，甚至咯血等。故而一般用小验方或香苏饮对证加减，多可迅速治愈"寒感"，安全有效，故而用之最多。

风热感冒

【脉症提要】 发热恶风，汗出，头痛，口干，咳呛喉燥，或咽喉焮红作痛，鼻衄，便秘，舌苔多见薄黄，脉象多见浮数。

【适证方药】银翘散（《温病条辨》） 连翘 15g，金银花 24g，桔梗、薄荷、竹叶各 15g，甘草 6g，荆芥、淡豆豉各 15g，牛蒡子、鲜芦根各 24g。治温病初起，头痛咽干，全身酸楚，鼻涕喉痒，烦渴干咳等症。

桑菊饮（《温病条辨》） 杏仁 12g，连翘 15g，薄荷、桑叶、菊花各 18g，苦桔梗 12g，甘草 6g，芦根 24g。治风温咳嗽，身微热微渴，热伤脉络，热而不甚者。气粗似喘，燥在气分者，加石膏 30g，知母 15g；舌绛暮热，邪初入营，舌燥，加玄参 15g，水牛角薄片 18g；在血分者，去薄荷、芦根，加麦冬 18g，细生地 24g，玉竹、牡丹皮各 15g；肺热甚加黄芩 15g；渴加天花粉 12g。

清凉透邪法（《时病论》） 鲜芦根 30g，石膏 30g，连翘（去心）12g，淡竹叶 15g，淡豆豉 9g，绿豆衣 18g。治温病无汗，以及温疟、冬温，热邪陷里，壮热烦渴等症。

小验方 桑叶 30g，淡豆豉、薄荷各 15g，水煎温服。治风热感冒，咽干，头痛，畏热，肢体酸楚等症，初起症状不重者，服之即可速愈。

又方 荆芥 15g，牛蒡子 18g，金银花 24g，水煎温服。功用同上方。

又方 板蓝根、爵床（俗称小青草）、贯众各 15g，水煎当茶饮。可起到防治"流感"作用。咽痛加玄参、桔梗各 15g，或加开口箭根 6g，金银花 30g；口渴加麦冬、芦根各 15 ～ 30g；尿黄加淡竹叶、车前草各 15 ～ 30g；大便秘结加酒炒大黄 6 ～ 9g；纳差加炒谷芽 15g，陈皮 9g，余随症加减。

又方 爵床、大青叶、金银花各 15 ～ 30g，开水冲泡焖 5 分钟，取汁当茶饮。此方亦可防治较轻微的热感、流感，男女老幼感冒之状相似，咽干发热，肢体酸困，或伴口渴咽痛等症。若在夏秋季节，可加入鲜荷叶半张（60 ～ 90g。无鲜品，干品无霉变、仍有荷叶清香气味的亦可，量30g），佩兰、滑石各15g，同煎服或泡水饮。

　　又方　马鞭草鲜品60g（干品15～30g），青蒿鲜品30g（干品减半），水煎热服，发出微汗（须于发热前五六小时服）。用于症状近似疟疾，热多寒少，或先冷后热，或微寒大热，头身俱痛，小便黄短等症。

　　【临证应用】风热感冒或温病初起，头痛咽干，全身酸楚，鼻流浊涕，喉痒微痛，烦渴干咳等症，脉象浮数，舌苔薄黄，治宜辛凉解表，方用银翘散为主。

　　身微热微渴，热而不甚，气粗似喘，脉象浮数，舌苔白糙，热在气分的，方用桑菊饮对证加减。

　　温病无汗，热邪陷里，壮热烦渴，舌苔黄糙，脉象沉数的，方用辛凉透邪法方，以透邪清热。

　　风热感冒症状不重，仅感畏风恶热，自汗头痛，发热不甚，咽干口渴等症，选对证的小验方，及时服之，多能速愈。

　　症状似疟，热多寒少，头身俱痛，小便黄短等症，用马鞭草青蒿方，或加柴胡、黄芩、淡竹叶等味治之，亦多速效。

　　若夹有湿邪，汗出而热不解，胸闷纳差，舌苔白腻，脉象濡滑的，可照以下外感暑湿相关方对证治之。

　　【施治体会】六淫风、寒、暑、湿、燥、火所侵，以风热为患而见发热，恶风自汗，头痛，口干咽燥，甚则咳呛，鼻衄，烦渴尿黄，大便秘结等症者，最为多见，故俗称"热感"。用药宜辛凉透邪、清热护阴为要，切忌辛温燥热之味，以防耗阴伤津，而致烦渴尿黄，大便秘结，甚至口舌生疮等症的出现。银翘散、桑菊饮等方，即为治风热感冒首选方，对证略作加减，多可迅速治愈。病情不重者，4个小验方及时对证选用，常常可以快速治愈风热感冒。

外感暑湿

　　【脉症提要】外感暑湿偏于寒的，多见恶寒无汗，头重昏沉，肢体困倦，口淡纳差，胸脘痞闷，或大便溏稀，舌苔白厚或微腻，脉象细濡或微滑；偏于热的，症见身热头痛，汗少烦渴，胸闷，尿黄，舌苔白腻或微黄，脉象濡数。

　　此患多因贪阴纳凉，或冷浴，或饮食过于寒凉等，以致出现上述诸症，即所谓静而得之，伤于阴暑。

　　【适证方药】香薷饮（《太平惠民和剂局方》）　香薷、厚朴、白扁豆各15g，水煎温服。治暑湿伤脾，头痛身重，发热脘痞。《类证活人书》加黄连，以治热盛口渴心烦。加茯苓、甘草名"五物香薷饮"，以清暑利湿。加木瓜名"六味香薷饮"，以治湿盛转筋。六味香薷饮加人参、黄芪、陈皮、白术名"十味香薷饮"，以治内伤外感，发热倦怠，脘腹痞闷，食少气短等症。

三仁汤（《温病条辨》） 杏仁12g，滑石15g，通草12g，白豆蔻9g（后下），竹叶、厚朴各12g，薏苡仁24g，法半夏9g，甘澜水煎服。暑伤元气加人参9g，麦冬15g。主治湿温初起，邪踞气分，尚未化热，脉无定体，症始恶寒，后但热不寒，汗出胸痞，苔白或黄，渴不欲饮等症。此方用于湿温初起，夏秋感受暑湿，胸脘痞闷，食少倦怠等症，疗效甚佳。

大顺散（引自《成方切用》） 干姜、桂心各9g，甘草6g，水煎服。治冒暑伏热，饮水过多，脾胃受湿，水谷不分，清浊相干，阴阳气逆，或吐或泻，脏腑不调。

经验方 香薷、藿香、厚朴各9～15g，水煎温服。治夏秋季节感受暑湿，肢体沉重，胸脘痞闷及无汗等症。

又方 白豆蔻9g（后下），薏苡仁30g，苍术15g，水煎温服。功能主治同上方。

又方 佩兰18g，白扁豆花30g，水煎温服。功用主治与上方相近。

又方 草木樨鲜品30～60g（干品减半），佩兰18g，荷叶半张，服法、功用同上方。

又方 佩兰、青蒿各9g，知母15g，滑石18g，水煎温服，或开水冲泡代茶饮。治夏秋感受暑湿，久则化热，体酸肌热，心烦尿黄等症。

又方 香薷12g，鲜荷叶60g，车前子30g，水煎温服。功能主治近同上方。心烦、尿黄甚者，用此方药汤冲服六一散（方见中暑热证下）9～15g，1日2～3次。

病情轻者，上方任选一种，服之即可速愈。病情较重者，香薷饮、藿香正气汤、六和汤等名方，均可对证选用。

【临证应用】伤于暑湿偏寒的，即所谓"伤阴暑"，症状多为恶寒无汗，头重体困，口淡纳差，胸脘痞闷，舌苔白厚或微腻，脉象细濡或微滑，方用香薷饮或藿香正气汤加减。

暑湿偏重，或湿温初起，尚未化热，脉无定体，汗出胸痞，苔白或微黄，渴不欲饮等症，方用三仁汤为主加减。

冒暑伏热，饮水过多，脾胃受湿，水谷不分，清浊相干，阴阳气逆，或吐或泻，脏腑不调等症，方用大顺饮加茯苓15g，车前子30g，水煎服，以温中祛寒，利水清热。

6个小验方对证选用，均可祛暑透邪、化湿清热，以治感受暑湿，肌热倦怠，食少脘痞等症。初起症状不重者，用之多可治愈。倘若外感暑湿发热等症，仍用香苏、荆防、银翘等方以疏散风寒、风热，解肌退热，则往往无效，且脘痞倦怠、食少无力等症还会加重。原因是暑邪夹湿，湿性黏腻，故而配方用药多有芳香化湿兼醒胃之品，如藿香、香薷、厚朴、薏苡仁等，即是常用之味。

【施治体会】古人多有论及治四时六淫所感者，必按其所感何邪而分别治之。若以一方而包揽通治，如九味羌活汤、葛根解肌汤、荆防败毒散等的其中一方，以治四时六淫外感，往往不能因其所因，难以切中病机，故而服药多有不效者。审证求因，辨证施治，不仅治外感，即如内伤诸疾，亦是如此。故而治疗外感暑湿诸症，用药多兼有芳香化湿之品，如藿香、佩兰、白豆蔻等；湿邪化热，烦渴溺赤等症，又须配以清热利湿之味，如淡竹叶、滑石、麦冬、茯苓等。世无一方而包治百病者，故审证求因、辨证施治，因人用药，方可切中病机，服药方能有效，舍此不为良法。

中暑热证

【脉症提要】夏暑季节，露天劳作或旅途之中，感受暑热之邪引起的暴急热证，症见头痛壮热，甚则突然昏倒，烦渴引饮，气粗汗出，面色红赤，小便短赤，脉象洪数，苔黄乏津。若见面色苍白，不时抽颤，脉象细数，须防发展为暑风、暑厥之极重症。

【适证方药】白虎汤（《伤寒论》） 石膏30～90g（先煎），知母12～24g，甘草6～9g，粳米15～30g，水煎温服。治阳明经证，气分实热，烦渴壮热，口干舌燥，面赤恶热，大汗出，脉洪有力。中暍阳暑，出现脉洪有力、目赤、大汗淋漓者，此方或下方"竹叶石膏汤"，均可考虑应用。

竹叶石膏汤（《伤寒论》） 竹叶18g，石膏30～90g，半夏6～12g，人参9～18g，麦冬15～30g，炙甘草6～9g，粳米15g。治热伤气阴，呕逆烦渴，口干唇燥，喉干呛咳，胸闷心烦，舌红苔少者。

六一散（《黄帝素问宣明论方》） 滑石180g，甘草30g，共为细末，阴阳水（多指净长流水、井泉水各半；或滚开水、井泉水各半；或储藏的雪水、滚开水各半）调服。或用灯心草适量煎水调服。加少量飞净朱砂名"益元散"，以清心宁神泻热。主治中暑表里俱热，烦躁口渴，小便赤涩，泻痢臭秽，酒毒、热淋，心烦尿黄等症。

生脉饮（《千金要方》） 人参 9 ~ 18g，麦冬 15 ~ 30g，五味子 3 ~ 9g，水煎温服。功能保肺复脉。主治热伤元气，气短倦怠，口渴多汗，肺虚而咳等症。肺主气，火热伤肺，故气短；金为火制，不能生水，故口渴、气少、倦怠；肺主皮毛，肺虚故汗出；虚火乘肺，故咳。

清凉荡热法（《时病论》） 连翘（去心）15g，西洋参 9g，石膏 30g，甘草3g，知母（盐水炒）、生地黄各 18g，粳米一撮（约 9g），水煎服。治三焦温热，脉洪大而数，热渴谵妄。

清凉涤暑法（《时病论》） 滑石（水飞）15g，生甘草 6g，青蒿、扁豆各 9g，连翘 12g，白茯苓 15g，通草 9g，西瓜翠衣 30g。治阳暑证之暑温、暑热、暑泻、秋暑，肌肤蒸热，心烦尿黄等症。

祛暑解毒法（《时病论》） 茯苓 15g，制半夏 5g，滑石（水飞）15g，粉甘草3g，人参叶 12g，黄连 9g，金银花、连翘壳、绿豆衣各 15g，水煎服。治酷暑热毒所伤，烦热尿黄，身如针刺，甚或目痛赤肿等症。

小验方 鲜荷叶一张（撕成小片），薄荷 15g，车前草 30g，宽水轻煎，去渣代茶饮。心烦尿黄，肌肤灼热者，冲服益元散 9 ~ 15g，每日 2 ~ 3 次。功能清暑退热，利尿除烦。常用于酷暑季节，感受暑热，心烦口渴，肌热尿黄等症。病情轻者，服此即可清退暑热。

又方 麦冬 30g，乌梅 15g，绿豆 60g，鲜荷叶一大张（待绿豆将煮熟时放入同煮 5 分钟），宽水煮至绿豆烂熟，去乌梅、麦冬、荷叶，取汤连绿豆花微温饮之。功能清暑解毒，生津除烦。主治夏暑季节感受暑热，心烦口渴，肌热倦怠，饮食乏味，或体生毒疖等症。

又方 北沙参、麦冬各 30g，寒水石（打碎先煎）15g，知母 18g，青蒿15g，炙甘草 6g，水煎温服。功能养阴生津，清暑退热。主治中暑肌热，烦渴引饮，壮热不退，汗多烦躁等症。常用于素体壮实，内有积热，复中暑热，肌热烦渴，汗多尿黄。体弱热不甚者慎服。

【临证应用】症见面色红赤，壮热汗出，烦渴引饮，尿少黄赤，脉象洪数，苔黄乏津的，是为中暑阳实证，宜用白虎汤合生脉饮大剂水煎，微温频饮。

若见呕逆烦渴，胸闷心烦，舌红苔少的，速用竹叶石膏汤与服，以治热伤气阴，口干唇燥，呕逆烦渴等症。

三焦热盛，津液耗伤，烦渴谵妄，脉来洪大而数，舌红苔少者，方用清热涤热法或清凉涤暑法方与服，以治肌肤蒸热，心烦口渴等症。

酷暑热毒所伤，烦热尿黄，身如针刺，甚或目痛赤肿等症，宜用祛暑解毒法方，对证加减，以祛暑益气，清热解毒。

中暑表里俱热，烦躁口渴，小便赤涩，泻痢臭秽，酒毒、热淋，心烦尿黄等症，方用六一散或益元散，每服 15g，用小验方的鲜荷叶方煎汤送服，每日 2～3 次，以清热利湿，除烦宁心。小验方的麦冬、沙参二方，用之皆有显效。

【施治体会】伤于阴暑即伤暑，脉多濡象，症见头重体倦，发热无汗等症，用药则以芳香化湿为主，方如香薷饮、三仁汤等；伤于阳暑即中暑，脉多洪数，头痛壮热，身热汗出等症，用药当以辛凉透暑、甘寒生津为要，方如白虎汤、竹叶石膏汤、生脉饮、益元散等，以清热生津，益气宁神。

我在酷暑季节常去山野采药，所带的水很快饮尽，渴忍至正午时分，即感头痛肌热，汗出不止，此时尚能坚持；待无汗可出之时，即见皮肤暗红，自感头痛肌热加重，并伴胸闷气粗，溺赤淋涩，脉象洪数，即是中暑征兆。当此之时，若不及时找到水饮，或者到阴凉处小憩，怕是下山都有困难。故而我酷暑季节登山采药，一是不敢离有水源的地方太远，二是常带生脉饮口服液、益元散或藿香正气水，初感头痛胸闷，肢体倦怠，即饮藿香正气水 1 支；汗出过多，头痛肌热，溺赤涩痛，速用生脉饮调服益元散 3～6g，即可避免中暑重症的发生。这是我酷暑季节登山采药时为防止中暑重症的做法，可供夏暑季节野外劳作者参考。

3 个经验小方，亦是从数十年治疗中暑热证的实践中小结而来，无论野外、室内中暑，凡是内有积热，复中暑热，肌热烦渴，汗多尿黄者，用之皆有显效。体弱热不甚者慎服。

肺热干咳

【脉症提要】伤于秋燥，或素禀阴虚肺热，火旺灼金，渴不思饮，干咳少痰，甚或胸燥肤糙，咽痛咯血等症，舌红苔少，脉象细数。

【适证方药】二母散（引自《成方切用》） 知母、川贝各等份，共为细末，每服 6～9g，用淡蜂蜜水调服。功能滋阴泻火，清金止咳。主治素禀肺热阴虚，或外感热邪伤阴，渴不思饮，以致肺热干咳少痰等症。火旺灼金，贝母化痰而泻肺火；知母滋肾清肺金，取其苦寒胜热、润能去燥之功。

沙参麦冬汤（《温病条辨》） 沙参 30g，麦冬、玉竹各 18g，桑叶 15g，生扁豆、天花粉各 12g，甘草 6g，水煎温服。或加地骨皮 15g 同煎。治伤于秋燥，肺热久咳，痰少或咳吐黄痰，或咽痛咯血等症。

经验方 沙参 24g，百合、白薇各 18g，贝母 9g（研细末，分 3 次吞服，汤药送下），知母、玉竹各 18g，水煎温服。功能清虚热，润肺燥。主治干咳少痰，胸燥低热，肢体酸楚，渴不欲饮等症。

琼玉膏（《丹溪心法》） 熟地黄 2000g，茯苓 360g，人参 180g，白蜜 1000g，如法熬膏，适量化服。功能滋阴润肺。主治肺热干咳，有声无痰，肺肾津枯火郁者。可与逍遥散间服，以散诸郁。

炙甘草汤（《伤寒论》） 炙甘草 6 ～ 15g，生姜 15 ～ 30g，桂枝 6 ～ 9g，人参 9 ～ 15g，阿胶 9 ～ 15g（烊冲），生地黄、麦冬、麻仁各 12 ～ 24g，大枣 3 ～ 9枚，水煎温服。治伤寒脉结代，心动悸，以及肺痿，咳唾多，心中温温液液者。燥热伤肺，此方主之。

桑杏汤（《温病条辨》） 桑叶 15g，杏仁、象贝各 12g，沙参 30g，栀子皮 15g，香豉 9g。治肺燥伤津，咽干喉痒，干咳少痰，甚或肺热咯血等症。舌质红，脉小数者，可去香豉之性温，加黄芩 12g，玉竹 18g，以清润之。

泻白散（《小儿药证直诀》） 地骨皮 9 ～ 18g，桑白皮 15 ～ 30g，甘草 6 ～ 9g，粳米 6 ～ 15g，水煎，食远温服。治肺热咳喘，皮肤蒸热，洒淅恶寒，日晡潮热，舌红苔黄，脉象细数等症。

生脉饮（方见中暑症下） 主治热伤元气，或燥气伤肺，气短倦怠，口渴多汗，肺虚而咳等症。

金水相生法（《时病论》） 西洋参 9g，麦冬（去心）15g，五味子 3g，知母 12g，玄参 12g，炙甘草 3g，水煎温服。原治痃夏眩晕，呵欠烦汗，以及久咳肺肾并亏。今用于燥气伤肺，肺阴不足，汗出胸燥烦渴，气短干咳等症。

清金宁络法（《时病论》） 麦冬、肥玉竹、北沙参各 18g，玄参、生地黄、墨旱莲、冬桑叶、枇杷叶（去毛，蜜炙）各 15g，水煎服。功能凉血润燥，清肺止咳。主治燥气化火，喉痛咳红，干咳咯血等症。

温润辛金法（《时病论》） 蜜水炒紫菀、蒸百部各 15g，松子仁 9g，蜜炙款冬花 15g，巴旦杏仁（去皮尖，研）9g，蜜水炒广陈皮 6g，加冰糖 15g（烊冲），水煎温服。功能润肺止咳。主治无痰干咳，喉痒，胁痛等症。

经验方 穿破石根（蜜炙）18g，穿山龙 60g，吉祥草 30g，映山红叶 15g，甘草 9g，水煎温服。功能清热化痰止咳。主治久咳不愈，无论有痰无痰，或痰多痰少，胸燥咽干，咳而微喘等症。

又方　吉祥草 30g，天冬 18g，沙参 30g，百合 18g，川贝 9g（研细末，分 3 次用汤药调服），桔梗 15g，水煎温服。功能清热润肺，化痰止咳。主治肺阴不足，虚火上炎，胸燥干咳，痰少色黄等症。

又方　鱼腥草 30g，瓜蒌皮、黄芩各 15g，炙五味子 6g，甘草 9g，水煎温服。功能清肺止咳。主治肺热干咳，胸燥少痰，缠绵时日者。

又方　瓜蒌皮 18g，炙桑白皮 24g，炙枇杷叶、百合、知母各 18g，甘草 6g，水煎温服。功能清肺润肺止咳。主治肺热干咳少痰，或胸燥微烦，咳吐黄痰等症。

又方　芙蓉花、木槿花、木蝴蝶、天冬各 18g，甘草 6g，水煎温服。功能清热润肺止咳。主治肺热咳嗽少痰，甚或咽干声哑胸燥，干咳咯血等症。

引痰法（《验方新编》）　白矾 30g 为细末，面粉少许，米粉亦佳，上二味用好醋和做两小饼，贴患儿两足心，布包扎紧，一宿其痰自下，喘促即平。主治小儿热痰结胸，喘嗽气急，有升无降，喉中如拉锯声，甚至口张目瞪，势甚危急者。成人用之，亦有一定引痰下行、减轻咳喘作用。

以上诸方，皆可用于燥气伤肺，胸燥干咳少痰，或素禀肺热，复因外感风热、秋燥伤肺；或喜食辛辣燥热之物，耗伤肺阴，以致咽燥声哑，甚或干咳咯血等症。适证用之，皆有清肺润肺、养阴止咳之功。

【临证应用】素体肺热阴虚，复感外邪秋燥伤阴，皮肤干糙，胸燥干咳少痰，甚或咽痛咯血等症，方用二母散即为对证，若不愈，续用沙参麦冬汤或桑杏汤对证加减，多可治愈。

燥气伤肺，心动悸，脉结代，以及肺痿咳唾多等症，方用炙甘草汤为主，以复脉润燥止咳。

肺热干咳，有声无痰，肺肾津枯火郁，脉象细数，舌红苔少，可用琼玉膏，以滋肾润肺止咳；或用金水相生法、清金宁络法等方，对证选用，均有养阴润燥、清肺止咳之功，用治燥气化火，喉痛，干咳咯血等症，常获显效。

肺热干咳，痰少色黄，或伴咽干、咽痒、胸燥等症，温润辛金法方及 5 个经验小方，都有清肺润肺、利咽止咳之功。用之对证，多有显效，并可治愈。外用引痰法，可帮助引热痰下行，以减轻咳逆喘急症状。

治肺热咳嗽经验小方，亦多实效，对证施治，方能稳验。因其皆从临证治验小结而来，切勿嫌其药味平淡、配方简易而轻之。

肺热干咳，多与燥热之邪伤肺有关，故症见干咳少痰，咽干鼻燥，舌红少苔，津液不足，偶见恶风发热，咽喉肿痛，胸胁胀痛，痰中带血丝等症，若按燥气伤肺、肺热干咳治之，7 天内不能治愈者，谨防与肺痨、支气管扩张及肺癌等病有关，及早检查，以免漏诊。

【施治体会】燥热之邪最易耗伤肺阴，或素体肺阴不足，加之熬夜、饮酒、抽烟、嗜食辛辣之物等，致使肺气不得宣降而出现干咳无痰，或痰少而黏，或咳痰带血，咽干喉燥，甚或肿痛，胸胁时痛，皮肤干燥等症。燥者濡之。既然肺阴不足，津液亏乏，即应以生津润燥之法治之，以除干咳喑哑、胸燥肤糙、咳痰带血等症，沙参麦冬汤、炙甘草汤、清金宁络法、吉祥草小方等，皆为常用有效方。但若 7 天内干咳、咯血、胸痛等症不能完全消除，即要警惕肺部有大病隐患，如肺痨、肺癌等，最好及时检查，以防延误病机。

一般肺热咳嗽，能够及时治疗，加以自我调养，如戒烟酒、勿熬夜、饮食勿进辛辣燥热之物、注意感冒等，绝大多数都可在较短时间内治愈。平素肺阴不足，时常咽干或痛，干咳少痰，或痰黄不易咳出等症的，5 个小验方可选一方服之，病情不重者，即可减轻，乃至治愈。

痰嗽哮喘

【脉症提要】湿痰咳嗽，痰多易出，胸膈痞闷，舌苔白腻，脉象多滑。

实喘，呼吸迫促，胸满气粗，甚则张口抬肩，一般发作较急，气道不畅，脉来浮滑，舌苔白腻。

虚喘，呼吸微弱，声低息短，稍事动作，喘促加重。肺气虚则舌淡、神疲，脉象细弱；肾阳虚则喘而浮肿，脉象微细；肾阴虚则咽痛，手足心热，舌红苔少，脉象细数。

冷哮，胸膈痞闷，咳痰稀薄，舌苔白滑，脉滑或沉紧。

热哮，烦闷不安，咳痰黄稠，喉中有痰哮声，甚则不能平卧，舌苔黄腻，脉象滑数。

【适证方药】苓甘五味姜辛汤（《金匮要略》） 茯苓 18g，甘草、干姜各 9g，细辛、五味子各 3g，水煎温服。治痰饮内停，咳嗽痰稀，喜唾胸痞等症。用此方治疗无数痰饮滞肺，咳唾清稀寒痰，胸脘痞闷，久嗽不愈者，屡获显效。

麻杏石甘汤（《伤寒论》） 麻黄 6～9g，杏仁 9～15g，甘草 6～9g，生石膏 30 ~ 60g，水煎服。治外感风邪，身热不解，有汗或无汗，咳逆气急，甚或鼻煽口渴等症，即俗称"寒包热"之咳逆喘促。

小青龙汤（《伤寒论》） 麻黄、桂枝各 6 ~ 9g，芍药 9 ~ 15g，细辛 2 ~ 5g，甘草 6 ~ 9g，干姜、半夏各 6 ~ 9g，五味子 3 ~ 6g。先煎麻黄，去上沫，纳诸药同煎，温服。治伤寒表不解，心下有水气，干呕发热而咳，或渴，或利，或噎，或小便不利，小腹满，或喘者，此方主之。

三子养亲汤（《韩氏医通》） 紫苏子（沉水者）、白芥子、莱菔子各微炒研，水煎服，或等份为末，每服 6 ~ 9g，用温开水或淡蜂蜜水送服。或看病所主而定君药。治老年气实痰盛，喘满懒食。痰不自动，因火而动，气有余便是火，气盛上壅，故喘；痰火塞胸，故懒食。所谓看病所主而定君药，如寒痰多可入二陈汤同煎服；如痰少色黄，而属肺热者，可同二母散加黄芩、鱼腥草等味同煎服；如属"寒包热"咳喘，则同麻杏石甘汤同煎服等。个人数十年应用，屡获宽胸利气、止咳平喘之显效。

二陈汤（《太平惠民和剂局方》） 姜半夏 6 ~ 12g，橘红 9 ~ 15g，茯苓 9 ~ 24g，甘草 6 ~ 9g，生姜 15 ~ 30g，水煎，食远温服。功能燥湿化痰。主治寒痰壅滞，咳吐白痰清稀，胸痞膈闷，恶心呕吐，头眩心悸，脉滑，苔白者。

经验方 茯苓 30g，真陈橘皮、姜半夏各 15g，五味子、干姜、甘草各 9g，水煎温服。功能温肺化痰止嗽。主治寒痰滞肺，胸脘痞闷，咳吐痰多而清稀，久嗽不愈，夜晚及受寒时尤甚者，用之效果显著。

外用小验方 胡椒（黑、白俱可）适量研为细末，用鸡蛋清做黏合剂，调做小饼，贴颈后高骨下缘大椎穴处，设法固定，一日一换，连贴三五日。有去寒痰、治喘嗽作用。

暖痰法（《验方新编》） 生附子 1 枚，生姜 30g，同捣极烂，炒热，布包熨背心及胸前，熨定，将药捻做一饼，贴于胃口良久，其痰自下。治小儿胸有寒痰，不时昏厥，醒则吐出，如绿豆粉色青，此为寒极之痰。此方贴之，以温散寒痰，而缓其急（成人用之亦效）。

久咳方（《验方新编》） 侧柏叶阴干，每用 9 ~ 15g，红枣 7 枚，煎浓汤代茶，时时饮之，忌食荤腥煎炒厚味。另用百合 120g，冰糖 12g，早、晚蒸服，不可间断。轻者 10 日可愈，重者半月自愈。有人三十余年咳嗽不愈，服此脱然无累，灵验无比（原方下注）。肺阴虚而久咳者，经用有效。

外贴方（《验方新编》） 白芥子 90g，轻粉、白芷各 9g，共为细末备用。宜于哮喘未发之时，或在三伏天（即所谓冬病夏治），先用凤仙花连根带叶，熬出浓汁，趁热蘸汁在颈后高骨处及背上用力擦洗，冷则随换，以擦至极热为度。如无凤仙花，可用生姜擦之。随用上药末，以蜂蜜调做饼状，火上烘热贴背上第三节骨上（颈后高骨下缘）。贴上热痛难忍，正是拔动病根，务必尽力忍耐，切勿轻易揭去。冷则将药饼取下烘热，翻面再贴，可连贴二三日。无论病愈未愈，多备药饼换贴，不可间断。轻者贴一二日，重则贴三四日，或五六日，永不再发。有人患哮喘四十余年，贴至数日断根。无论寒热虚怯，盐酱醋酒哮喘皆治，神验第一方也。药味不可以加减。并治痰气结胸及痰喘咳嗽。

此方一饼可贴二三日，多备药饼贴之更妙。贴时宜在病发前些时日，一次不间断贴 2 小时以上。贴后谨避风寒，忌食荤腥油腻生冷及一切发病之物 1 年以上，以杜复发。在贴此方前，应服宣肺化痰、健脾益肾之味数剂，其效更稳。此方我家已用逾百年，治疗痰嗽、哮喘，堪称第一良方。

又方（《张氏医通》） 白芥子净末、延胡索净末、甘遂、细辛各 15g，麝香 1.5g（另研，混入）。上药共研细末，后入麝香再研杵，合极均匀，装入瓷瓶密贮备用。用时以生姜汁调糊，厚敷于肺俞、膏肓、百劳等穴位。涂后麻木疼痛，切勿便去，俟三炷香足，方可去之。10 日后涂 1 次，如此 3 次，病根去矣。涂此药后，忌食厚味鱼腥生冷发病之物 3 年，以免复发。如因厚味复发，可服清金丸等方，以清肺胃；涂后若再犯厚味，更以养脾胃、清肺气、补肾固本之方调理之，可望不发旧患。此方宜在夏月三伏，哮喘未发之时，涂之为妙。功能豁痰利窍平喘。主治哮喘时发时止，累月经年不愈，遇寒遇劳，或饮食失度便发，发时呼吸急促，喉中如水鸡声，痰阻气道，肺失肃降，喘哮不已。以及寒嗽痰稀，久久不愈等症。

验方 半夏、白芥子各等份研细末，生姜汁、蜂蜜各半适量调做两个小饼，贴于足心，设法固定，一日夜一换。功能引痰下行。主治寒痰结胸，痞闷喘嗽。成人、小儿均可用。待痰气下行，症状平息或减轻后，用适证方调理，以图根治。

上内服 6 方，均为痰嗽、哮喘最为常用之方，内服外用，多能显效。或参阅《沉疴治悟录》"哮喘证治"及《回眸治验方》中的咳嗽、哮喘门方，结合病情，对证选用。

【临证应用】湿痰咳嗽，胸膈痞闷，咳嗽痰多易出，甚至吐痰不止，遇寒则甚，脘痞食少，神疲倦怠，舌苔白滑或腻，脉象多滑的，治宜祛痰化饮，方用苓甘五味姜辛汤，以祛寒化饮。痰多用二陈汤加海浮石 30g，用之多验。加暖痰法外用，可明显提高祛痰止嗽功效。

实喘，呼吸迫促，胸满气粗，呼出稍舒，甚则张口抬肩，一般发作较急，多与风、寒、痰、热有关。肺司清肃，外合皮毛，邪气乘肺，痰浊壅滞，则肺气胀满，气道不畅，发为实喘，脉多浮滑，舌苔多白腻。若因外感诱发，即俗称"寒包热"喘嗽，治宜宣肺平喘，方用麻杏石甘汤为主，以治咳逆喘促。

虚喘，呼吸微弱，声低息短，但得引一长息为快，稍事动作，喘促加重，肺虚则舌淡神疲，脉象细弱，治宜补益肺气，方用四君子汤（人参 9 ~ 15g，黄芪 15 ~ 30g，白术、茯苓各 9 ~ 18g）加甘草 6g 水煎服；兼见面热潮红，咯血咽燥，脉象细小微数的，治宜养肺生津，方用生脉饮加地骨皮、生地黄、知母各适量水煎服；肾阳虚则喘而浮肿，恶寒肢冷，脉象微细，治宜温补肾阳，方用金匮肾气汤（六味地黄汤加桂枝、附子）加人参、核桃仁各适量水煎服；肾阴虚则面红烦躁，喘咳咽痛，手足心热，苔少，脉象细数，治宜滋养肾阴，方用都气丸（六味地黄丸加五味子）加蛤蚧粉 6g，分 2 次吞服，以纳气平喘。

冷哮，胸膈痞闷，咳痰稀薄，舌苔白滑，脉滑或沉紧，如因外感引发，可见寒热身痛等表证，治宜散邪平喘，方用小青龙汤为主，随症加减；老年气实哮喘而无表证的，方用三子养亲汤为主，因人对证加味。

热哮，烦闷不安，咳痰黄稠，舌苔黄腻，脉象滑数，如为外感诱发，则有发热口渴外寒里热证，治宜宣肺清热，方用定喘汤或麻杏石甘汤为主加减。

此症多为突然发作，甚则不能平卧，喉中有痰哮声，往往与气候变化或饮食、劳作等诱因引发。故而自我呵护，注意保暖，精神平和，饮食温和，适度锻炼等，都可减少复发。

无论痰嗽、哮喘，以上内服经验方及外用诸方，对证配合应用，都有较为显著的祛痰止咳、平息哮喘的功效。需要大方剂时，可参照《沉疴治悟录》"哮喘证治"门的各症下用方。此处所入诸方，皆是从多年临证应用中不断筛选出来，药味不多，疗效多较可靠。

【施治体会】缘何将痰嗽、哮喘病症合为一处？因为它们的致病原因与发病时的症状多有相似之处，如外感六淫，诱发咳嗽痰多，或兼身热，肺气失宣，胸膈痞闷，甚至喘嗽等症，多有交织出现，或同时出现。个人理解为病因病机相似，治则治法及选方用药也都相近，总以疏散外邪、祛痰肃肺畅肺为要，以达到止咳平喘之目的，故而合并论治。个人习用，仅作参考。或参考《沉疴治悟录》

的"哮喘证治"，当中有笔者内外兼治的全部方药。

头风头痛

【脉症提要】头风，头痛的一种，多持续时间长，发作不定，来势突然，疼痛较剧，像风一样突然而至，故名头风或头风头痛。病因或为痰涎风火，或为风寒入侵，或为忧思恚怒，经络阻遏，气血壅滞而得病。疼痛部位或偏或正，并向眉心放散，甚至睁眼抬头也会疼痛加剧。病因不同，脉无定体，当因人对证施治。

【适证方药】雷头风方（《验方新编》） 防风、羌活各 15g，天麻、甘菊、薄荷各 18g，甘草 6g，新荷叶一大张，水煎服。治雷头风头痛响鸣，目胀，头皮作痒等症。

通窍活血汤（《医林改错》） 赤芍、川芎各 3g，桃仁、红花各 9g，老葱 3根，生姜 3 片，红枣（去核）7 枚，麝香 0.15g（绢包），黄酒半斤，将药煎取一盅，再入麝香，又煮三沸，卧时服，酒不可少。主治瘀阻头痛，眩晕耳聋，脱发，面色青紫而暗，妇女经闭及干血痨等症。此方治疗肝血瘀结引起的头痛，包括所谓顽固性头痛，诸药乏效之时，用此效果显著。亦可用于治疗"脑震荡后遗症"头痛眩晕。对于妇女闭经，头痛，腹痛，痛如针扎，心烦易怒等症，用之亦有显效。但真麝香难得，用替代药如白芷、细辛、藁本、蔓荆子等味，亦有效果，但总不如真麝香效果稳妥。高血压患者、体弱及孕妇、小儿禁用。

小验方 芋儿七，亦名头顶一颗珠，为白花延龄草的块根，民间习惯用于治疗头痛眩晕，每用适量研细末，每服 1～3g，日服 2 次，饭后半小时用温开水送服。此药味甘辛，性微温。功能祛风疏肝，活血止血。主治顽固性头痛，头昏头痛，跌打损伤，腰腿疼痛，劳伤体痛等症。对于高血压头痛、脑供血不足头痛、顽固性头痛等，都有一定疗效。

活血通脉散（民间验方） 广三七、水蛭（焙焦）、川芎各 60g，共为细末，每服 3～6g，1 日 2 次，用淡黄酒或温开水送服。此方加丹参 300g，降香 60g，同研细末，服法同上。除治血瘀脑梗头痛外，尚可治疗气滞血瘀所致胸闷憋气、胸背胀痛等症，有明显活血行瘀止痛作用。主治脑梗及血热血瘀头痛、冠心病气滞血瘀型胸闷憋气胀痛或刺痛等症。

息风止痛散（经验方） 天麻、蔓荆子各等份，共为细末，每服 6～9g，用温开水送服。功能清热息风止痛。主治头风头痛，时而眩晕等症。

凉血止痛汤（经验方）　生白芍、水牛角片各30g，地龙15g，丹参60g，蔓荆子18g，水煎温服。四煎药渣宽水，煎开后加陈醋半斤，适温泡足。功能凉血活血，通络止痛。主治血热血瘀及高血压头痛眩晕。

滴鼻法（《串雅外编》）　生萝卜取自然汁，加生龙脑（冰片少许），研细粉调和于萝卜汁中，仰头滴鼻孔，左痛灌右，右痛灌左，俱痛并灌之。治偏正头痛，其效如神。灌，适量滴入鼻孔。

又法（《串雅外编》）　蓖麻子1粒捣碎，同枣肉、葱须（各比蓖麻子量稍大）共捣匀，丸如黄豆大，外用丝绵裹之（细纱布亦可），纳入鼻孔。少顷，必有清涕流出，其痛即止。

久年偏正头风方（《验方新编》）　川芎、白芷各6g，共研末，用黄牛脑子1个，切片同药末入瓦罐内，加白酒炖熟，趁热和白酒食之，尽量一醉，睡醒其病如失。此方治疗年久偏正头风头痛，排除高血压、脑梗（因为不适宜用酒），用之皆验。川芎、白芷量可加至各15g。不饮酒者，可用水煮，少加黄酒服。

又方（《验方新编》）　生绿豆不去皮，装入枕内，长久枕之，能治风热头痛，并能明目。此为偏正头痛外治法。

熏鼻法（《验方新编》）　藁本、细辛、香白芷、辛夷各6～15g，共研细末，分为4份，用纸卷筒，将火点着以烟熏鼻，日熏2次，即愈。高血压、脑梗及肝阳上亢患者慎用。

验方　绿豆皮（即绿豆的绿色外皮）、野菊花、薄荷各约100g混匀，用双层细纱布做枕头外套，将上三味装入枕内，以线缝紧口，长期枕之。功能疏风清热，清肝明目。对于血热头痛、目痛目昏等症，有辅助缓解作用。

又方　霜桑叶、白菊花、蔓荆子（打碎）各200g，水芹菜（野芹菜）干品1500g，做法同上方，功能用途亦同上方。此方药物更易寻找。

又方　藁本、羌活、白芷、防风、石菖蒲各90g，共为粗末，谷精草1500g，将上药末均匀混入谷精草中，制作法及用途同上方。功能芳香化湿，疏风止痛。用于风湿头痛，头风头痛，畏风恶热，头痛如裹，或兼目胀等症。夜寐鼻塞，时流浊涕，鼻渊头痛者，亦可用此作枕，有通窍作用。

【临证应用】偏于风盛，头风头痛眩晕，耳鸣声响，目胀，头皮瘙痒，苔白或微黄，脉浮或兼微弦，治宜疏风清肝，止痛平眩，用雷头风方为主，验方息风止痛散、偏正头风方、绿豆皮、霜桑叶做枕方等，亦可配合应用，以提高疗效。

偏于气血壅滞，头痛耳闭，面色瘀暗，甚或胀痛刺痛，包括血瘀脑梗头痛等症，舌苔灰腻，舌有瘀斑，脉来弦涩或弦迟之象，治宜活血通络止痛，方用通窍活血汤为主，小儿、孕妇及体弱者禁用。

偏于血瘀血热，头痛心烦，以及高血压头痛目赤等症，舌质暗红，苔黄，脉象弦实有力，治宜凉血活血，通络止痛，方用凉血止痛汤为主。

民间验方活血通脉散、小验方芋儿七方等，均可配合应用，

【施治体会】偏正头痛、头风头痛，或脑震荡后遗症头痛等，亦为临证所常见。能够针对病因用药，如因于风寒湿者，温而散之，雷头风方、熏鼻法、生萝卜汁滴鼻法等，即为对症；因于风火血热的，息风止痛散、凉血止痛汤、绿豆皮、霜桑叶做枕法等，内服、外用，亦是常用有效之法；因于阳亢血热，头痛脑胀眩晕的，通窍活血汤、活血通脉散、凉血止痛汤等方，选其对证的内服，配合绿豆皮、桑叶枕，亦有较好疗效。能够饮食清淡，心情平和，保障睡眠，谨防感冒，劳逸适度，疗效更佳。

治疗本病，需要结合西医检查，注意是否有脑瘤、脑梗等病的存在，以免漏诊误治，而延误最佳治疗时间。

失眠眩晕

【脉症提要】失眠眩晕，"熊猫眼"为其显著外部表现，身体检查无明显疾病，仅为失眠眩晕，记忆力下降，食欲欠佳，精神疲倦，甚至影响工作、生活，舌质乏泽，苔薄微黄，脉象多见弦细或兼微数。

【适证方药】天麻磁石汤（经验方） 茯神、龙齿、磁石各 30g，天麻、白芍、蔓荆子各 18g，1 剂药文火缓煎 3 次，药汁混合一处，早、中、晚饭后半小时各温服 1 次。四煎药渣宽水，煎开后适温泡足（高血压患者可加陈醋半斤）。功能镇静安神，息风平眩。主治身体无其他疾病如高血压、脑梗等，仅为持续失眠或严重失眠引起的眩晕，偶尔兼有头痛耳鸣、腿软，眩晕严重时影响正常工作、生活。此方治疗多例多年失眠眩晕者，身体无其他毛病，用过天麻钩藤汤、羚羊钩藤汤、半夏白术天麻汤等方，效果均不明显，后用此方，失眠改善，眩晕基本平息。

又方 茯神 30g，炒酸枣仁、琥珀各 18g，飞净朱砂 3g（分 2 次吞服，用汤药送下），丹参 60g，天麻 18g，煎服法及功能主治同上方。

又方 龙眼肉、红枣、合欢花、天麻各 30g，煎服法及功能主治同上方。心血不足者宜之。

又方　灵芝、合欢皮各 18g，首乌藤 30g，熟地黄 24g，当归、白芍、川芎各 15g，煎服法同上方。功能养血安神。主治血虚失眠，头痛眩晕，或兼面色萎黄等症，亦可对症加减。

【临证应用】长期失眠或严重失眠引起的眩晕，或兼偏正头痛耳鸣，心烦神疲，食欲欠佳，身体倦怠，甚至记忆力下降，影响正常工作、生活，脉象细弦或微数，舌苔微黄，舌质乏泽，西医检查并无明显疾病的，多为精神压力偏大，或有饮酒熬夜习惯，以致肝阳上浮，心神不宁，失眠头晕等症，治宜平肝潜阳安神，方用天麻磁石汤为主。茯神琥珀方、灵芝合欢皮方等，用之均有较好疗效。

治疗失眠引起的头痛眩晕，或伴耳鸣心烦等症，个人常用以上经验方，疗效均较显著。如近期治疗数例失眠头痛眩晕，年龄多在 45 岁左右，皆是失眠时间较长，甚至一夜难以熟睡两三个小时，头痛眩晕耳鸣，记忆力下降，心烦不宁，甚至还有被诊断为"烦躁症"的，用以上 4 方对证略作加减，调治 1 个月左右，多数都能基本治愈，或睡眠明显改善，头痛耳鸣等症明显减轻。

【施治体会】治疗本病，需要甄别何因引起，如身无他疾，失眠，甚则头痛眩晕，或伴耳鸣等症，个人经验就是直接改善睡眠。用药"直达病所"，睡眠改善，头晕耳鸣亦随之减轻。气虚者加人参、黄芪；血虚者加龙眼肉、制何首乌等；脾虚纳差者加白术、陈皮等。

鼻渊浊涕

【脉症提要】鼻流浊涕，先稀后稠，如脓状而带腥臭，鼻塞不通，嗅觉失灵，多伴有头痛、眉棱骨痛、鼻两侧压痛等症。如属胆经伏热、肺经湿热的，脉象多见浮滑或弦滑微数之象，舌苔微黄或腻。

【适证方药】**苍耳散**（《济生方》）　白芷 30g，薄荷、辛夷各 15g，苍耳子 8g，共研细末。每服 6g，食前用葱茶汤调下。主治鼻渊鼻塞，时流浊涕，甚或头闷头痛等症。

龙胆饮（经验方）　龙胆草、栀子、黄芩、辛夷、薄荷各 15g，浙贝母 12g，水轻煎温服。功能清泻肝胆湿热，辛凉通窍。主治胆经伏热，复感时邪肺热，鼻流浊涕，渐而色黄腥臭，鼻塞头痛等症。

透顶散（《张氏医通》）　细辛 3g，甜瓜蒂 7 枚，丁香 7 粒，赤小豆 7 粒，冰片 1g，麝香 0.1g，前 4 味杵为散，入冰片、麝香同研极细而匀，密贮。令病人口含清水，随左右嗜药粉少许于鼻孔中，良久涎出即安。不愈，3 日后再嗜。治偏正头痛夹脑风，并治鼻塞不闻香臭。

又方（《验方新编》） 通草、细辛、附子各等份，共为细末，蜜调，绵裹，纳鼻孔中。辛温通窍，治闭塞不通。

通窍外用方（经验方） 白芷、甘松、荜茇各等份为细末，用细纱布双层包作小包，线扎紧，近鼻孔嗅之。有散寒通窍作用，可暂时宣通鼻窍，以缓鼻塞头痛。或用生葱揉融嗅之，可使人喷嚏，以达到辛温通窍，暂缓鼻塞之困。肺热鼻衄、咽痛干咳及高血压、脑梗患者禁用。

通窍内服方（经验方） 细辛 3g，苍耳子、白芷各 6～9g，宽水轻煎当茶饮，有辛温通窍功效，用于鼻渊偏于湿浊者。

桔梗黄芩饮（经验方） 桔梗、黄芩各 15g，石菖蒲、浙贝母（打碎）、白芷各 12g，辛夷 18g，水煎温服。功能清肺通窍。主治肺热痰黄，时流浊涕，鼻塞头痛，呼吸不畅等症。

吉祥草饮（经验方） 吉祥草 30g，薄荷 15g，天竺黄 9g，胆南星 6g，辛夷 15g，水煎温服，或为末，每服 6～9g，用温开水送服。功能清肺化痰通窍。主治近同上方，而清肺化痰作用较强。

单方 辛夷花 9～18g，为 1 日量，开水冲泡当茶饮，亦有减轻鼻塞功效。

此患欲其根治，尚需因人对证，辨别寒热虚实，或湿痰壅阻，或有鼻息肉等，以针对性标本兼治，加以自我调理，治愈后方可减少复发。

【临证应用】鼻渊，鼻流浊涕，头痛鼻塞，甚至不闻香臭，舌苔白腻，脉滑微迟的，治宜辛散通窍，方用苍耳散加半夏 9g，细辛 3g，以温散燥湿通窍。

鼻渊，鼻流黄涕，气浓腥臭，头痛，尿黄的，治宜清泻肝胆伏热，方用龙胆饮或桔梗黄芩饮为主，可对证加减。

肺有湿热，时流浊涕，鼻塞头痛，或咳吐黄痰的，治宜清肺化痰通窍，吉祥草饮水煎服。嗅鼻法及其他小验方亦可配合使用，都有一定通窍治鼻塞作用。

【施治体会】鼻渊不为大病，但颇感不适，且缠绵难以根治。若能饮食注意，少饮酒，勿嗜食辛辣油腻助湿生热之物，谨防外感时邪，加以用药对证，控制复发及基本治愈，亦为常见。上列诸方，均可对证选用，都有减轻鼻塞头痛作用。需要注意的是，要检查是否有鼻息肉及鼻咽部其他疾患，以防漏诊。

肺热鼻衄

【脉症提要】鼻衄，即流鼻血。多为肺胃热甚，迫血妄行，或脾虚肝旺，统摄无力，以致发生鼻出血。尚有多种原因，如暴怒气逆、跌仆伤损、手抠、暴晒、身发高热等，均可引起鼻衄，但因于肺胃热甚者居多，故而脉象多见洪数，舌苔黄糙，烦渴引饮，尿黄便秘。属于阴虚火旺者，脉多细数，舌红少苔，五心烦热，甚至夜寐不宁等症。

【适证方药】四生饮（《济生方》）　生荷叶、生艾叶、生地黄、生侧柏叶各等份，捣烂，丸如鸡子大，每服 1 丸，滚汤化服。功能清热凉血。主治血热妄行之吐血、衄血、崩漏等症。此方先治其标，而后对证调治，以巩固疗效。

小蓟侧柏饮（经验方）　小蓟 30g，侧柏叶 15g，白茅根 30g，水煎温服。功能凉血止血，主治血热鼻衄、齿衄、耳衄等属于血热妄行者。

又方　断血流、苎麻根、鲜藕节各 30 ~ 60g，煎服法及功用同上方。此方凉血止血作用更稳，可谓治血热鼻衄屡用皆验。

又方　土大黄根、茜草根各 15 ~ 30g，白及 9 ~ 18g，服法、功用同上方。用于血热鼻衄、肠风便血等症，止血效果亦良。

又方　用鲜小蓟全草不拘多少，揉融塞鼻孔（塞出血鼻孔）。或用马枯梢鲜叶揉融，塞鼻孔内，可速止其血。或用鲜荷叶揉融塞出血鼻孔等，都有一定暂时止血作用。在野外仓促间鼻衄出血，小方及时治之，多可迅速止血。而后对证调治，未有不能痊愈者（大病引起的出血除外）。

马枯梢：豆科，羽叶，五六月开紫红色花，结果形如豆荚，籽如绿豆而小，亦有叫"绿豆柴"者，生于低山坡、旷地，多作柴烧，偶亦有开白花者。叶、皮味苦，性微寒。

线扎中指法（《串雅外编》）　左鼻孔出血者，以色线（任何细线均可）扎右手中指根；右孔出血，扎左手中指根；俱出者，扎二指根（双手中指根）。治鼻衄（流鼻血外用急救法）。

烧灯火（《验方新编》）　用灯芯一茎，蘸香油干湿得宜点燃，对准少商穴烧之，立止。穴位在两手大拇指内外甲缝正中，不上不下即是，左流烧左手，右流烧右手，双流双烧。有人鼻血 3 日不止，口内亦流，百方不效，势甚危急，用此立止。止后半刻复流，仍在原处烧之而止。如原处起疱，将疱刺破烧之。止后，照下艾柏饮服之，方免复发。鼻衄方多，惟此方百发百中，诚急救简便第一方也（原方下记述，用之确实有效）。

艾柏饮（《验方新编》）　艾叶、柏子仁（去净油）、山萸肉、牡丹皮各 6 ~ 9g，生地黄 9 ~ 18g，白莲子（去心）、山药各 9 ~ 15g，泽泻 9 ~ 15g，生荷叶一张（干者不效），水煎服。无论虚实，至重不过二三服，屡试如神。前方虽妙，只可急救，不能断根，此方可杜绝源流，乃治鼻血汤药第一方也（确如其说，用之多验，故并列于此）。

验方（《本草备要》） 鲜韭菜揉取自然汁约 30mL，和童便（12 岁以下健康儿童的尿液）约 60mL，混匀服下；韭菜渣可塞入出血鼻孔，或创伤敷伤口。仓促间，或鼻衄他方无效者，用此即可迅速止血，无不良反应。韭菜味辛性温无毒，有益心、醒胃，助肾阳，散瘀止血，解药毒、食毒、虫蛇毒等功效。多食神昏，视物不清，是因为辛温耗散之性所致。

验方 鲜八角莲叶揉融，适量塞入出血鼻孔，随即可止鼻血，亦属应急之法。但此味生长于高山，不易寻到。可家植一盆，较为耐阴，其叶似伞，亦如荷叶而有浅八角，观赏宜人。其根状茎即八角莲，民间常用于治疗跌打损伤肿痛、虫蛇咬伤、无名肿毒等病症。但服用量不能大，1 次不超过 0.5 ~ 1g，外用适量。超量会出意外，有 1 次服用量达 15g 以上而致死的案例。奉劝一句：无论患者医者，不懂切不要装懂！"霸道药"往往能治大病，但不详知其性味功能、配伍用量等内容，切不要轻易使用，以免发生意外。我用此药数十年，保证疗效，从未出过任何事故。但我外用叶子止血，包括创伤出血，量多量少，并无影响。

蓟地饮（经验方） 大蓟 15g，生地黄 24g，栀子、牡丹皮各 15g，鲜藕节（切片）60g，水煎温服。功能清热凉血止血。主治血热鼻衄，或单侧，或双侧鼻孔流血，甚至口鼻俱出血，用之皆验。

【临证应用】鼻衄因于肺胃火旺，烦渴引饮，尿黄便秘，舌苔黄糙，脉来洪数的，治宜凉血止血，方用四生饮或小蓟侧柏饮，加鲜芦根 30g，生石膏 60g，水煎服，多能及时治愈。

阴虚火旺而致鼻衄的，脉多细数，舌红少苔，治宜清热养阴，凉血止血，方用蓟地饮加知母、黄柏各 12g，水煎服，止衄效果亦良。

所列内服、外用小方，均有应急止血作用，都可对证选用，以及时治愈鼻衄。但要保持心情平和，饮食清淡，劳逸适度。切勿饮酒熬夜，嗜食辛辣上火之物，以防肺胃热甚，迫血妄行，而致鼻衄复作。

【施治体会】引起鼻衄的原因较多，但属肺胃热甚者最为常见。能够因人对证施治，即使是简易小方，亦能及时止血。至于肝、肺等脏器大病引起的口鼻出血，则另作别论。但确有不少并非大病引起的鼻衄出血，久治不愈，反复复发，有可能是患者不够配合，如忌口不严等。其实血热鼻衄，小方无论内服外用，及时治疗，绝大多数都能迅速治愈。治愈后饮食注意，勿饮酒、嗜食辛辣上火之物，保持心情平和，谨防感冒，劳逸适度，即可减少复发，乃至痊愈。

胃热齿衄

【脉症提要】齿衄，即牙龈出血，胃经积热，或肾阴亏损，或脾虚不能摄血等原因，均可导致牙龈出血，但较为常见的则是胃火过旺、肺肾阴虚引起的血热妄行齿衄。舌苔多见黄糙，或舌红少苔，脉象多见滑实或细数。前者为热甚实火，后者为阴虚火旺。

【适证方药】一贯煎（《柳洲医话》）　沙参、生地黄各 30g，枸杞子 15g，麦冬 24g，当归 15g，川楝子 12g，水煎温服。功能滋阴清热。主治阴虚阳亢，鼻衄吐血，口干心烦，舌质红，脉弦数。心烦、不寐、口渴者，酌加白茅根、芦根各 30g，朱灯心 3g。

清胃汤（《医宗金鉴》）　石膏 30～90g，生地黄 15～30g，牡丹皮、黄芩各 9～15g，黄连、升麻各 6～9g，水煎温服。功能清热凉血。主治胃火上升，齿龈红肿，齿衄色红，吐血等症，苔黄、脉数者宜之。便秘口臭加大黄、芒硝；心烦溺赤加淡竹叶、朱连翘；烦渴引饮加天花粉、鲜芦根。

茜根散（《景岳全书》）　茜草根 30g，黄芩 15g，阿胶珠 9g（烊冲），侧柏叶、生地黄各 18g，甘草 6g，水煎温服。功能滋阴止血。用于心火内炽，口舌生疮，齿衄，尿血等症。

犀角地黄汤（《济生方》）　生地黄 24g，白芍 15g，水牛角片（代犀角）15～30g，牡丹皮 15g，水煎服。治胃火热盛，吐血，衄血，嗽血，便血，蓄血发狂等症。

生地石膏饮（经验方）　生石膏 30～60g，土牛膝、白茅根、生地黄各 15～30g，水煎温服。功能泻火凉血止血。用于胃火炽盛，口腔灼热，牙龈红肿疼痛及出血等症。虚寒人禁用。

滋阴凉血饮（经验方）　知母 18g，黄柏（盐水炒）12g，酒炒生地黄 30g，血余炭 12g（布包煎），地骨皮 15g，水煎温服。功能滋阴清热止血。用于肺胃阴虚火旺，时常牙龈出血，或伴咽干盗汗等症。

泻火止衄饮（经验方）　黄芩 15g，黄连 9g，栀子、牡丹皮各 24g，断血流 90g，水煎温服。功能清热泻火，凉血止血。主治胃火过旺，血热妄行，以致胃燥烦渴，牙龈红肿，时而吐血等症。但要排除胃穿孔等急重症（以上皆同）。

【临证应用】胃火炽盛，牙龈红肿出血，心烦口渴，舌苔黄厚或乏津，脉象滑数者，治宜清热泻火，凉血止血，方用清胃汤或犀角地黄汤为主。

阴虚阳旺，齿衄吐血，口干心烦，或五心烦热，胁痛，舌质红而少苔，脉象细数者，治宜养阴清热止血，方用一贯煎或茜根散为主调治。

3 个验方亦可用于胃火炽盛或阴虚火旺引起的牙龈红肿出血，或阴虚火旺导致的心烦咽干、齿衄吐血等症。

慢性病如肝病、糖尿病、高血压等引起的牙龈出血，与以上脉证相符的，亦可暂用以清热泻火，或养阴止血。

【施治体会】牙龈出血只是一个症状，多与素体胃火炽盛及肺肾阴虚火旺有关，此外尚有不少慢性病发病过程中出现血热妄行证型，用药多以泻火养阴为大法，以达到凉血止血目的。体健而无他疾者，清胃汤或犀角地黄汤为主；阴虚火旺者，则以一贯煎或茜根散为主。慢性病出现牙龈出血的，多为阴虚火旺，用药不可过于寒凉，要顾及本病与身体各方面，尤其是不能伤及脾胃中和之气，以防正气受损，有碍本病的治疗与康复。

一般常见胃火过旺引起的齿衄，泻火止衄饮、滋阴凉血饮等方，运用得当，治之多能速愈。但要饮食清淡，不饮酒，少食辛辣上火之物，尽量避免出汗过多，或在太阳下暴晒。平时用野生甘葛粉适量（一般 1 次用 30g）冲服，或用甘葛、生地黄各 15g，白茅根 30g，为 1 日量，开水冲泡当茶饮，多可预防或减少胃火炽盛引起的牙龈红肿出血。

酒醉烦渴

【脉症提要】酒醉，指饮酒过量致醉，头痛烦渴，欲吐不吐，脘腹燥闷，小便黄赤，坐卧不安等症，舌苔多黄腻，脉象多滑数。

【适证方药】**解酒验方**　白葛花（药用甘葛，即俗称绵葛的花）30 ~ 60g，枳椇子（拐枣的种子，其形其色颇似酸枣仁而偏小，打碎）、麦冬、乌梅各 15 ~ 30g。宽水煎数滚，取汁待温，当茶饮之。功能生津止渴，除烦解酒。用于酒醉烦躁，胃中嘈杂，欲吐难出，或吐后烦渴，情绪不宁等症，服之便可渐安。平时备之，以备急需。白葛花甘寒解酒，枳椇子甘平除烦，麦冬甘寒生津，乌梅酸温止渴，4 味合用，以奏解酒除烦、生津止渴之功。

又方　甘葛（野生，俗称"绵葛"，具有生津止渴、升发胃气及解肌退热、解酒安胃之功，作用在人工种植的粉葛之上）、芦根各 30 ~ 60g，石菖蒲

9 ~ 15g，煎服法及功能主治均同上方。

又方 白豆蔻 9g 煎水，冲服甘葛粉 30 ~ 60g，功用主治亦同上方。

又方 漂白术、茯苓各 15g，砂仁 6g，沙参、铁皮石斛各 30g，煎服法同上方。功能安胃除烦，生津止渴。用于酒醉吐后烦渴，胃中嘈杂，似饥非饥，烦躁不安等症，用此以安中醒胃，止渴除烦。

又方 单用野生甘葛捶取的纯净葛粉 30 ~ 60g，胃热甚者可用至 90g，温开水冲调，分 2 ~ 3 次饮之。亦有生津止渴、解酒除烦之功。

亦有用绿豆、乌梅、黄小米各适量煮稀粥，取粥微温服下，用于解酒安胃。

以上诸方，都有一定解酒安胃作用，不伤胃而能缓解醉酒后诸多不适。

【临证应用】身体无其他疾病，仅为饮酒过量致醉，头痛烦躁口渴者，以上 5 个经验方，均可选用其中之一，如法服之，多能生津止渴解酒，亦不伤胃。

【施治体会】酒醉之后，烦躁不宁，欲吐不吐，脘腹燥闷等症，有时喝适量稀粥，安静入睡，多能酒醒恢复正常。不能用醋饮之，以免复伤胃的和降之气。以上诸方，皆是临证常用有效验方，不可轻视其药味平淡而弃之。

大便出血

【脉症提要】便血紫暗，晦而乏泽，面色萎黄，神疲懒言，或兼腹痛，舌淡，脉弱，多为脾虚不能摄血。倘若症状如上，而便血鲜紫并见，舌质红，苔薄微黄而腻，脉象细弦，乃属脾虚有寒，或肠中兼有湿热。

便血鲜红如溅，不杂粪便，舌苔薄黄，脉象濡数，则为湿热下注所致。

【适证方药】黄土汤（《金匮要略》） 白术 15g，附子（先煎）9g，甘草 6g，干地黄 18g，阿胶（烊冲）12g，黄芩 12g，灶心土 90g（水煎去渣澄清，用此水煎药），水煎温服。功能温阳益阴。主治阴结血虚，便后出血等症。

参芪归地汤（经验方） 人参 12g，炙黄芪 24g，当归、熟地黄、白术各 15g，炙甘草 9g，大枣 5 枚，水煎温服。功能补脾益气养血。主治脾虚不能摄血，便血暗淡，面色萎黄，神疲懒言等症。加灶心土 30g（布包煎），温中止血作用益良。

槐花散（《普济本事方》） 槐花、侧柏叶、荆芥炭、枳壳各 9 ~ 18g，水煎服。功能凉血止血。主治肠风脏毒下血。

乌梅丸（《济生方》） 炒僵蚕 30g，乌梅肉 45g，共为细末，好醋煮糊为丸，梧桐子大。每服 50 丸，空腹白汤下。治大便下血因于风者，即肠风下血。

肠风下血验方 红药子30g，槐花、地榆、当归各15g，五倍子6g，粳米9g，水煎温服。功能清热凉血止血。主治肠风下血，痔疮出血，甚或出血如溅。

红白痢验方 红药子60g，白头翁30g，炮姜6g，糯米15g，红枣5枚，水煎浓汁，温服。功能清热止血，收敛止痢。主治痢下赤白，日久不愈。无夹症者，一二剂即可见效，至重三五剂可愈。

又方 土大黄根9～18g，木香6～12g，槐花、荆芥炭各9～15g，水煎温服。功能清热凉血止血。主治肠风脏毒便血，或兼腹痛里急后重者。

又方 红药子、粳米各15～30g，水煎至米化，去渣温服。功能止血止泻止痢。主治便血、久泻、久痢及妇女崩漏。纳呆加焦白术15g，陈皮、砂仁各9g，以健脾醒胃；腹痛下坠加木香9g，白芍12g，以理气敛阴止痛；虚寒甚者加炮姜、附子（先煎）各9g；气虚加党参、炙黄芪各18～30g，以补中益气。无兼夹症者，即用本方。泻痢便血日久，诸药乏效者，用之屡验。

又方 煅海螵蛸15g，赤石脂30g，地榆炭18g，当归15g，生地黄24g，粳米15g，水煎温服。功能清热凉血，收敛止血。主治胃肠道溃疡出血，大便色如屋漏暗褐色，无明显腹痛或时感隐痛，有慢性消化道溃疡等症。此方先止出血，而后因病对证调治，以求治愈。

【临证应用】便血晦暗，面黄神疲，或兼腹痛等症，舌淡，脉弱，治宜补气养血，方用参芪归地汤为主。

便血鲜暗并见，舌质红，苔薄微黄而腻，脉象细弦，多为脾虚夹寒，或肠中兼有湿热，治宜寒温兼施，方用黄土汤为主。

便血鲜红如溅，不杂粪便，多为湿热下注所致，舌苔薄黄，脉象濡数者，治宜清热凉血，方用槐花散加地榆15g，黄连9g，以清热燥湿，凉血止血。

乌梅丸及4个经验小方，皆可用于脏毒下血、血痢、肠风下血等大便出血症的日久不愈。适证用之，效果俱佳。

【施治体会】便血，凡血从大便排出，或单纯下血，或与粪便混杂，统称便血。脾胃虚寒引起的便血，血色多紫暗或紫黑，伴有腹部隐痛、神疲懒言、面色㿠白、便溏、喜温暖及热饮食等。由湿热蕴结引起的，多下血鲜红，先血后便，大便解时不畅等。如无痢疾、痔疮及肠风脏毒等病症，而大便不明原因时常出血并伴有腹痛的，需警惕直肠癌或肛瘘的形成。排除需要手术治疗的疾病，能够因病对证施治，治愈便血并不难。以上选入的诸方，虽然药味不多，但都是疗效确切之剂，用之对证，止血皆良。

胸阳不振

【脉症提要】胸前胀闷作痛，甚至"不得卧，心痛彻背"。是由胸阳不振，阴寒凝聚，或痰浊阻滞，气机失于温煦流布，因而闭塞作痛，舌苔多白腻，脉象多沉迟或弦紧。若病久屡发不愈，气滞血瘀，则症见胸闷刺痛，固定不移，舌有瘀斑，苔或暗腻，脉象多见沉弦或弦迟。

此患多与冠心病有关，施治时应当结合辨证，对证用药。

【适证方药】枳实薤白桂枝汤（《金匮要略》）　枳实、厚朴各12g，薤白24g，桂枝9g，瓜蒌皮15g，加煨姜5片，水煎温服。用治胸阳不振，气郁胸胁痞闷，时或欲呕，或畏寒胸痛等症。

瓜蒌薤白白酒汤（《金匮要略》）　瓜蒌皮9～18g，薤白15～30g，煎汤，少加白酒或老黄酒适量温服。治胸痹，喘息咳唾，胸背痛，短气，寸口脉沉迟，关上小紧数。加半夏名瓜蒌薤白半夏汤，治胸痹不得卧，心痛彻背。

橘皮枳实生姜汤（《金匮要略》）　橘皮9～18g，枳实6～15g，生姜15～30g，水煎温服。治胸痹，胸中气塞，短气。

桂枝生姜枳实汤（《金匮要略》）　桂枝6～15g，生姜15～30g，枳实9～15g，水煎温服。治胸痹，心中痞，诸逆心悬痛。

乌头赤石脂丸方（《金匮要略》）　蜀椒30g，炮附子、炮乌头各15g，干姜、赤石脂各30g，共为细末，蜜丸如梧子大，先食服1丸，日三服，不知，稍加量服。治胸痹，心痛彻背，背痛彻心。

丹参饮（引自《汤头歌诀正续集》）　丹参30g，檀香、砂仁各3g，百合30g，乌药、川楝子、延胡索各9g，共为细末。每服6～9g，用少量温黄酒送服，或温开水送服亦可。治胸痛、胃痛、痛经及一切气滞血瘀痛证。古人治痛，多用通法，后调气和血，或调血和气。此方药味不多，配合得宜，用治心胃诸痛，所以屡用皆验。

经验方　川芎90g，三七120g，桂心30g，降香、乌药各60g，共为细末，每服3～9g，日服2～3次，用温黄酒少量送服，温开水送服亦可。功能宣通心阳，理气活血止痛。常用于胸阳不振，胸痹胸痛，甚或憋闷刺痛等症。少加真麝香（0.5～1g）混合于药末，其宽胸止痛之功更速，多可在数分钟内胸前后背憋胀疼痛缓解，屡用皆验。或加丹参300g，共为粗末，用细纱布包作小包，棉线扎紧口，放入玻璃瓶中，以50度玉米大曲白酒10斤浸泡1个月，每次饮一小口（约 10mL），即可迅速止痛（但要有真麝香 1g 同泡于酒中）。笔者胸痛多年，痛甚时即饮此酒小半两，其胸痛连及背胀，不过数分钟即缓解，恢复正常。

又方 薤白、檀香、五灵脂、枳壳、炮姜各 60g，丹参 120g，共为细末，每服 6 ~ 15g，日服 2 ~ 3 次，用温黄酒送服，不饮酒者用温开水送服亦可。症状不急者服此方。功能理气活血，温阳止痛。主治同上方。

又方 丹参 60g，川芎 18g，红花、干姜各 9g，水煎温服，或为末，服法同上方。功能温阳活血止痛。主治同以上诸方。皆为简便易行之法，屡用均有温阳散寒、宽胸止痛功效。常用于胸阳不振，畏寒胸痛等症。

又方 陈樟木、川芎各 15 ~ 30g，肉桂 6 ~ 9g，水煎温服。亦有温阳行气、活血止痛作用。病情不重者，此方亦可缓解疼痛。

又方 柏树果 90g，丹参、三七各 120g，共研细末，每服 6 ~ 9g，饭后半小时用少量温黄酒送服，1 日 2 ~ 3 次。功能理气活血止痛。用于胸痹胸痛及冠心病胸闷刺痛等症，有一定缓解疼痛功效。

若属冠心病心绞痛或胸背胀痛刺痛，以上诸方用之亦有疗效。但需要因病对证，配合其他名方如天王补心丹、血府逐瘀汤、丹参饮、回阳救逆汤等，以求提高疗效。

【临证应用】 胸阳不振，胸中痹结，甚则不得卧，心痛彻背，背痛彻心，脉象沉迟或弦紧，舌苔白腻的，治宜温通心阳，方用瓜蒌薤白白酒汤为主，痰多可加半夏、陈皮、生姜等味，以顺气化痰为助。

若久发不愈，气滞血瘀，刺痛加剧，固定不移，舌有瘀斑，舌苔灰腻，脉象沉弦或迟涩，治宜行气活血，仍用瓜蒌薤白白酒汤为主，加桂枝、郁金、当归尾、川芎等味。枳实薤白汤、丹参饮等方，皆可对证选用。

凡因气滞、血瘀、寒凝、痰阻等引起的胸闷胸痛，甚至胸前刺痛、后背胀痛等症，5 个经验方对证用之，均有较好的止痛作用，可明显减轻胸闷刺痛症状。无论是胸阳不振胸痹，或是冠心病气滞血瘀而致胸闷刺痛，都可应用。

【施治体会】 笔者左侧胸闷胸痛连及后背，每于天气变化或心情压抑、劳累过度之时，便觉不敢深吸气，否则胸背胀痛即加重，如此已有近五十年。治之见效最快、数分钟即能基本消除不适症状的，莫过于自制的药酒，每次饮 15 ~ 30mL 即可。方药如下：南五加皮 60g，丹参 120g，川芎 60g，藏红花 6g，真麝香 1g，三七 90g，黄芪 60g，玉米大曲白酒 6 斤，同入玻璃瓶中浸泡 1 个月，即可少量饮用。此方已用近 20 年，一直维持我正常坐诊及写书。由此可见，胸痹胸痛一症，身体尚可，气血不虚者，其痛多为气滞血瘀所致，故以行气活血、通痹止痛之味治之，宽胸止痛屡见速效。痛则不通、通则不痛之义，亦显现于胸痹一症。

表虚自汗

【脉症提要】卫气素虚，腠理不固，阳虚不能卫外，表虚而致畏风畏寒，自汗，面色㿠白，精神不振，舌苔薄白，脉象浮缓。

【适证方药】玉屏风散（《丹溪心法》）　黄芪、防风各30g，白术60g，共为细末。每服9g，日服2～3次，米饮或白汤下。治自汗不止，气虚表弱，易感风寒。阳虚则不能卫外，故津液不固而易泄，此与外感伤风不同，彼责之邪实，此责之表虚。

参附汤（引自《汤头歌诀正续集》）　人参30g，熟附片15g，水煎服。温肾止汗。治阳虚自汗。喻嘉言曰："肾中之阳，浮游而自汗，则用参附汤。"

术附汤（引自《汤头歌诀正续集》）　白术30g，熟附片15g，水煎服。补脾止汗。喻嘉言曰："脾中之阳，遏郁而自汗，则用术附。"

芪附汤（引自《汤头歌诀正续集》）　黄芪30g，熟附片15g，水煎服。固表止汗。喻嘉言曰："卫外之阳，不固而自汗，则用芪附。凡属阳虚自汗，不能舍三方为治。三方之用大矣。"

牡蛎散（《太平惠民和剂局方》）　煅牡蛎、黄芪、浮小麦各30～60g，麻黄根15g，水煎服。功能固表止汗。主治阳虚自汗，心悸倦怠，舌淡，脉细者。

经验方　黄芪30～90g，煅牡蛎、煅龙骨、焦白术各30～60g，附子（先煎）9～18g，水煎温服。功能温阳固表止汗。主治阳虚表卫不固，畏风畏寒，自汗不止，身体倦怠等症。对于脾肾阳虚，畏寒自汗，口淡食少，身体疲倦无力，小便清长，大便不实等症，服之效果显著。

外用方　用煅牡蛎研细粉，装入细纱布袋中，扑撒全身或汗出最多处。功能收敛止汗。用于表虚自汗不止，有止汗作用，可作辅助治疗。

又方　龙骨、牡蛎、白术、糯米各等份研细粉，用法主治同上方。

又方　糯稻根30～90g，大枣5～12枚，浮小麦30～60g，水煎温服。功能和营滋虚止汗。无论盗汗自汗，用之皆有止汗之功。

又方　煅牡蛎30～60g，麻黄根15g，水煎温服。功用主治同上方。

【临证应用】气虚表弱，自汗不止，或易感风寒，阳虚不能卫外，此与外感自汗不同，彼责之邪实，此责之表虚，故多见脉象浮缓，舌质淡，苔薄白。治宜固表止汗，方用玉屏风散为主，气阳虚甚者加人参、附子以益气助阳。

一般表虚自汗者，用牡蛎散即可。5 个小验方用之，亦多有治愈者。

【施治体会】不因外感，而表虚易感风寒自汗者，乃是气虚表弱，阳虚不能卫外，津液不固而易泄，故不可作伤风自汗治，宜固表止汗，常用方即是玉屏风散。阳虚甚者，则与参附汤合用，以固脾肾之阳。一般表虚自汗者，方用牡蛎散多可治愈。外用扑汗方、经验小方，均为常用有效之剂，皆可配合应用。

阴虚潮热

【脉症提要】阴血津液不足所致的阴虚潮热，多见于肺痨等慢性病及失血、大汗后出现的骨蒸潮热、五心烦热、盗汗、咽干等症，或伴身体消瘦等阴虚火旺证，舌多光红少苔或无苔，脉象多见细数。

【适证方药】**清骨散**（引自《汤头歌诀》） 银柴胡、胡黄连、秦艽各 12g，鳖甲 15g，地骨皮、青蒿、知母各 12g，炙甘草 6g，水煎温服。功能滋阴清热止汗。主治骨蒸痨热，阴虚潮热，夜寐盗汗等症。

大补阴丸（《丹溪心法》） 黄柏、知母各 60g，熟地黄 90g，龟甲 60g，共为细末，猪脊髓 120g，酒蒸（熟透），打烂（和药末）为丸（如梧桐子大），每服 9g，淡盐汤下。功能滋肾养阴。主治肾水亏损，虚火上炎，咳嗽咯血，肺痿骨蒸，盗汗耳鸣等症。

简便方 鳖甲 15g，青蒿 12g，酒炒生地黄 18g，知母、白薇各 15g，水煎温服。功能滋阴退热。主治阴虚潮热，或伴手足心热、肢体关节酸楚等症。

又方 葎草、荠菜各 30～60g，地骨皮 12～24g，水煎温服。功能清虚热，止盗汗。主治阴虚潮热，盗汗，手足心热，心烦不宁等症。

又方 叶下珠（俗称夜关门）、白薇各 18g，合欢花 30g，酸枣仁 15g，糯稻根 60g，水煎温服。功能清虚热，宁神志。主治潮热盗汗，心烦不寐等症。

又方 龟甲 15g，盐水炒知母 18g，盐水炒黄柏 9g，酒炒生地黄、百合各 24g，水煎温服。功能滋阴清热。主治夜寐盗汗，心烦咽干，尿黄，潮热，或会阴部潮湿，腰酸膝软等症。畏风自汗者，应用玉屏风散等，以温阳固表止汗。

知柏地黄汤、左归丸、当归六黄汤等，均可对证选用，以求根治阴虚潮热。

【临证应用】不属于肺痨、骨结核、白血病等大病引起的骨蒸潮热盗汗，而是一般的阴虚火旺，心汗外溢，夜寐汗出，五心潮热，咽干舌红，脉象细数者，治宜滋阴清热止汗，方用清骨散为主。

肾水亏损，虚火上炎，盗汗、耳鸣等症，舌红少苔，脉象沉细而数者，治宜滋肾养阴，方用大补阴丸为主，汤丸俱可。

肺结核、白血病等大病过程中出现潮热咽干、夜寐盗汗等症的，以上 2 方亦可对证应用。

一般阴虚潮热盗汗，而病情不重者，4 个简便方对证选用，亦多能治愈。

【施治体会】导致阴虚潮热，引起咽干、体酸等症的疾病很多，治疗时能够因病辨证用药，方可疗效显著。见症治症，亦能有效，但疗效不能持久。以上诸方，用于治疗常见的阴血津液不足引起的阴虚潮热或伴夜寐盗汗等症，常能治愈。但引起阴虚潮热的原因如失血、过食燥热伤阴、思虑过度等，都可导致阴血及津液不足，皆须引起注意，以免服药乏效，病情反复。若因某些大病如结核、失血等，则须病证结合，标本兼治，方能根本治愈。

劳伤心脾

【脉症提要】常见症状为疲乏懒言，动则喘息，虚热自汗，心烦不安，多梦健忘等症，舌质暗淡，舌苔薄润，脉来多见细弱。

【适证方药】**孔圣枕中丹**（《千金要方》）败龟甲（酥炙）、龙骨（研末入鸡腹煮一宿）、远志、石菖蒲各等份为细末。每服 3g，酒调服，日 3 次。治读书善忘，心血不足，痰火上扰等症，久服令人聪明。

酸枣仁汤（《伤寒论》）酸枣仁 18g，川芎、茯苓、知母各 15g，甘草 9g。治虚烦不眠，心悸盗汗，头晕目眩，口燥咽干等症。

千金茯神汤（《张氏医通》）茯神、茯苓、人参各 30g，石菖蒲 15g，赤小豆 40 粒，水煎，分 3 次温服。治心虚神气不宁，烦热惊悸。

小验方　人参 9 ~ 18g，龙眼肉、炙黄芪各 15 ~ 30g，炒酸枣仁 9 ~ 18g，大枣 3 ~ 9 枚，水煎温服。功能益气养血安神。主治劳伤心脾，失眠健忘，气短神疲等症。

又方　白莲子 30g，当归身、麦冬、远志各 15g，龙齿 30g，炙甘草 9g，水煎温服。功能养心安神。主治劳伤心脾，心血不足，失眠健忘，甚至心悸恍惚，时感口干等症。

又方　龙眼肉 15g，西洋参片 6g，大枣 3 枚，开水冲泡代茶饮，1 日 1 剂，早上泡至晚间，连药食之。功能益气养血提神。用于劳伤心脾，精力不足，面色欠佳，而无其他病症者，可作辅助调养。

归脾汤、天王补心丹、坎离丸等名方，均可对证选用。因为此集专为"小方"治病经验整理，故一般超过六七味药的"大方"，不予纳入。需要时可在《回眸效验方》专辑中查找。

【临证应用】用脑过度，心血不足，多梦健忘，舌质淡红，舌苔白润，脉象细弱的，治宜敛阴益智，方用孔圣枕中丹为主，酸枣仁汤、千金茯神汤，以及3个经验方等，均可对证应用，以益气养血，安神宁志。加以自我调摄，如劳逸适度、饮食温和而有营养等，都有助于劳伤心脾引起的疲倦懒言、不耐疲劳、虚烦健忘等症的减轻乃至治愈。

【施治体会】引起此患的原因多是劳累过度如脑劳、体劳、房劳等，以及惊恐、失恋、所谋不遂等所致。不能解除或淡化致病原因，用药再对证，也很难根本治愈。虽不为大病，但属于劳伤心脾，故"内伤"比"外伤"难治多矣。

不寐健忘

【脉症提要】不寐，即一般所谓失眠症。凡初睡不能入寐，或稍睡即醒，甚至彻夜不得眠者，统称为不寐。此患往往与健忘、心悸同时并见。病程长者，体倦神疲，饮食乏味，面色失荣，舌淡苔薄，脉象细弱。阴虚火旺，头晕耳鸣，心烦口干，或有梦遗失精等症，舌红少苔，脉象细数。心虚胆怯，触事易惊，甚或惊惕不安等症，舌象无定见，脉来多弦细，至数无定体，总与情志失调有关。

【适证方药】可与劳伤心脾下诸方互参，归脾汤、补心丹、安神定志丸、朱砂安神丸等名方，亦为常用之剂，均可对证选用。以下所入验方，皆为临证常用，药味不多，疗效多较稳妥。

龙齿安神方（经验方） 龙齿30g，琥珀15g，朱砂2g（分2次吞服），水煎温服。功能镇惊安神。主治心神不宁，睡眠不安，或多梦纷纭，惊恐心悸等。

枣桂花安神方（经验方） 酸枣仁（微炒，研）、龙眼肉各18g，合欢花30g，水煎温服。功能养心安神。主治心血不足，夜寐失眠。

含羞草安神方（《中药大辞典》） 含羞草（地上部分，切段晒干）15g，首乌藤30g，水煎温服。功能镇静安神。主治失眠。

二味安神方（经验方） 鸡矢藤15～30g，缬草9～18g，开水冲泡当茶饮或水煎服。功能舒郁和血，安神止痛。用于失眠头痛，胸脘痞闷等症，效果显著。

又方 灵芝6～18g，首乌藤15～30g，服法同上，主治失眠。

麦冬茯神灯心方 麦冬（去心）、茯神各 15g，朱灯心 3 ~ 6g，水煎温服。功能清心宁神。主治心烦不寐，小便黄短等症。

又方 龙眼肉 6 ~ 15g 煎汤，送服酸枣仁末 3 ~ 9g，1 日 2 次。功能养血安神。主治心血不足，面色失华，失眠心悸等症。

莲子安神方（经验方） 莲子（去心）15 ~ 30g，柏子仁 15g，珍珠母 60g，文火缓煎，分次温服。功能养心安神。主治夜寐失眠，心神不宁。

清热安神方（经验方） 朱连翘、朱茯神各 9 ~ 15g，酒炒黄连 9g，水煎温服。功能清心泻火安神。主治心火偏旺，心烦不寐。便秘加大黄 9g（后下），尿黄加车前子 30g 或竹叶卷心 15g。

龙磁朱安神方（经验方） 龙齿、磁石各 30g，朱砂（水飞净末）3g（分 3 次吞服），琥珀 15g，酸枣仁 18g，连翘 15g，水煎温服。功能重镇安神。主治正气不虚，失眠甚者，甚至烦躁不宁，日夜不得入眠等症。心血不足失眠者忌用，可用以上诸方及劳伤心脾下各方，对证调治。

以上 10 方，皆为临证常用有效、简便易行之法。能够对证选用，多有较好的安神作用。经数十年使用，均为治疗失眠有效之方。

【临证应用】 不寐甚者，初睡难以入寐，或少寐即醒，甚或心烦不宁等症，舌质红，苔薄黄，脉象沉数者，治宜重镇安神，用龙齿安神方或龙磁朱安神方。

心血不足，少寐虚烦，面色失荣等症，治宜养血安神，用枣桂花安神方或莲子安神方。

失眠头痛，或伴胸胁不舒，舌苔微腻，脉象弦滑者，用二味安神方。

心火偏旺，尿黄便秘，烦躁不寐，舌红苔黄，脉象滑数者，用清热安神方或麦冬茯神灯心方。

胆怯易惊，睡眠不安等症，舌苔无定见，脉象或弦或细或涩，而无定体者，治宜养心安神，方用酸枣仁汤（方见劳伤心脾下）或龙磁朱安神方。

其余诸方，亦可对证选用，多能改善睡眠，减轻不适症状，恢复记忆力。

【施治体会】 引起失眠的原因，多为忧思劳倦过度，损伤心脾，以致阴血暗耗，血不营心，神魂不宁，因而出现失眠健忘等症。心血不足的，以补益心脾为主；阴虚火旺的，以滋阴清热为主；胆怯易惊的，以养血安神为主；心经郁热的，以清心泻火为主；原因不明，虚实不彰的，可直接安神宁志，如灵芝首乌藤方、含羞草方、龙眼枣仁方等，水煎服或泡水饮，都有一定改善睡眠、恢复记忆力作用。天王补心丹、孔圣枕中丹、柏子养心丸等中成药亦可配合应用。

嗜睡倦怠

【脉症提要】嗜睡,俗称"睡不醒"。症状多见精神不振,大脑昏沉,倦怠无力,甚至健忘等,脉象亦多无定体,以濡滑为多见,舌苔多见白滑。现代医学检查,多数原因不明。

【适证方药】**清神益气汤**(《脾胃论》) 茯苓 12 ~ 18g,升麻 6 ~ 12g,泽泻、苍术、防风各 9 ~ 15g,生姜 9 ~ 15g,水煎温服。用于夏秋季节脾家受湿,体困嗜睡等症。

经验方 苍术、赤茯苓、石菖蒲、藿香、白豆蔻各 15g,水煎温服,三煎药渣宽水,煎开后适温泡足。用于暑湿困脾,昏昏欲睡,或嗜睡倦怠,俗称"瞌睡过多",甚至走路打盹者。其他季节如属湿滞困脾,瞌睡偏多,甚至不由自主的昏昏欲睡,肢体倦怠等症,用之亦验。

又方 龙葵鲜品 60 ~ 120g(干品减半),水煎温服。用于瞌睡过多,不分昼夜,昏昏欲睡,甚至走路打盹,身体略感疲倦或头脑昏沉,影响正常生活、工作,他药治之无效者,此方治之,连服一两天多见显效,不超过 3 天痊愈。用治多例不明原因嗜睡患者,他药无效时,服之即愈,亦无任何不良反应。

【临证应用】此患按暑湿困脾治,亦多有效或治愈;但有少数中年患者,却疗效不佳,后单用龙葵适量水煎服,一二日即愈,其病若失。这是单味药应用的再发展,其理有待深研。在夏秋季节出现嗜睡倦怠的,用清神益气汤、经验方治之,亦多可速愈。

【施治体会】多寐,或称嗜睡症,前人认为系阳虚阴盛所致。亦可分为痰湿与虚弱二类。痰湿困阻的多发于雨湿季节,或见于形体丰肥者,症状多见胸闷纳少,身重嗜睡,舌苔白腻,脉象濡缓,治宜燥湿健脾,多用平胃散加佩兰、生薏苡仁等芳香利湿之味;痰多加半夏、南星化痰降逆,或用以上经验方亦可。阳虚阴盛的,症见食少神疲,气短懒言,易汗出,畏寒肢冷,嗜睡等症,舌质淡,苔薄白,治宜温阳益气,方用附子理中汤之类。

气虚下陷

【脉症提要】气虚,多指肺气虚,症见动则咳喘少气,呼吸困难,以及重病之后,元气未复,症见面色㿠白,头晕耳鸣,心悸气短,语声低沉,动则汗出等症;下陷,即中气下陷,多指脾虚气陷,脱肛,子宫脱垂,气短不足以息等症,舌质淡，脉细弱，为临证主要表现。

【适证方药】补中益气汤（《脾胃论》）　炙黄芪4.5g，人参、炙甘草各3g，白术、陈皮、当归各1.5g，升麻、柴胡各1g，生姜3片，大枣2枚，水煎服。中成药补中益气丸，每次服用量6g，日服2次。治虚劳内伤，身热心烦，头痛恶寒，懒言恶食，心悸气陷，气短而渴，或阳虚自汗，或气虚不能举元，致疟痢脾虚，久不能愈，脱肛，子宫脱垂，一切清阳下陷、中气不足之证，脉大而虚者宜之。个人常用量一般在原方量的基础上加3倍乃至3倍以上，原因是药物质量不能保障，以及今人的耐药性较强，故而药量轻则效果欠佳。个人经验之谈，自知理浅而俗，不能阐述更深道理，故而仅作参考。此方治疗清阳气陷，中气不足，心悸气短，脱肛，子宫脱垂，甚至眩晕头痛等症，乃是第一名方。可谓独当一面，通治一切气虚下陷之候，屡用皆验。

补肺益气汤（经验方）　人参9～18g，黄芪30～60g，麦冬9～18g，五味子3～6g，蛤蚧粉3～6g（分2次吞服），炙甘草6～9g，水煎温服。功能补肺益气，纳气平喘。主治肺虚气喘，动则汗出，面色㿠白，脉象细弱等症。

脱肛简便方　棉花根皮30g（蜜炙，上化肥、打农药的最好不用），升麻15g，明党参30g，大枣9枚，黄小米15g，水煎温服。功能益气升提。主治脾虚气陷，子宫脱垂，脱肛不收等症。

又方　炙黄芪30～90g，人参9～18g，柴胡、升麻、炙甘草各6～9g，饴糖30～60g（烊冲，冰糖亦可），水煎温服。功能主治同上方，效果优于上方。

又方　炙黄芪60g，升麻9g，制何首乌、当归身、桑椹各18g，肉桂3g，文火缓煎浓汁，分次温服。功能益气补血。主治气血两虚，面色失华，气短乏力，妇女经血量少或闭经，唇甲淡白，面色萎黄等症。

又方　民间常用冬苋菜的根或全株，即冬葵子的连根全草，也有人说它是"土黄芪"，鲜品1次用量60～250g，干品减半，同红枣3～9枚，水煎温服，也有炖鸡吃肉喝汤的。用于治疗心慌气短，俗称"掉气"乏力等症，至今仍在沿用，多数人认为有效。

【临证应用】肺虚气弱，动则喘促气短汗出，或兼咽干神疲，面色乏泽，舌质淡，脉虚弱者，治宜补肺益气，方用补肺益气汤调之。

脾虚气陷，气短不足以息，身热心烦，甚则脱肛、子宫脱垂等症，舌质淡，脉细弱者，治宜补中益气升陷，方用补中益气汤为主，加以饮食温和，劳逸适度，以助如期治愈。

一般气陷眩晕、食少倦怠等症，4 个小验方对证选用，亦有一定益气升陷作用。能够自我调养得法，勿过度劳累，保暖防寒，饮食温和有营养，疗效方能显著，且治愈后可减少反弹。

【施治体会】脾肺不虚，阴阳和合，自可减少心悸气陷，畏寒自汗，以及脱肛、子宫脱垂等，清阳下陷，中气不足，脉象虚大或细弱的发生。证属虚损劳伤，阴阳失调，或大病后失于调养所致，劳逸适度、饮食温和等方面的自我调养也很重要。平时用黄芪 15g，人参 6g，大枣 3 枚，或黄芪 15g，升麻、柴胡各 3g，亦有一定益气升陷作用，以治气短、气陷、面色萎黄等症，可作辅助。

呃逆呕嗝

【脉症提要】胃气上逆喉间，呃逆嗝声连连，气短而促，胸膈憋闷，轻者能自愈，持续不已者须治疗。西医认为多与横膈肌痉挛有关，中医须分虚实寒热的不同。胃寒者，呃声沉缓有力，胃脘不舒，得热则缓，遇寒则甚，舌苔白润，脉多弦迟；胃热者，呃声洪亮，连续有力，或伴口臭烦渴，面赤便秘，舌苔黄厚，脉象滑数；胃虚者，呃声微弱而缓，间隔时间较长，精神不振，久病或重病时出现，多属危候，需加注意，舌质或暗淡，舌苔或淡灰，脉象多弦细；胃实者，呃声较频而有力，或伴脘腹胀满，腹痛呕吐等症，舌质多暗红，舌苔多黄腻，脉象多弦实而有力。

【适证方药】丁香柿蒂汤（《症因脉治》）　丁香 6~12g，柿蒂 9~18g，人参 9~15g，生姜 15~30g，水煎温服。治久病呃逆，因于寒者。一方加陈皮、半夏、茯苓、甘草、高良姜，治同。

旋覆代赭汤（《伤寒论》）　旋覆花 15g（包煎），甘草 6g，半夏 9g，人参 12g，代赭石 15g，生姜 15g，大枣 5 枚，水煎温服。治伤寒发汗，若吐若下，解后心下痞硬、噫气未除者，并善治反胃、噎食，气逆不降。

橘皮竹茹汤（《金匮要略》）　橘皮 15g，竹茹 18g，甘草 6g，人参 15g，生姜 30g，大枣 5 枚，水煎温服。治久病虚羸，呕逆不已。亦治吐、痢后胃虚哕逆。

四磨汤（《济生方》）　槟榔、沉香、乌药、人参各 12g，为粗末，煎三四沸，1 日分 3 次温服。治七情气逆，上气喘急，妨闷不食等症。一方人参易枳壳，加枳实、木香，名五磨饮。治暴怒气逆、气厥憋闷等症。

丁香煮散（《张氏医通》）　丁香 7 粒，建莲肉 7 粒，生姜 7 片，黄粟米 30g，煮熟去姜、丁香，啜粥服。治反胃呃逆，呕哕泄泻。

柿蒂黄连汤（经验方）　柿蒂 9 ~ 18g，竹茹 15 ~ 30g，黄连（酒炒）6 ~ 12g，水煎服。便秘加大黄 6 ~ 12g。功能泻火降逆。主治胃热呃逆，烦渴口臭，面赤便秘等症。

又方　砂仁、厚朴各 6 ~ 12g，共研细末，分 2 ~ 3 次用温开水送服。功能宽胸降逆，和胃止呃。用于胸脘痞闷，呃逆呕噫。

又方　单用去壳砂仁或白豆蔻 3 ~ 9g 为 1 日量，分多次嚼服或为末分 2 次温开水送服，亦可及时减轻呕噫，并可开胃进食。病情单纯者，服下即可宽胸利膈，当时即有减轻呕噫胸闷之功。

又方　姜半夏 9g，干姜、丁香各 6g，柿蒂、乌药各 15g，水煎温服。功能主治基本同上方，胃寒气郁者宜此方。

又方　柿蒂、白豆蔻各等份，共为细末，每服 6 ~ 9g，用温开水送服。功能主治同砂仁、厚朴方。小方简便易行，用之多能迅速减轻症状。若能保持心情平和、饮食温和、劳逸适度，完全治愈者亦有。

或单用柿蒂 9 ~ 18g，研为细末，分 2 次吞服。胃寒者用生姜 15 ~ 30g 煎水调服；胃热者用竹茹或芦根各 15 ~ 30g，煎水送服。主治呃逆呕噫，均以柿蒂为主，仅分寒热用药煎水送服之不同。

【临证应用】胃寒呃逆，呃声沉缓，胃脘畏寒，遇寒则甚，舌苔白润，脉象弦迟者，治宜温胃降逆，方用丁香柿蒂汤为主。

胃实、胃热呃逆，呃声频而有力，脘腹胀闷，或伴腹痛呕吐等症，舌质暗红，舌苔黄腻，脉象弦实有力，治宜泻火止呃，方用四磨汤加枳实、厚朴各适量，或用柿蒂黄连汤对证应用。

胃虚呃逆，呃声微弱无力，精神不振，每因病久气虚所致，舌质或暗淡，舌苔或淡腻，治宜益气温中降逆，方用橘皮竹茹汤或丁香煮散为主。

若属久病重病时出现呃逆，精神不振，食少倦怠，甚至进食即吐者，乃是危候征兆，方用丁香柿蒂汤煎浓汁，少量多次温服，以益气温中止呃，寄希平息呃逆或呕吐，逐步恢复正气。

其余小验方，均可因人对证应用，皆有降逆止呃功效。病情不重者，多能及时治愈。

【施治体会】临证常见有呃逆呕噫数年不愈，且多见于年龄较大的妇女，男性患者较为少见。究其致病原因，多与饮食失节，精神刺激或抑郁，日久胃失和降等有关。故分寒热虚实以治之，不可概以止呃贯穿始终，止涩太早、太过，反致气滞，而使胃失和降，呃逆呕嗝久不能愈。患者能够胸怀豁达，心情平和，饮食温和而有规律，劳逸适度，则是配合如期治愈本病的基本保障，反之，即使有良方妙药，也很难完全治愈。个人治疗此患之体会，仅作参考。

此患不属胃及食管等处有肿瘤的，一般都能治愈，但要心情平和，勿忧思恚怒，以及饮食温和等，以配合治疗，纵然病程 10 年以上的亦能治愈。

反胃呕吐

【脉症提要】进食后经久不下，胃部胀满或痛，被迫吐出食物，吐后稍感舒适。嗜食生冷，脾阳受损，致使脾胃虚寒，消化无力，或胃病日久，湿热凝滞，胃失和降，均可出现反胃。舌苔多见灰腻或黄糙，脉象多见弦迟或弦数。对证治疗不能在较短时间内治愈者，需要早日西医检查，应考虑是否食管或胃等处有肿瘤。

【适证方药】**半夏泻心汤**（《金匮要略》） 姜半夏 6 ~ 12g，黄芩 9 ~ 15g，干姜 6 ~ 12g，人参 6 ~ 15g，大枣 3 ~ 9 枚，炙甘草 3 ~ 9g，水煎温服。治呕而肠鸣，心下痞者。临证常用于脾胃受伤，运化失常，以致肠鸣而呕，甚或朝食暮吐，暮食朝吐，宿食不化之"胃反"，即俗称之反胃呕吐，心下痞满，时欲呕吐等症。常用之剂如平胃散、保和丸、藿香正气汤等乏效时，用此方治之，常获显效。

小半夏汤（《金匮要略》） 制半夏 9 ~ 15g，生姜 15 ~ 30g，水煎温服。治诸呕吐，谷不得下者。呕家本渴，渴者为欲解，今反不渴，心下有支饮故也，小半夏汤主之（《千金》云：小半夏加茯苓汤）。

生姜半夏汤（《金匮要略》） 制半夏 12g，生姜汁 60mL。半夏水煎 2 次，药汁混合一处约 400mL，兑入生姜汁混匀，分 4 次微温服，亦是日 3 夜 1 服。治病人胸中似喘不喘，似呕不呕，似哕不哕，彻心中愦愦然无奈者。

橘皮汤（《金匮要略》） 陈橘皮 9 ~ 15g，生姜汁 30 ~ 60mL，用水约 600mL，煎取 300mL，兑入生姜汁微温服。或用陈橘皮 15g，生姜 30g，水煎 2 次，药汁混合一处，分 2 次微温服。治干呕，哕，若手足厥者。

以上 4 方，药味不多，乃是经典之方，临证辨证无误，屡用皆验。其奥妙之处难以尽晓。如小半夏汤与生姜半夏汤，药物乍一看相同，只是一用生姜，一用生姜汁，其煎服法亦略有差异，而小半夏汤主治"诸呕吐，谷不得下者""呕家本渴，渴者为欲解，今反不渴，心下有支饮故也"；橘皮汤方则所主"干呕，哕，若手足厥者（四肢不温）"。圣贤用药之谨、之慎、之神，余乃凡庸之辈，实难深窥其义。

藿香生姜半夏汤（经验方） 藿香 15g，生姜 30g，半夏、陈皮、砂仁（后下）各 9g，水煎温服。功能温中祛寒，和胃止吐。主治外感寒湿，内伤生冷，运化失常，脘痞胀闷，反胃呕吐等症，脉象濡滑，舌苔白腻。

清热舒郁止呕汤（经验方） 黄连（酒炒）9g，竹茹 18g，吴茱萸（汤泡去赤汁）6g，香附、郁金各 12g，水煎温服。功能清热舒郁，和胃止呕。主治肝胃失和，胸胁胀闷，甚则作痛，口干欲呕等症，苔黄或糙，脉象弦滑。

【临证应用】饮食失节，脾胃屡伤，运化失常，以致脘痞胀闷，肠鸣而呕，甚或朝食暮吐，暮食朝吐，宿食不化之"胃反"，即俗称之反胃呕吐等症，舌苔厚腻，脉象濡滑或兼弦，治宜消食导滞，和胃止呕，方用平胃散、保和丸、藿香正气汤等方治疗乏效时，用半夏泻心汤或橘皮汤方治之，常获显效。

外感寒湿，内伤生冷，运化失常，脘痞胀闷，反胃呕吐等症，脉象濡滑，舌苔白腻，治宜温中祛寒，和胃止吐，方用藿香生姜半夏汤治之。

肝胃失和，胸胁胀闷，甚则口渴欲呕等症，苔黄或糙，脉象弦滑者，治宜清热止呕，方用清热舒郁止呕汤。

一般饮食伤于寒凉，或在夏季感受湿浊，胃脘痞闷，甚或肠鸣呕吐的，即用藿香叶、生姜各 15～30g，水煎温服，大多都能及时治愈；胃热口渴，时欲反胃呕吐，病情不重者，用芦根、竹茹各 30g，砂仁 9g，水煎温服，兼有胁痛泛酸的，用此药汤送服左金丸 6g，亦多能治愈。

【施治体会】引起反胃呕吐的病症与原因较多，辨证亦非易事。一般多为饮食伤胃，脾失健运，或寒或湿或痰饮或气滞所阻等，以致中阳不振，胃失和降，因而出现呕哕痞闷，甚至反胃呕吐不止等症。往往大方剂用药，反而疗效欠佳，而以经方对证应用，药味不多，却能切中病机，立见显效，乃至速愈。

例如 7 个月大婴儿发热 7 天以上不退，诸治法乏效，热甚时四肢不温，进乳食即吐，用四逆汤，干姜、附子、炙甘草各 2g，文火缓煎浓汁，多次少量喂服，服药不到半天，其热尽退，乳食正常。

一小儿泄泻半年，大小医院数家，中西医治之不见好转，仅用附子理中汤 1 剂，其病若失。

一四旬余男子，后背怕冷，畏风自汗，饮食稍进寒凉之物，先是脘痞欲吐，继而大便溏稀，汗出更甚，劳作无力已 2 年余，按他的说法"不知道吃了多少药，总是效果不大"。观其面色㿠白，切其脉象细缓无力。用术附汤，白术120g，熟附片18g（先煎），1 剂药显效，2 剂服后，诸症减轻大半，3 剂药尽剂，畏寒自汗等症基本痊愈。说明方不在大小，药物也不在多少、贵贱，要在对证施治，方能见效，乃至痊愈。

胃腑虽然喜凉恶热亦恶湿，但也不能用药苦寒过度，以防伤及中土脾胃运化功能。半夏、生姜合用以治胃中寒湿停留反胃呕吐，可谓效验神速。偶尔反胃呕吐，多与饮食不洁或生冷瓜果之类伤胃，以及胃部受凉等原因引起，速用紫苏叶（夏季用藿香叶）、生姜各15～30g，砂仁6～12g，水煎数滚，取汤温服，即可治愈，无砂仁亦可。胃热口渴呕吐者，用芦根30g，竹茹、麦冬各15g，砂仁6g（后下），水轻煎当茶饮，有清热生津止呕之功，胃寒者忌用。

奔豚气上

【脉症提要】自觉有气从小腹部发出，经胸部向咽喉游走性冲撞，腹部绞痛等，可反复发作，有时可出现幻听、幻视、语言荒诞等症。舌苔、脉象多无定式，起初夹热的，有舌苔黄、脉弦数表现；日久脾肾虚寒的，多见小腹隐隐作痛，腰膝乏力，舌苔薄白而润、脉象弦迟等症。

【适证方药】**奔豚方**（《金匮要略》）甘草、川芎、当归各2两，半夏4两，黄芩2两，生葛5两，芍药2两，生姜4两，甘李根白皮1升，上9味，以水2斗，煮取5升，温服1升，日3夜1服。治奔豚病从少腹起，上冲咽喉，发作欲死，复还止，皆从惊恐得之。奔豚，气上冲胸，腹痛，往来寒热，奔豚汤主之。此症遇到过多人，但都是病久脾肾阳虚，下焦虚寒气滞，痛自小腹，甚则鼓包起梁，气逆而上至胸脘，畏寒欲呕，面色㿠白，食少形瘦，脉象细弱或沉迟，微兼弦象等。因而此方所主症候未曾遇到，故而原方亦未用过，仅保存原方，以作借鉴，故无笔者用量标示。

附子粳米汤（《金匮要略》）附子（先煎）、半夏各6～12g，甘草6～9g，大枣3～9枚，粳米6～15g。治腹中寒气，雷鸣切痛，胸胁逆满，呕吐。

外用经验方吴茱萸、丁香、小茴香、干姜各90g，食盐250g，共为粗末，炒热布包热熨腹部冷痛处不计时，以上逆之气消散、冷痛减轻至不痛为度。功能温里散寒，理气降逆。主治腹中寒气凝结，气聚不散，甚则冷痛上逆，鼓包起梁，胸胁胀闷，时欲呕吐等症。

又方生姜、陈艾叶各90g，同捣融加入黑胡椒粉（白胡椒粉亦可）30g，用法主治同上方。

乌药细辛汤（经验方） 乌药 30g，细辛 5g，吴茱萸、干姜各 9g，茯苓 15g，炙甘草 9g，水煎温服。功能温里散寒，理气降逆。主治奔豚气逆，小腹冷痛，起梁上窜，胸胁胀闷疼痛，或欲呕吐等症。

二香附子汤（经验方） 小茴香 15g，沉香、炮附子（先煎）各 6g，焦白术 30g，水煎温服。功能主治同上方。

蜀椒生姜肉桂汤（经验方） 蜀椒 6g，生姜 30g，肉桂、粳米各 9g，水煎去渣，分次温服。功能主治同上方。所用品种，居家皆有，取之方便。受寒小腹冷痛，气聚上逆，胸脘痞闷或胀痛，时欲呕吐等症，及时煎服，便可速愈。

上 4 方皆适用于腹中寒气结聚、冷痛起梁等症。内有积热者禁用，寒热未辨者慎用。或热毒疮疡，惊恐火郁，奔豚病从少腹起，上冲咽喉，夹有热者，还是用奔豚方原方为妥。

【临证应用】气从少腹起，上冲胸咽，甚或腹痛，寒热往来，舌苔或薄黄，脉弦或弦而偏数的，奔豚汤主之，用量因人而定。

腹中寒气，雷鸣切痛，胸胁逆满，时欲呕吐，舌质淡，苔或白滑，脉象沉迟的，方用附子粳米汤。

小腹冷痛，气聚鼓包，上窜至脐腹胸脘，或兼两胁胀闷等症，舌质乏泽，舌苔淡腻，脉象弦迟的，治宜温中降逆，理气止痛，方用乌药细辛汤或二香附子汤，以温里降逆，行气散滞。两个外用方配合应用，可提高温里降逆、散寒行滞之功，可迅速散滞止痛。

肾阳虚，小腹冷痛，时或气聚隐痛，绵绵不绝，四肢不温，大便不实，小便清长或夜尿过多的，可服中成药右归丸或金匮肾气丸，以温肾助阳，祛寒散滞。

【施治体会】此患多由下焦受寒或精神抑郁不舒而致下焦寒凝气聚不散，甚则上逆冲胸，乃至脐腹、两胁及胸咽憋闷胀痛等症反复出现，故有"肾积"与近似"脏躁"的说法。能够保持心情舒畅，勿食寒凉之物，注意保暖，则治愈并不难。且治愈后不再复发者，亦为多数。

有时不用内服药物，仅以外用方热熨之，亦可治愈。但要勿近寒凉，心情愉悦，劳逸适度，方可减少复发，乃至痊愈。

梗噎膈阻（噎膈）

【脉症提要】噎是梗噎不顺，膈为胸膈阻塞，总为饮食难下，胸脘憋胀。偏于气结，饮食哽噎不顺，时轻时重，舌质多红，苔薄，脉涩。多与食管癌有关。

偏于血结，病久津枯，胸脘时痛，饮食难下，食入返出，便涩溺赤，形体消瘦，舌质紫暗，脉象细涩（往往是食管癌晚期）。

【适证方药】**五膈宽中散**（《张氏医通》） 厚朴（姜汁炒）60g，炙甘草 30g，木香 15g，白豆蔻 9g，共为细末。每服 9g，加生姜 3 片，入盐少许，和渣服。治七情郁结，痰气痞塞，遂成五膈。

藿香安胃散（《张氏医通》） 藿香、橘红各 15g，丁香 9g，人参 30g，为散。每服 6g，用生姜 3 片，水煎温服，食前和渣服。功能和中止呕。主治脾虚胃寒，时欲反胃呕吐。

通幽汤（《兰室秘藏》） 生地黄、熟地黄各 15g，桃仁、红花各 9g，当归 15g，甘草、升麻各 6g，水煎温服。功能养血祛瘀。主治噎膈日久，血瘀不行，津液枯竭，饮食难下等症。吐血或大便色黑的，酌加三七粉 6g（分 2 次吞服），韭汁 15mL，鲜藕节 30g；便燥秘结，津液枯竭，加胡麻仁、瓜蒌仁、黑芝麻各 15g，熟蜂蜜适量和服。

五汁饮（《温病条辨》） 梨汁、荸荠汁、鲜芦根汁、麦冬汁、鲜藕汁（蔗汁亦可）各 15～30mL 混合，分 2～3 次饮之。功能甘寒清热，生津止渴。主治温病热甚，肺胃津伤，口中燥渴，咳唾白沫，黏滞不爽等症。

小验方 烧柴草泥土灶心土（伏龙肝）60g，加水 3 碗，煎取 2 碗，取用清澈煎液煎煨姜 15～30g，姜半夏、白豆蔻、粳米各 9～15g，文火煎至米化，取汁 1 碗，分 2 次食远温服。功能温中祛寒，和胃降逆。主治噎膈呕吐，胸脘憋闷，甚至饮食难下等症。

又方 人参 15g，焦白术 30g，陈皮、砂仁、干姜各 9g，水煎温服。功能健脾温中，和胃止呕。主治噎膈，脾胃虚寒，饮食难消，时欲反胃呕吐等症。

又方 砂仁（去壳）、白豆蔻（去壳）、干姜各 30g，共为细末，每服 3～6g，用黄小米熬稀粥，适量送服。功能温中和胃，理气止呕。用于噎膈，胸脘痞闷，时欲呕吐，饮食难进等症。单味生姜适量嚼服，亦有温胃止呕作用。或同陈皮适量水煎温服，亦可温胃行滞，消食止呕。再加砂仁适量，效果更佳。

又方 红木香（五味子的根）、野葡萄根、蒲公英根各 30g，八月札、佛手、黄小米各 15g，水煎温服。功能清热散结，理气宽中。主治噎膈（胃癌、食管癌），胃脘胀痛，饮食难下等症。经过多年使用，有一定减轻症状或缩小肿瘤作用。正气不虚者宜之。脾虚气弱者，加党参 30g，白术 15g，陈皮 9g。

又方　寻骨风、紫参各 15 ~ 30g，蟾蜍皮 3 ~ 6g（焙为细末，分 2 ~ 3 次吞服，用汤药送下），白花蛇舌草 30 ~ 60g，白术 15 ~ 30g，陈橘皮 9 ~ 18g，水煎温服。功能清热解毒，软坚散结，健脾行滞。主治噎膈，胃胀胃痛，饮食难下，时欲反胃，脾胃虚弱，不能手术及放化疗者，用此以消肿散结，寄希减轻胀痛。体弱者慎用。

又方　人参、白术各 15g，野葡萄根、寻骨风各 30g，白豆蔻 15g（后下），水煎温服。功能补脾益气醒胃，软坚行滞宽胀。主治噎膈，脾虚气弱，胃胀胃痛，饮食难消，形体消瘦等症。

此类小方很多，仅举最为常用的数方，对证应用，都有一定理气行滞、宽胀缓痛作用，但欲根治，却无保障。虽有治愈者，但不为多数，故仅供参考。亦可参考"反胃呕吐"门诸方，对证选用。但噎膈并非常见小病，首先应考虑是否是食管癌、胃癌等大病，配合多种方法治疗，加以自我调养，如保持心情平和、饮食温和、谨防感冒、动静适度等，可明显提高疗效。

【临证应用】忧思气结，哽噎不顺，精神膹郁时加重，心情舒畅时减轻，舌质红而少苔，脉象细涩的，治宜解郁润燥，方用五膈宽中散，每服 6g，用麦冬、沙参各 15g 煎汤送服。

偏于胃寒，时欲呕吐的，方用藿香安胃散加吴茱萸 9g，共为细末，每服 3 ~ 6g，用稀粥或温开水送服。

病久血结，津液渐枯，血瘀不行，胸脘时痛，水饮可下，谷食难入，或食下返出，便涩尿赤，身体消瘦，舌质紫暗少苔，脉象细涩的，治宜祛瘀散结，益阴养血，方用通幽汤为主。若见黑便、吐血的，即按方下加味。

噎膈病的过程中出现各种症状，尤以不能进食、饮水，或者胸脘憋胀疼痛等症，6 个小验方均可对证选用，寄希减轻不适症状。但此患日久不愈者，预后多不良。如属食管癌，胃癌中、晚期，欲其治愈，多属不易。能够早日西医手术及放化疗治疗的，或许疗效较好。

【施治体会】张鸡峰说："噎膈是神思间病，惟内观自养者可治。"（《景岳全书》）可见此病与忧思气结、情志抑郁有关，加之饮酒过度，嗜食辛辣刺激之物，以致阴血耗伤，津液枯竭，食管干涩，饮食不利而发生噎膈。故而张景岳说："少年少见此症，而为年衰耗伤者有之。""内观自养"，首要保持心情平和，其次饮食有节，勿进辛辣刺激及不易消化之物，劳逸适度，治愈者也时而有之。

此患民间称为"噎食病"，多为食管癌。其发病率之高，令人担忧。且年龄在 40 岁左右得病的，多为操劳过度、饮食无节之人。所以早点养成良好的饮食习惯，劳逸适度，勿人为熬夜饮酒等，无疑可减少此病的发生。还有就是早检查、早治疗，治疗得法，无论手术、药物，治愈者亦是越来越多。但若我行我素，"不让我吃饭可以，要我戒酒宁愿死！""我就喜欢吃泡菜、酸菜，一口饭没它就吃不下！"等等，医者遇此，又能奈何？

胃脘疼痛

【脉症提要】胃脘疼痛，亦称肝胃气痛，俗称"心口痛"，主要痛在胃脘部至岐骨陷处，有时脘胁胀痛，甚至泛酸刺痛，病势有缓有急，有长有短，参差不齐。

肝郁气滞，或称肝气犯胃，胃痛连及两胁，嗳气或矢气后稍缓，食欲不佳，舌苔薄腻，脉多弦小；气郁化火，泛酸，呕苦，口干，舌苔薄黄，脉象弦数；病久伤阴，舌质光红，脉多细数；血热血瘀，或有溃疡，痛如针刺，痛有定处，或大便色黑，舌有瘀斑，脉象弦、革或芤。

食积停滞，哕腐吞酸，食则痛甚，胃脘胀痛拒按，大便不通，舌苔厚腻，脉沉弦滑；脾胃虚寒，泛吐清水，形寒倦怠，脘痛喜按，得暖则舒，舌苔薄白，脉象沉弦或细迟。

嘈杂，胃中似饥非饥，似痛非痛，烦扰不宁，得食稍缓，多为脾虚所致，舌苔薄白，脉多细弦。

【适证方药】沉香降气散（《太平惠民和剂局方》） 沉香、砂仁、香附各 30g，甘草 9g，共为细末，每服 6g，日服 2～3 次，用温开水送。功能疏肝理气，和胃止痛。用于气滞胃痛，甚则两胁胀闷等症。

金铃子散（《素问病机气宜保命集》） 金铃子（即川楝子）、延胡索各等份为末，服法同上方，功能疏肝行气止痛。主治胃痛、胁痛。

左金丸（《丹溪心法》） 黄连 180g，吴茱萸 30g，共为细末，水泛为丸，服法同沉香降气散。功能泻火降逆。主治肝火过旺，胁痛头痛，呕吐吞酸，哕气嘈杂，口干口苦，舌绛苔黄，脉象弦数。

一贯煎 见胃热齿衄下。

芍药甘草汤（《伤寒论》） 酒炒白芍 18g，炙甘草 9g，水煎服。主治腹中不和而痛。

平胃散（《太平惠民和剂局方》） 苍术 15g，厚朴、陈皮各 9g，甘草 3g，生姜3片、大枣3枚为引，水煎服。功能利湿散满。主治脾有停湿，痰饮痞膈，宿食不消，脘闷呕泻等症。伤食加炒神曲、炒麦芽、炒枳实各9g；湿盛加茯苓15g，薏苡仁24g；痰多加半夏6～12g；疲倦不思饮食加党参15～24g，白术9～15g；大便秘结加大黄6～12g，芒硝6～9g（分2次烊冲）；外感风寒，头痛发热，胸脘痞闷，加葱白3茎，香豉15g，水煎温服取微汗。

良附散（《良方集腋》）高良姜（酒炒）、香附（醋炒）等份，共为细末。每服3～9g，食远温开水送服。功能温中散寒，理气止痛。主治心胃诸痛，胸腹疼痛，属于胃寒气滞者。

香砂六君子汤（《古今名医方论》）木香、砂仁各6～12g，人参9～18g，半夏6～12g，白术、茯苓各9～18g，炙甘草6～9g，陈皮6～12g，生姜3～5片，水煎服。功能健脾益气，温中止痛。主治中虚形寒，食少倦怠，胃痛绵绵，得温则舒，舌苔薄白，脉象虚软。寒甚者生姜易炮姜，加肉桂，各6～9g。

理中汤（《伤寒论》）焦白术18g，炮姜9g，人参15g，甘草6g，水煎温服。功能温中祛寒。主治伤寒太阴病，自利不渴，寒多而呕，腹痛便溏，脉沉无力，或厥逆拘急，或结胸吐蛔，中宫虚寒等症。

虫疾胃痛方（《验方新编》）饮水入口即吐，或口渴饮水不止，或口吐清水者。川椒3～6g，乌梅6～15g，生姜3～5片，煎服即止。治虫积胃痛，以温中安蛔而止痛。

又方（《验方新编》）川楝子（去核，酒炒）1.5g，延胡索、血灵（五灵脂之褐色成块者）、桃仁（去皮尖，研）、蒲黄各3g，水煎服甚效（分量可适当加大至川楝肉6～9g，延胡索、血灵脂各9～12g，桃仁、蒲黄各6～9g）。治酒食凝滞（气郁血瘀）、攻冲作痛（胃脘胀气刺痛）。

又方（《验方新编》）枳壳（麦麸炒）30g，炒食盐9g，共为细末，每服3g，治心胃气痛，效验甚速。

经验方丹参60g，寻骨风、鸡矢藤各30g，缬草15g，水煎温服。或为细末，每服6～9g，日服3次，温开水送服。功能活血散瘀，理气止痛。主治气郁血瘀，胃脘胀痛或刺痛，甚至两胁郁闷等症，服之均有显效。

又方红木香60g，陈橘皮、延胡索各30g，共研细末，每服6～9g，日服2次，饭后用稀粥或温开水调服。功能理气活血，行滞止痛。用于胃脘气滞胀痛，效果显著。

又方陈香橼皮15g，郁金9g，丹参30g，延胡索12g，乌药15g，水煎温服。功能理气解郁，活血止痛。主治同上红木香方，而止痛作用更强。

又方 红蚤休（支柱蓼的连珠状褐红色根茎，草医称"算盘七""算珠七"，去须根泥土，晒干）研为细末，每服 3～9g，日服 2 次，饭后用稀粥或温开水送服。功能清热解毒，消肿止痛。民间常用于治疗胃脘痛，胃镜检查有红肿糜烂而胃脘刺痛者，用之有止血止痛效果，可减轻大便褐色。

又方 酒炒大黄 90g，海螵蛸 120g，煅牡蛎 300g，酒炒延胡索 90g，蒲公英根 180g，共为细末。每服 6～9g，日服 2 次，饭后半小时用稀粥或温开水送服。功能清热解毒，活血消肿，收敛止痛。主治胃脘痛属于红肿糜烂或溃疡，缠绵日久，时而泛酸，胃脘胀痛或刺痛，时伴便秘色黑等症。

又方 金果榄研细末，每服 3～6g，1 日服 2 次，饭后半小时用温开水送服。功能清热消肿止痛。用于胃热胃痛，素有饮酒习惯者，此方宜之。

又方 九里香（带叶的嫩枝干品）、寻骨风各 9～15g，红木香 15～30g，水煎温服，或共为细末，每服 6～9g，温开水送服。功能温中行气止痛。主治胃寒气滞，胃脘胀痛，矢气不畅，甚则脘胁胀闷，遇寒则甚，得温痛缓等症。此方有较好的行气止痛功效。

又方 七里香（缬草的干燥根）、藿香叶各 15g，煅牡蛎 30g，用法同上方。功能和中理气，制酸止痛。主治气滞脘胀，泛酸胃痛。

又方 寻骨风根干品研末，每服 3～6g，温开水送服。民间称为"毛木香"，广泛用于治胃痛，用量 15～30g，水煎服，也可为末吞服，1 次 6～9g。用治风湿腰腿痛，则以温黄酒送服。此药亦可用于治疗胃癌、食管癌，其行气止痛之功显著。

又方 香橼皮 30g，枸橘、延胡索各 15g，水煎服，或为末吞服，量与上方相同，亦有较好的行气止痛功效。

以上诸方，皆是从长期临证应用中选其安全有效者小结而来。能够对证选用，均有较好的治疗胃脘痛功效。

【临证应用】肝郁气滞，肝气犯胃，胃脘胀满或疼痛连及两胁，得嗝气或矢气稍感轻松，舌苔薄腻，脉象弦小的，治宜理气和胃止痛，方用沉香降气散，每服 6～9g，用乌药 15g 煎汤送服。

气郁化火，胃痛时泛酸呕苦伴口干，舌苔薄黄，脉象弦而偏数的，治宜苦辛泻热，方用金铃子散或左金丸，用芦根、竹茹各 15～30g，煎汤送服。

病久胃阴耗伤，舌质光红，脉象细数的，治宜滋阴清热，凉血养阴，方用一贯煎（方见胃热齿衄下）。

胃痛状若针刺，痛有定处，或大便常见黑色，舌质暗，脉沉弦的，治宜和营止血，方用芍药甘草汤加当归、白及、地榆、槐花、海螵蛸各 9 ~ 15g，水煎温服。

饮食停滞，胃胀胃痛拒按，甚则大便不通，哕腐吞酸等症，舌苔厚腻，脉象弦滑的，治宜行气消导，方用平胃散加炒山楂、炒麦芽、酒大黄各 9 ~ 15g。

脾胃虚寒，形寒倦怠，食少神疲，时而胃中嘈杂等症，舌苔薄白津润，脉沉细弦的，治宜温中祛寒，方用良附丸，每服 6 ~ 9g，用理中汤煎汤送服。

病久不愈，绵绵作痛，纳差倦怠，舌苔薄白而润，脉象虚软的，治宜温补脾胃，行气止痛，方用香砂六君子汤为主，寒甚者加肉桂、炮姜等味。

嘈杂因于热的，口苦口干，或兼两胁刺痛等症，舌苔黄腻，脉象弦数的，治宜清热和胃，方用左金丸为主；因于寒者，时吐清水、酸水，食少倦怠等症，舌苔白润，脉象细弱的，治宜温中祛寒，健脾和胃，方用香砂六君子汤为主。

其他原因引起的胃痛，如虫积、伤食、气滞等，以上 12 个验方，均为常用有效之方，能够对证应用，多可较快止痛。

【施治体会】 胃脘痛多与饮食失节，饥饱无度，或忧思恚怒，肝气横逆，气机郁滞，或胃中屡受寒邪，或脾胃素虚，运化无力，气机失和等，均可导致胃脘或胀或痛，甚至泛酸刺痛，两胁胀满等症。能够因人对证施治，即使是多年的老胃病，亦能治愈。但要改变不良生活习惯，如暴饮暴食、熬夜饮酒、嗜食辛辣刺激及寒凉之物、情志抑郁等。致病原因解除，用药方能有效。

胃脘痛一病，可谓临证最为常见之患。起始大多都不属大病，为何反复复发、不能痊愈？多因患者忽略自我调养，或者不能坚持治疗，或是医者用药不够对证等，以致易愈之患缠绵难以痊愈。日久转变为糜烂、溃疡，乃至胃癌，偶尔有之，虽不为多，但要警惕。个人数十年的临证体会是，初起体实夹热的左金丸用之多验，夹寒的良附丸用之亦验；气滞者，沉香降气散、金铃子散等见效亦速；因于饮食积滞的，平胃散加减屡获显效；身无其他兼症的单纯胃脘痛，小验方对证选用，疗效亦多满意。

但病程较长的，多数都是中土虚弱，用药要处处顾及脾胃。《太平惠民和剂局方》四君子汤，个人常用量：人参 6 ~ 15g，白术 9 ~ 18g，茯苓 9 ~ 15g，甘草 3 ~ 9g，水煎温服。功能益气助阳，和中健脾。主治一切阳虚气弱，脉来虚软，脾衰肺损，健运失常，饮食少思，四肢倦怠，时感胃脘虚胀，甚至饥饱之时胃脘疼痛等症。此方加陈皮名异功散，用以调理脾胃；再加半夏名六君子汤，功能燥湿祛痰除痞；加香附、砂仁名香砂六君子汤，主治虚寒胃痛。本方为补气助阳之总剂，因症加减，方名甚多，总不离乎补脾助阳、益气调中之用。标本兼治，或胀、或痛、或泛酸、或纳差神疲等症基本消除后，身体正气也随之恢复，加之患者能够遵医嘱，养成良好的饮食习惯，劳逸适度，保持心情舒畅，治愈后即可减少复发，乃至痊愈。故而有人说我是"补脾派""扶正派"，其实我什么派也不是，仅是因人对证用药而已。比如胃脘痛一症，假如内脏脾胃不虚，运化正常，何来胀痛、泛酸等症之扰？

饮食停滞

【脉症提要】主要原因就是"吃坏肚子"，多为暴饮暴食伤及肠胃，或饮冷食寒，或不慎胃部受凉，以致腹胀肠鸣，哕酸吞腐，甚至大便不通，腹胀腹痛等症，舌苔多见厚腻，脉象弦滑为多。

【适证方药】**小承气汤**（《伤寒论》） 酒炒大黄 6～12g（以大便通畅为度），厚朴、枳实各 9～15g，水煎温服。治便秘谵语，潮热而喘，以及杂病上焦痞满不通，饮食积滞，大便秘结，腹胀腹痛等症，而属于热结里实证者。

平胃散 方见胃脘痛下。伤食加炒神曲、炒麦芽，或加炒枳实各 9～15g；食少倦怠加党参、白术各 9～18g；便秘加大黄 6～12g（后下），芒硝 6～9g（冲服）；小便黄赤加赤茯苓、泽泻各 9～15g；外感头痛加葱白 3～5 茎，香豉 15g，水煎热服取微汗。

保和丸（引自《成方切用》） 山楂肉、炒神曲、茯苓各 30g，半夏、陈皮、连翘各 18g，神曲 60g，糊为丸，麦芽汤下，或加麦芽亦可。治食积停滞，腹痛泄泻，痞满吐酸，积滞恶食，食疟，下痢。有中成药，成人服用可适当加量。

简便方 炒莱菔子研末，量体质强弱、病情轻重，每服 6～9g，至重 30g，温开水适量送下。伤于面食用炒麦芽 15～30g 煎汤送服；伤于肉食用炒山楂与炒麦芽等量煎水送服；大便不通用酒大黄适量煎水送服；腹痛用木香 9g 煎水送服；发热用紫苏叶、柴胡各 15g 煎水送服；呕吐用藿香 15g、砂仁 9g、生姜 5 片、半夏 6g 煎水送服；饮食不消用焦白术 15g、陈皮 12g 煎水送服。加引煎水送服，效果明显为好。伤食初起，脘胀腹痛较轻者，及时治之，多可速愈。

又方 伤于肉食积滞不消，肠鸣腹痛而体实者，用炒山楂 30g，草果、木香各 12g，水煎温服。大便秘结不通加酒炒大黄 9～15g，以通为度；小便黄赤加川木通9~15g；腹胀腹痛加枳实15g，炒莱菔子18g；积滞日久，手足心热或身发潮热者，加醋制鳖甲9~18g；脘痞纳差加白术、陈皮各15g；时欲呕吐加藿香9~15g，生姜3~5片；心烦口渴加芦根30g，竹茹、甘葛各18g。以此3味为主，随症加减，无论新食积久，用之皆验。

又方 民间习惯单用二丑炒研末，拌以红糖适量食之，用量多较偏大，用于"打食"消胀，确有立竿见影之功。但用于小儿"打食"，切不可用量过大，不然，食积虽下，但脾胃受伤，反而造成运化失常，消化无力，容易反复积滞，甚至影响以后健康。诚望小儿家人：切不可盲目任性，只图一时之快，而随意使用攻法太过之味。保赤散、保和丸、平胃散、健脾丸等中成药，适证用之，多能消食导滞、健脾和胃，见效虽缓而稳妥无伤害，但用量也不能任意加大。因为小儿体气不实，无论何种药物，家属都不能随意加量，以防伤及小儿脾胃中和之气。

又方 炒山楂肉、醋制鳖甲、鸡矢藤各18g，木香9g，水煎温服。功能消食化积止痛。主治肉食停滞，脘腹胀闷，肠鸣腹痛，甚或恶食潮热等症。

又方 党参、焦白术、炒山药各18g，炒麦芽、陈橘皮各9g，水煎温服。功能健脾消食，导滞宽胀。主治脾虚停滞，脘腹痞闷，纳呆体倦等症。

又方 炒草果12g，炒山楂、炒麦芽、醋炒鳖甲各24g，胡黄连15g，水煎温服。功能消食清热。主治谷肉停积日久，脘腹胀闷，食少纳差，时或吐酸哕腐，潮热体酸等症。便秘加酒炒大黄9~15g，以大便通畅为度。此方适宜于脾胃不虚，因于暴饮暴食，伤及肠胃，谷肉停积，久不消化者。

以上诸方，能够因人对证应用，多能在较短时间内治愈，超过三五天不能治愈的几乎未见。但治愈后切不可随即暴饮暴食，或不避寒凉，以致肠胃重伤，食积停滞复作。

【临证应用】 饮食停滞，脘胀腹痛，肠鸣，哕酸，大便秘结，心烦气躁，舌苔黄腻，脉象弦滑偏数的，治宜导滞通便泻热，方用小承气汤速通其大便，续用平胃散或保和丸调之，即可治愈。

外感风寒，内伤饮食，纳差脘痞，或发寒热，食少倦怠等症，舌苔白腻，脉象浮滑兼弦的，治宜燥湿散满，方用平胃散为主，对证加味。

一般饮食积滞胀闷，甚或肠鸣腹痛，吞酸，舌象、脉象并无明显异常，亦无其他兼症的，6个简便方对症选用，多可速愈。

【施治体会】 饮食积滞亦为寻常小病，及时治之，大多都能速愈。但若积滞日久不消，亦可导致泄泻、潮热、纳差、消瘦、倦怠无力等症。故而迅速消除积滞，脾胃运化功能恢复正常，加以饮食注意，保暖防寒，方可避免脾胃屡伤，影响健康。

脾虚泄泻

【脉症提要】脾胃虚寒，大便溏薄，饮食乏味，面色萎黄，倦怠乏力，舌质淡，苔薄白，脉象濡弱。

肾阳不振，由于脾胃虚寒未能早治，以致久泻不止，畏寒肢冷，舌苔白润，脉象沉细。

【适证方药】理中汤（《伤寒论》） 焦白术 15 ~ 30g，炮姜 9 ~ 15g，炙甘草 6 ~ 9g，人参 9 ~ 18g。治伤寒太阴病，自利不渴，寒多而呕，腹痛便溏，脉沉无力，或厥逆拘急，或结胸吐蛔，感寒吐泻，中宫虚寒，气不能理诸症。自利腹痛加木香；腹不痛利（泻）多者，倍白术；渴者倍白术；倦卧沉重，利不止加附子；腹满去甘草；呕吐去白术，加半夏、姜汁；脐下动气，去术加桂；悸加茯苓；发黄加茵陈；寒实结胸加枳实。本方蜜丸名理中丸，治同。脾肾阳虚，久泻不止，完谷不化，四肢不温者，加附子适量（6 ~ 12g）先煎，原治中寒腹痛，四肢拘急，今用于久泻命火衰微，四肢不温，完谷不化，泄泻不止等症，只要辨证无误，可谓屡用皆验，百无一失。

用此方治疗无数例脾肾阳虚，完谷不化，久泻不止，甚至一年半载不能治愈者，无论男女老幼，大多 1 剂药见效，不过 3 剂药治愈。其中许多 3 岁左右小儿腹泻，"大名家"用大方剂治之不见好转的，而用附子理中汤 1 剂药治愈者，时常有之。花小钱，用"小方"，缘何能够速愈疾病？医者用心看病、只选对证方药也！舍此别无奥秘。

四神丸（引自《成方切用》） 补骨脂（酒浸，炒）120g，吴茱萸（盐水炒）30g，肉豆蔻（面裹煨）、五味子（炒）各 90g，大枣百枚，生姜 240g。上 4 味共为细末，姜、枣同煮至枣烂，去姜，取枣肉和药末捣为丸。每服 6g，临卧淡盐汤下。药服若早，至夜力减，不能敌一夜之阴寒。主治脾肾两虚泄泻（五更泻）。

痛泻要方（《丹溪心法》） 焦白术、酒炒白芍、陈皮、防风各等份为末，每服 9 ~ 15g，日服 2 ~ 3 次，粥汤送服。或焦白术 18g，酒炒白芍 15g，陈皮、防风各 12g，水煎温服。久泻加升麻 15g。治腹痛泄泻不止。

小验方 雄黄连（即红药子之色如黄连者，功同红药子，但止泻作用较色红之红药子强。无则用红药子亦可。红药子，十堰亦称朱砂七、朱砂莲）

15 ~ 30g，最大剂量可用至 60g，同粳米 15g，煨姜（干姜亦可）15 ~ 30g（脾胃虚寒甚者用至 60g），水煎至米化，去净药渣，分 3 次温服。功能收敛止泻。主治泄泻日久，诸药乏效，以及红白痢日久不愈，用之皆验，疗效甚佳。但此药不可生用及单味研末吞服，因为气味涩而微苦，无芳香甘味，脾胃恶之，因而服后出现呕哕反应。加姜、米水煎去渣服，则无此弊。对于久泻、久痢不止，用之屡验。初起者慎用，恐止涩太早滞邪，泻止后腹胀。

又方 老鹳草 9 ~ 15g，同黄小米 6 ~ 15g，水煎 2 次，去渣分 2 次温服，止泻痢作用亦很显著。用于久泻不止，或者便溏、痢下日久，用之皆验。

又方 白莲子、赤石脂各 30g，乌梅 15g，白术 30g，干姜 12g，黄小米 15g，水煎温服。功能补脾涩肠止泻。主治脾肾阳虚，食少乏味，久泻不止。

以上 3 方，用治脾肾阳虚，泄泻日久，诸大方剂服之乏效时，用之止泻效果俱佳。治疗无数例泄泻日久不愈，多能在服药一二次后，泄泻即止，亦未见有不良反应或留有后患者。小儿及体弱者用量酌减。泻痢止后，再对证调理，以求脾胃健运正常，并注意饮食调养，促进正气恢复。

【临证应用】脾胃虚寒，泄泻日久，或病后失于养护，以致脾胃虚弱，中阳不振，面色萎黄，倦怠无力，舌淡，脉弱者，治宜健脾温中，方用理中汤为主。

脾肾阳虚，泄泻不止，畏寒肢冷，阳气衰微，舌苔白滑，脉象沉细的，治宜补火生土，方用附子理中汤为主。

五更泻亦为脾肾阳虚，火不生土，治宜温肾固涩，方用四神丸为主，酌加禹余粮、赤石脂等味，以收敛固脱。

3 个小验方亦是治疗久泻不止的常用方，他药效果不佳时，对证选用，屡获显效，一般都能服药一二次见效。待泄泻止后，续用健脾温肾方如理中汤、参苓白术散等调治，即可减少泄泻复作。

【施治体会】泄泻日久不止，多为脾肾虚寒所致，若一味当暴泻、火泻或食积停滞治，说什么黄连是厚肠草，为治泻痢圣药，治泻痢始终用之，则谬之甚也！暴泻、火泻可用、当用，泄泻日久，脾肾阳虚，火衰不能生土，已成滑泄不止、完谷不化、四肢逆冷之证，若仍用苦寒之味治之，岂不是雪上加霜！屡见患者泄泻数月，形体消瘦，面色㿠白，形神疲惫者，方用附子理中汤为主，小儿服药从未超过 1 剂，成人也不过 3 剂，服下即愈。即使是应用小验方治疗，亦未有超过二三日不愈者。名方为前贤所制，虽逾千年，能够对证应用，效如桴鼓，如汤泼雪，立竿见影，缘何疏远之耶？可能是只用几味药不够"大气"，而被冷漠之！药不对证，服用再多亦罔效。

痢下红白

【脉症提要】湿热痢疾，腹痛里急后重，解便不爽，痢下红白黏冻，无表证而口苦脘痞等，苔腻微黄，脉濡或滑数。

热毒重而痢下脓血，赤多白少，里急后重，痢下不爽，口苦，尿黄，舌苔黄厚，脉象多见弦数。

寒湿痢疾，痢下不爽，里急后重，以白腻黏冻为多，略带红色，胸脘痞闷，神疲倦怠，舌苔多见白腻，脉象多见濡缓。

久痢脾虚，中阳不足，渐见滑脱，或欲转为休息痢，时发时愈，舌苔多薄白，脉象多虚弱或微弦。

【适证方药】香连丸（《仁斋直指方》）黄连 600g（用吴茱萸 300g 同炒，去吴茱萸），木香 144g（不见火），为末，醋糊为丸，米饮下。一方二味等份，蜜丸。一方加甘草 240g，黄连用蜜水拌，蒸 9 次，入木香末为丸。治脾胃两经中湿火，传变大肠，下痢赤白，脓血相杂，里急后重。

白头翁汤（《伤寒论》）白头翁 9 ~ 18g，黄柏、黄连、秦皮各 9 ~ 12g，腹痛后重加木香 6 ~ 9g，入糯米 9 ~ 15g，水煎温服。功能清热燥湿止痢。主治热毒泻痢，下痢脓血，里急后重，肛门灼热，身热心烦，渴欲饮水，舌红苔黄，或腻或燥，脉弦数或沉滑。

温脾汤（《千金要方》）人参 15g，桂心、干姜、附子（先煎）、大黄各 6g，水煎服。功能益气温中，行滞止痢。用于痢疾日久，湿热未清，虚实夹杂，积滞尚未尽除，气血不足，痢下缠绵等症。

诃子散（《兰室秘藏》）罂粟壳（去蒂，蜜炙）3 ~ 6g，诃子（煨，去核）、炮姜、橘红各 9 ~ 15g，水煎，空腹温服。治虚寒泄泻，水谷不化，肠鸣腹痛，脱肛及便脓血，日夜无度。罂粟壳已禁用多年，笔者多以赤石脂或肉豆蔻、乌梅等味替代，用量：赤石脂 15 ~ 30g，肉豆蔻或乌梅各 9 ~ 15g，腹痛下坠加木香 6 ~ 12g，不影响疗效。

胃关煎（《时病论》）熟地黄、怀山药各 18g，干姜、吴茱萸各 9g，扁豆 12g，白术 18g，炙甘草 6g，水煎，食远温服。治脾肾两虚作泻、久泻、腹痛不止及冷痢等症。

姜茶饮（《时病论》）生姜、细茶叶各 9g，水浓煎服之。治赤白痢。

三宝粥（《医学衷中参西录》）　生山药（轧细）30g，三七（轧细）6g，鸦胆子（去皮）50粒，上3味，先用水4盅，调和山药末煮作粥。煮时，不住以箸搅之，一两沸即熟，约得粥一大碗。用粥送服三七末、鸦胆子。治病久，脓血腥臭，肠中欲腐，兼下焦虚惫，气虚滑脱者。

久痢不止方（《验方新编》）　麻油煎咸鱼，食数次，甚效。此方奇验，莫测其理。曾治过数例痢疾数月不愈，诸药乏效时，用此方治之显效。

又方（《验方新编》）　乌梅15～30g煎水，红、白糖（适量，分2次）调服。治多年痢疾，大有功效。

又方（《验方新编》）　乌梅500g，打碎，熬水十余碗，入木桶内，令病人坐桶上，周围堵塞，不令出气，使热气上冲粪门，如温即洗，其人即睡去，待醒即思饮食，不宜饱食，小儿量减半。治噤口痢及久痢不止，甚效。原书称为神方。已用，确有疗效。

小验方　泄泻下雄黄连等5小方，亦可参考应用，特别是雄黄连方，治痢下赤白，日久不止者，用之效果甚速，并不留后患。

又方　马齿苋不拘多少，洗净泥土杂质，去水气，开水烫之，再以大蒜瓣捣汁、加食盐少许拌匀，适量食之。治痢下红白，有一定疗效。

又方　鲜马齿苋60～120g，白头翁15g，甘葛、车前子各30g，木香12g，粳米15g，宽水煎2次，药汁混合一处，分3次温服。治痢下红白兼有黏冻而臭腐，里急后重，尿黄者。

又方　甘葛30g，白芍15g，山药30g，木香、乌梅各9g，黄小米15g，水煎温服。治湿热痢下，腹痛，口渴，里急后重等症。

又方　酒炒黄连9g，黄芩12g，白芍15g，木香、乌梅各9g，生地榆15g，粳米9g，水煎温服。功能清热燥湿，凉血止痢。主治湿热痢下红白，里急后重腹痛。

又方　石莲子（打碎）30g，黄小米、诃子各15g，车前子30g，乌梅15g，水煎温服。功能涩肠止泻。主治痢下红白，时日延久，食少，尿黄等症。

又方　鸦胆子去壳，成人每服15粒，味极苦，分装于胶囊，温开水送服（若无空胶囊，糖开水送服亦可），1日3次，连服7～10日。治疗痢疾有显效。

又方　野荞麦根（开金锁、开银锁）9～30g，粳米等量，文火煮至米化，去渣分2次温服，止泻功效亦良。

又方　石榴皮6～15g，水煎温服，止泻亦佳。脾胃弱者加黄小米、焦白术各 9 ～ 30g，陈橘皮 6 ～ 9g 同煎；胃寒者加煨姜 9 ～ 15g 同煎。

又方　大蒜瓣 9 ～ 30g 捣烂，开水冲泡，取汁分 3 次微温或冷服，止泻作用甚速。胃部糜烂或溃疡者慎服，以防刺激而致胃痛。

治疗红白痢的名方、验方很多，以上仅整理临证中应用效果确切而简便的数方，暂作晚年小结，有待继续完善。

【临证应用】湿热、热毒痢疾，症状多为红白相间，解便不爽，里急后重，腹痛一阵痢下一阵，口苦脘闷；热毒重的，下痢脓血，赤多白少，舌苔多黄腻，脉象多濡或弦滑。轻者治宜清化湿热，方用香连丸；热毒重者，治宜苦寒解毒，方用白头翁汤加金银花、地榆、槐花、牡丹皮等味。

寒湿痢疾，病势较缓，亦是腹痛里急后重，解便不爽，痢下黏冻为多，胸脘痞闷，神疲倦怠，舌苔白腻，脉象濡缓，治宜温中化湿，方用平胃散加木香 9g，槟榔 12g。

久痢，脾胃虚寒，气血不足，但湿热未清，寒热虚实夹杂，苔薄微黄，脉象沉细的，治宜温中行滞，方用温脾汤为主，诃子散、胃关煎、三宝粥等方，亦可对证选用。

鸦胆子等十余个小方，能够对证选用，均有较好的治痢作用。如泄泻、痢下相兼，日久不愈的，用红药子方，服之多可速愈。其余小验方，皆是屡用皆验之方，能够对证选用，亦都效果显著。

【施治体会】痢疾的主要症状为里急后重，痢下赤白夹黏冻，夏秋季节为多，有时可以流行，故而古人有"时行疫痢"的说法。此患初起，多为急性发作，在急性期不能及时治疗，或治不得法，或患者不善于自我调养，往往会经久不愈，转为慢性痢疾如休息痢等。痢疾不同于积滞腹泻，它的变症较多，如噤口痢等，如稍有不慎，须防出现危象。时行疫痢，更需注意。

本节所纳入的方药及痢疾证型，皆为临证常用、常见，复杂的方药与证型未予收入。但能辨证无误，对证施治，即使是痢下日久的，亦能在较短时间内治愈。因为所入方药，皆是从长期临床实践中反复使用、选其疗效较为可靠的小结而来。有可能习惯用大方剂的医者会不屑一顾。但对追求少花钱治好病的医者，应不会轻视。因为治病的目的，最终图的就是疗效。

气郁胁痛

【脉症提要】肝气郁结，脘胁不舒，甚则胁胀胁痛，情志不舒之时，胁胀疼痛则甚，舌苔薄白或腻，脉象多见小弦。

郁久化火，烦渴口苦，二便不畅，胁痛较剧，舌红，苔黄，脉象弦数。

气滞血瘀，胁痛如刺，入夜尤甚，痛处不移，按之更甚，舌质暗红，少苔，边有瘀斑，脉多沉弦或涩。

郁久血虚，胁痛腹痛，遇寒则甚，得暖痛减，甚则胁痛连及小腹，甚或睾丸坠胀等症，舌质偏淡，舌苔白润，脉象弦迟。

【适证方药】逍遥散（《太平惠民和剂局方》） 柴胡、当归、白芍、白术、茯苓各 9 ~ 15g，甘草 3 ~ 6g，煨姜 3 ~ 5 片，薄荷 6 ~ 12g，水煎服。功能舒郁调经。主治血虚气郁，盖木郁则火郁，火郁则土郁，土郁则金郁，金郁则水郁，逍遥治木郁，而诸郁皆解。

清肝汤（《类证治裁》） 白芍、当归、川芎、山栀子、牡丹皮、柴胡各 9 ~ 15g，水煎服。功能清肝调气。主治气郁化火，烦渴口苦，二便不畅，胁胀胁痛等症。痛甚加川楝子、延胡索各 9 ~ 12g。

复元活血汤（《医学发明》） 柴胡、天花粉、当归各 9 ~ 15g，红花、桃仁、炙穿山甲各 6 ~ 9g，大黄（后下）6 ~ 12g，甘草 3 ~ 6g，水煎，加黄酒适量温服。功能活血散瘀通络。主治损伤积血，两胁刺痛，入夜尤甚，按之痛甚，大便不畅。

越鞠丸（《丹溪心法》） 香附、苍术、川芎、神曲、栀子等份为末，曲糊为丸。湿郁加茯苓、白芷；火郁加青黛；痰郁加南星、半夏、瓜蒌、浮海石；血郁加桃仁、红花；气郁加木香、槟榔；食郁加麦芽、山楂、砂仁；夹寒加吴茱萸。胁痛者，多与肝气不舒有关。此方能够辨证施治，对症加减，用之颇验。

加减暖肝煎 当归 15g，枸杞子 18g，小茴香、吴茱萸各 9g，乌药 18g，肉桂 6g，水煎温服。功能温肝散寒，行气止痛。主治肝肾虚寒，胁腹冷痛，甚或睾丸隐痛，舌淡苔白，脉弦沉迟等症。

小验方 柴胡、香附各 15g，丹参 30g，酒大黄 9g，红花 9g，延胡索 12g，水煎温服。用于肝经湿热，气郁血滞，右胁胀痛，大便解时不畅，包括慢性胆囊炎肝区胀闷或痛，用此方以解郁、活血、通便，有明显舒郁止痛作用。胀气明显者加川楝子、木香各 9g，或青皮、枸橘各 6 ~ 9g；口干口苦加黄芩、龙胆草各 9g；小便黄赤加木通 12g，车前子 30g；烦渴加麦冬、芦根各 30g。

又方 三颗针根 6 ~ 15g，赤芍 9 ~ 18g，香附 9 ~ 15g，茵陈 30g，栀子 15g，水煎温服。功能清利肝胆湿热，活血舒郁止痛。用于肝胆湿热，气郁湿郁，尿黄口苦，胁胀胁痛等症。

又方 郁金、香附、当归、赤芍各 12～18g，乌药 15～30g，水煎温服。功能理气舒郁，活血止痛。主治肝气不舒，肝血失活，两胁胀闷疼痛。

又方 延胡索、川楝子、小茴香各 9～15g，鸡矢藤 30～60g，甘草 6～9g，水煎温服。主治胁腹胀闷疼痛，甚或小腹睾丸坠胀不适等症。

又方 八月札 30g，醋炒柴胡、枸橘、青皮各 15g，丹参 60g，酒炒延胡索 15g，水煎温服。功能疏肝解郁，行气活血。主治肝气郁结，胁胀胁痛。

又方 当归尾、赤芍、川芎各 18g，红花、桃仁各 9g，五灵脂 15g，水煎，加老黄酒适量温服。功能活血散瘀止痛。主治肝血瘀结，肝区刺痛，心烦易怒，脉象弦涩，舌有瘀斑等症。

又方 枸橘 18g，延胡索、川楝子各 15g，水煎温服。功能主治同上方。或单用枸橘 15～30g，水煎加黄酒适量温服，亦有疏肝行气止痛之功。胁痛不属于大病如肝癌、胰腺癌等引起，纯属肝气郁结、肝血失活，以及脂肪肝所致脂瘀血滞，肝区胀闷疼痛等症，以上诸方用之皆有显著宽胀止痛功效。

【临证应用】肝气郁结，胁痛而胀，郁怒则甚，或妇女月经不调等症，舌苔白腻，脉象小弦的，治宜疏肝理气，舒郁止痛，方用逍遥散为主。

郁久化火，烦渴口苦，尿黄便秘，胁胀而闷，胁痛较甚，舌红苔黄，脉象细数的，治宜清肝理气，方用清肝汤加川楝子、延胡索各 9～12g。

瘀血停留，胁痛犹如针刺，痛处不移，入夜尤甚，舌红少苔，边有瘀斑，脉象沉弦或沉涩的，治宜祛瘀活血通络，方用复元活血汤为主。

郁久虚寒，肝血不足，胁痛腹痛，遇寒则甚，得暖痛轻，甚则胁痛连及小腹，睾丸坠胀，舌质偏淡，舌苔白润，脉象弦迟的，治宜温肝散寒，行气止痛，方用加减暖肝煎为主。

不同原因引起的胁痛，如肝气郁结、肝血失活、湿滞、火郁、疝气及妇女痛经等，越鞠丸及 7 个经验方，能够因人对证选用，均有舒郁理气、活血止痛之功，病情不重，但时常胀闷或疼痛，身无明显他疾者，用之皆有显效。

【施治体会】胁满胁痛因于肝气郁结、肝血失活或胆结石、脂肪肝引起的，本节方药一般都有舒郁活血止痛功效；若属慢性肝炎或早期肝硬化引起的胁痛，对证施治，随症加减，亦有减轻胀痛作用；肝癌等大病引起的胁痛，上方用之，疗效不够明显，甚至无效。

以上诸方，多具理气解郁、活血散瘀之功，对于妇女情志抑郁，肝气不舒，胁痛胁胀，经行不畅及痛经等症，用之亦多显效。

湿热黄疸

【脉症提要】湿热蕴结，肤黄色鲜，状若成熟的橘子皮，眼黄尿黄，身热烦渴，脘腹满闷，食欲不振，或厌油欲呕，或大便秘结，小便黄赤等症。

湿盛则发热不甚，口淡不渴，或渴不思饮，脘痞纳差，小便不利，大便如常或溏稀，舌苔白腻，脉象缓滑。

热盛则发热明显，心烦口渴，心中懊恼，便秘溺赤，舌苔多见黄腻，脉象多见滑数。

【适证方药】**茵陈五苓汤**（《金匮要略》）　茵陈 30g，桂枝 6g，白术 15g，茯苓 30g，猪苓、泽泻各 15g，水煎服。功能淡渗利湿，主治阳黄偏于湿盛，脘痞纳差，食少倦怠，小便不利，大便不实等症。

茵陈蒿汤（《伤寒论》）　茵陈 30 ～ 90g，大黄（后下）9 ～ 15g，栀子 9 ～ 15g。治伤寒阳明病，但头汗出，腹满口渴，二便不利，湿热发黄，脉沉实者。大黄易黄连，名茵陈二物汤，治同。茵陈蒿汤加厚朴、枳实、黄芩、甘草、生姜、灯心草，名茵陈将军汤，治同（陶节庵）。此方为治湿热黄疸首选，随症加减屡验。无论男女老幼阳黄，可谓不二名方。能在此方基础上因人对证加药，其效更稳。

黄连解毒汤（《肘后方》）　黄连、黄芩、黄柏、栀子各 9 ～ 15g，水煎温服。治三焦火毒，湿热盛实证，心烦口燥，咽干不寐，或吐衄发斑，阳黄，痈疖肿毒，尿黄便秘，脉数有力者，皆可加减应用。

小验方　藤梨根 30 ～ 90g，三颗针根 6 ～ 12g，水煎温服。功能清热解毒，利湿退黄。主治湿热阳黄，便秘溺赤，心烦口苦，脘胁胀闷等症。

又方　凤尾草、垂盆草、车前草各 30 ～ 90g，水轻煎，当茶频饮，功用主治同上方。或垂盆草鲜品不拘多少，去净杂质泥土，捣取自然汁半碗，加入白砂糖 25g，开水冲搅至糖化温服，1 日 2 ～ 4 次（日 3 夜 1），功用主治同上方。

又方　茵陈 30 ～ 60g，虎杖 15g，服用法及主治同上方。

又方　紫参、红木香、黄花败酱草、铃茵陈、凤尾草各 30g，水煎温服。功能清热利湿，退黄降酶。主治湿热黄疸（急性病毒性黄疸肝炎），胸胁胀满，肤黄、眼黄、尿黄，厌油纳差，肢体倦怠等症。

又方　红木香 30g，茵陈 60g，三颗针 12g，叶下珠 30g，生薏苡仁 60g，水煎温服。功能清热利湿退黄。主治湿热黄疸。便秘加酒制大黄适量；尿黄涩痛加连钱草、车前草各30g；胁痛加柴胡、郁金各15g；纳差加陈皮9g，白术15g。余随症加减。

【临证应用】阳黄热盛，发热明显，肤色、白睛黄如熟透橘皮，小便黄赤，大便秘结，心烦口渴，脘腹满闷，厌油纳差，肢体倦怠，舌苔黄腻，脉象滑数的，治宜苦寒清泻退黄，方用茵陈蒿汤为主。

热更甚者，表里俱热，烦渴引饮，大便不通，小便赤涩，脘腹胀痛，舌苔黄糙，脉象滑数有力的，方用黄连解毒汤加茵陈60～90g，大黄（后下）15～30g，总以二便通畅为首要；小验方的藤梨根、凤尾草、茵陈等3个方，均可配合应用，以尽早退去"三黄（眼黄、肤黄、尿黄）"为要。

阳黄湿盛，发热不甚，口淡不渴，或渴不思饮，脘痞纳差，时或呕恶，小便不利，大便或溏，舌苔白腻，脉象缓滑的，治宜淡渗利湿退黄，方用茵陈五苓汤为主；小验方的紫参、红木香二方亦可配合使用，以增强利湿退黄功效。

【施治体会】黄疸主要为湿蕴不化，湿郁化热，胆液排泄不循常规，入于血分，溢于肌肤，发为阳黄。治疗此患宜急不宜缓，退热退黄，刻不容缓；大便通畅，小便清利，是为退热退黄用药关键，故多清热化湿、通利二便。用药对证，患者配合，一般都能在1～2周时间内治愈。治愈后能够续调脾胃肝胆，加以饮食注意、劳逸适度等自我调养，旧疾复发者极少。

急黄则来势急骤，邪热炽盛，不从外达，内传营血，所以变化迅疾，病情险恶。其症黄色显著增加，呈红黄色，高热烦躁，神昏谵语，衄血便血，舌质红绛，舌苔黄糙，脉多弦滑或弦数，治当急予清热解毒、凉血安营，方用千金犀角散或安宫牛黄丸治之。急黄近似于暴发性肝炎，最好速到三级医院治疗，因为发病暴急，极易发生险情，稍失掌控，有可能危及生命，切不可大意！

阴黄脾虚

【脉症提要】脾虚寒湿内蕴，肤黄色如烟熏，胁痛脘胀，畏寒倦怠，大便不实，为其临证主要表现。

肝郁脾虚，身黄消失，目黄未退，右胁隐痛，脘胀纳差，体倦乏力，大便或溏，舌苔薄腻，脉见小弦。

脘胁满闷，或有痞块，腹部胀痛，舌脉与上相近。

脾阳不振，色黄晦暗，畏寒困倦，四肢欠温，大便溏薄，舌质淡，苔薄白，脉多沉迟。

【适证方药】茵陈术附汤（《医学心悟》）　茵陈 15 ～ 30g，白术 12 ～ 24g，附子、干姜、肉桂、甘草各 6 ～ 9g，水煎微温服。治阴黄脾肾阳虚，精神委靡，面色萎黄或㿠白，畏寒肢冷，时或自汗，胸胁痞满，食少乏味，腿沉胕肿，尿清便溏，舌淡苔白，脉象沉缓等症。

伐木丸（《本草备要》，记述张三丰方）　苍术 1000g（米泔水浸，黄酒、面曲各 120g 拌炒），绛矾 500g，醋拌晒干，入瓶，火煅为末，陈醋煮糊为丸绿豆大。每服 6 ～ 9g，温黄酒送服。能入血分，伐肝木，燥脾湿，治肿满。即所谓"懒黄病""黄胖病"之属及阴黄。

小建中汤（《伤寒论》）　桂枝 9g，生姜 5 片，芍药 15g，甘草 6g，大枣 9 枚，饴糖 30g（分 2 次冲服），水煎服。功能调和阴阳，滋虚缓痛。常用于阴脉弦，腹中急痛，虚劳心悸，里急腹痛，虚劳黄疸等症。

保元汤（《兰室秘藏》）　黄芪 30g，人参 15g，炙甘草、肉桂各 6g，水煎服。功能益气温阳。主治劳弱虚损，元气不足等症。

经验方　灵芝、矮地茶、红木香、铃茵陈各 15 ～ 30g，丹参 30 ～ 90g，水煎温服。功能舒郁活血，退黄降酶。主治阴黄（慢性乙型肝炎）时日缠绵，胆红素及多项酶偏高，肤色暗黄，肝区痞闷，肢体困倦等症。

又方　茵陈、紫参、墓头回（亦名黄花败酱草）各 30g，云芝、赤芍各 18g，甘草 6g，粳米 15g，水煎温服。功能利湿退黄降酶。主治阴黄，酶及黄疸持续偏高，肝区痞闷，身体倦怠等症。脾虚加白术 15g，陈皮 9g；畏寒加干姜、附子（先煎）各 9g，余随症加减。

又方　党参 30g，白术 18g，陈皮 12g，灵芝、矮地茶各 30g，铃茵陈 15g，干姜、粳米各 9g，水煎温服。功能健脾行滞，利湿退黄。主治阴黄日久，脾虚纳差，身体倦怠等症。

腹水草方（经验方）　腹水草 15 ～ 30g，野葡萄根 30 ～ 60g，乌桕树根白皮、芫花（醋炒）各 3g，生姜皮 15g，水煎温服。功能逐水消肿。主治肝硬化腹水，小便不利，脘腹胀满，气逆喘闷等症。此方利水消肿之力较强，治标之剂。待腹水消退过半，即勿再服，以免损伤正气。可用健脾益肾、柔肝和营之剂调治，以减少腹水反弹

枣矾丸（经验方）　绿矾 180g（米醋适量拌湿，阴干），红枣 500g，苍术、木香、鳖甲（醋炒）各 300g。上药除红枣外，余药共研细末；红枣煮糊去皮核，

和入神曲 150g 同煮糊，再入药末为丸豌豆大。每服 6～9g，日服 2～3 次，用稀粥送服。功能柔肝健脾，燥湿和营。主治黄胖病腹满脘痞，食少倦怠，面浮足肿等症，包括慢性肝炎肝脾失和，腹胀胁满，或脾大、早期肝硬化等病症。此方不少老中医及民间老草医偶尔还在使用，对于慢性肝炎及早期肝硬化等病症，确有较好的疗效。但配方药物略有差异，疗效也无明显区别。本方配伍是根据家传而来，20 世纪 70 年代前后用于治疗不少所谓"黄胖病""懒黄病"，确有较好疗效，其药味不多，配制也不难，故而再次整理于此。

以上验方临证治疗阴黄，即现代医学确诊的慢性乙型肝炎，胆红素及多项酶持续偏高者，用之皆有一定降酶退黄作用。再次整理，仅供参考。

【临证应用】阴黄属于肝郁脾虚，身黄消失，目黄仍在，右胁隐痛，脘胀纳差，神疲倦怠，大便或溏，舌苔薄腻，脉象小弦的，治宜健脾疏肝，方用逍遥散（方见气郁胁痛下）为主，随症加减。

脘胁痞闷，或有痞块，腹部胀痛，饮食少进，神疲倦怠，舌苔白腻，脉象沉弦的，治宜消积化痞，方用伐木丸或枣矾丸。

脾阳不振，色黄晦暗，畏寒困倦，四肢欠温，大便溏薄，舌质淡，苔薄白，脉象小弦或沉迟的，治宜温阳化湿，方用茵陈术附汤为主。

所列经验小方，皆是用于阴黄即所谓慢性肝炎过程中出现的不同症状，如水湿内聚，腹部膨大，触之有波动感（肝性腹水），甚则胸满腿肿等症，用腹水草方治之，即有一定疗效，但水退后需要因人对证调理。

尚有虚黄或称萎黄病、懒黄病的，乃是由于劳倦过度，失血，或疟疾，或失于调摄，脾虚血亏，而致此患。症状多见周身皮肤淡黄色，干糙乏泽，双目多不黄，小便清利，大便时或不实，倦怠乏力，舌苔白润，脉象虚软的，治法又当补益气血，培补根本，小建中汤、保元汤等方，均可对证选用。

【施治体会】阴黄发病较缓，多无发热，或低热畏寒，食欲不佳，尤厌油腻，疲倦乏力，大便溏稀，小便淡黄，舌质淡，苔白滑，脉弦缓或沉迟，为其主要脉证。亦是黄疸二十八候、三十六黄之一。

阳黄及早对证治疗，多可速愈。阴黄则多较缠绵，不少所谓慢性肝病多由此患演变所致。故治疗阴黄，较之阳黄复杂很多。比如水湿内聚，腹部膨大的"肝腹水"（臌胀）等，治疗起来就很不容易。至于虚黄，排除血吸虫病，能够对证调治，滋养气血，患者加以自我调摄，如劳逸适度，饮食温和有营养，注意防寒保暖，保持心情平和等，则不难治愈。

风湿痹痛

【脉症提要】行痹：痛无定处，关节屈伸不利，或有畏风发热，舌苔薄腻，脉象浮缓。

痛痹：痛有定处，得热则缓，遇寒则甚，皮色不红，触摸不热，舌苔白滑，脉多弦紧。

着痹：肌肤麻木，肢体重着，关节酸痛，舌苔白滑，脉多濡缓。

热痹：关节红肿热痛，得冷则舒，遇热痛甚，甚则烦热口渴，关节红肿灼热，痛不可忍等症，舌质红，苔黄腻或黄糙，脉象多见滑数。

【适证方药】防风桂枝汤（经验方） 防风 18g，桂枝 9g，羌活 15g，络石藤 30g，赤芍 15g，甘草 6g，水煎温服。功能疏风祛湿，通络止痛。主治行痹风胜，游走不定，关节酸痛，舌苔薄白，脉象浮缓。

二乌独活汤（经验方） 制川乌、制草乌各 9g（俱先煎半小时，后入他药再煎），独活、当归各 18g，穿山龙 90g，水煎温服。四煎药渣加入白酒、陈醋各约半两拌匀，加热布包敷患处不计时，以感到疼痛麻木减轻、患处舒适为度。功能温经活血，祛湿通痹。主治风湿痹痛偏于寒者，患处麻木不仁，以及中风偏瘫，陈伤作痛，关节僵硬，活动不便，遇寒则甚等症。

薏苡仁汤（引自《成方切用》） 薏苡仁 60g，当归 18g，芍药、桂心、麻黄各 9g，甘草 6g，苍术 24g，加生姜 15～30g，水煎服。治痹在手足，湿留关节，并治手足流注疼痛，麻木不仁，难以屈伸等症。此方适宜于湿重之湿痹关节强滞，活动不便，甚至肿胀者。

湿痹方（《验方新编》） 白术 60g（个人最大剂量用至 90g），薏苡仁 45g（大剂量用至 120g），水 3 碗，煎汤 1 碗，一气饮之，多则 2 剂为止（大剂量 1 剂药煎 3 次，1 日半尽剂）。治脾家伤湿，腰痛腿沉，如在水中。加金毛狗脊、川牛膝各 30g 同煎服，药渣热敷腰膝，可明显提高疗效。

白虎加桂枝汤（《金匮要略》） 石膏 60g，知母 18g，甘草 9g，粳米 15g，桂枝 9g，水煎服。功能疏风清热。用于热痹关节红肿热痛，舌苔黄糙，脉象弦大而数等症。

豨莶丸（《张氏医通》） 豨莶草不拘多少，拣去粗茎，留枝、叶、花、实，酒拌蒸，晒干为末，蜜丸，每服 9～15g，日 2 次，用温黄酒送服。功能祛风湿，强筋骨。主治风湿痹痛及中风肢缓骨痛，风痹走痛，或四肢麻木，关节疼痛等症。豨莶草可谓易得之品，山野沟边及空旷地多有生长，高可达 2 米，秋初割取地上部分，切段阴干备用。

通痹散（《张氏医通》） 天麻、独活、藁本、当归、川芎、白术各等份，共为细末。每服 6 ~ 12g，热酒调服，1 日 2 次。治腰以下至足，风寒湿三气合而为痹，冷痛如在水中，不能自收等症。

民间验方 当归、制草乌、制川乌、牛膝、乌梅各 10g，白酒 3 斤，生姜、红糖各 250g，上药共放陶罐中，隔水炖 3 小时，罐口须封紧，勿令泄气。炖后放 7 ~ 15 天，即可取服（1 次饮半两至 1 两）。此方已流传近四十余年，曾治愈多人风湿关节痛、多年腰腿痛。有人说其父腰腿痛多年，住院治疗未见明显好转，后用此方 1 料而愈。后广为流传，多言其效果显著。主治风湿麻木、关节疼痛及肢体瘫痪无力等症。

五藤饮（经验方） 络石藤、红藤、鸡矢藤、石楠藤、海风藤各 30g，水煎温服。渣捣烂加陈醋、白酒各适量拌匀，加热敷患处。功能疏散风湿，通络止痛。主治风湿痹痛，痛无定处，关节活动不便。

兔穿饮（经验方） 穿山龙 90g，兔儿伞 15g，制草乌（先煎）9g，水煎，兑入黄酒适量，食远温服。功能祛风除湿，散寒止痛。主治风湿痹痛偏于湿寒，关节疼痛麻木，痛无定处，肌肤不热，关节不利，活动不便，以及骨刺压痛等症。此方治愈多人腰膝冷痛，遇寒则甚，得暖则缓，每因季节更替及天气变化疼痛加剧，劳作不便等症。或以白酒浸泡百日，每服少量（不超过 20mL），同时加热外擦疼痛麻木处，止痛作用显著。对于骨刺、椎间盘突出引起的疼痛麻木、关节不利等症，用之亦能缓解疼痛。

入地金牛饮（经验方） 入地金牛（两面针的根）9g，透骨草（凤仙花的全株，秋采切段晒干）15g，徐长卿、独活、川芎各 30g，水煎服或浸酒服均可。此方功同"兔穿饮"，但药量不得再加。因为入地金牛、透骨草均有小毒，故用量不宜过大。功能温经散寒，活络止痛。主治痹痛寒胜者，痛有定处，以痛为主，甚则患处肌肤不温，关节不利，或兼麻木、冷痛等症。

托腰七饮（经验方） 托腰七、杜仲、续断、藤三七各 60g，制草乌（先煎半小时）6g，水煎服、浸酒服均可。此方对痹痛日久，腰膝无力，以及中老年人腰膝酸痛等症，有强腰止痛之功。主治痹痛日久，腰膝无力，劳累及气候变化时疼痛加剧，或陈伤作痛等症。

乌龙酒（经验方） 制草乌、制川乌各 15g，穿山龙 1000g，上 3 味药，用高粱酒 10 斤，加入生姜 120g，红糖 500g，同浸 1 个月，每服 15mL，渐加至 30mL，日饮 2 次，食远服。小儿及孕妇，有热证及消化道溃疡、高血压、糖尿病、肝病等不宜饮酒者禁服。功能温经散寒，通痹止痛。主治痹痛寒胜，痛有定处，痛入关节筋骨，患处麻木不仁，活动不便，屈伸不利等症。

独龙酒（经验方） 穿山龙 180g，高粱酒 2 斤，放入玻璃瓶中浸泡 1 个月，每服 25 ~ 50mL，日服 2 次，食远温服。功能祛风除湿，通利关节。主治风湿痹痛，腰腿关节痛，坐骨神经痛。

又方（经验方） 头顶一颗珠一味为末，每服 2 ~ 3g，日服 2 次。泡酒：头顶一颗珠 30g，白酒 1 斤，泡 1 个月，每服 15mL，日服 2 次，高血压患者慎服。功能祛风除湿，活血止痛。主治风湿痹痛，顽固性头痛，妇女痛经，跌仆伤痛等症，效果较为明显，预后亦良。

外敷止痛散（经验方） 生草乌 30g，橘叶、白芷、苍术各 90g，桃树虫蛀末 150g。上 5 味药，共捣细末，加白酒、米醋各适量拌匀，以潮湿为度，加热，用棉布包之，敷熨患处，冷则加热再敷，以患处潮红汗出及疼痛麻木减轻为止，1 次可敷熨 1 小时左右，敷后谨避风寒生冷。如加服祛风湿药，其效更佳。因有大毒，严禁内服！功能祛风除湿，散寒止痛。主治风寒湿痹关节疼痛麻木、肌肤不温、活动不便等症。

又方（经验方） 祖师麻 60g，生草乌 30g，高度白酒 2 斤，上药锉碎，入酒中泡 1 个月即得。用法：轻症用少量擦患处，日二三次；重症（患处痹痛麻木冰冷）将药酒加热，用布浸药液敷患处，冷则加热蘸酒再敷，勿伤皮肤。功能温经散寒，活血止痛。主治痹痛寒胜，肢体关节疼痛麻木，肌肤冰冷，遇寒则甚，得暖则缓之湿寒证。

又方（经验方） 祖师麻一味适量锉细末，白酒、陈醋各半调糊敷于患处，起泡则去之。水泡可用消毒针刺破，以紫药水涂之，防止感染。功用同上方。

又方（经验方） 羌活、独活、苍术、兰香草、白芷各 60g，松针 250g 捣融，余药共研粗末，用高度白酒、陈醋各半，将药末拌匀，令其湿润，放锅中加热，装入预先准备好的布袋中（布袋需稍大一点，勿用塑料、化纤类），趁热温敷患处，冷则加热再熨，务使患处感觉温热，以疼痛减轻为度。敷熨时注意勿酌伤皮肤，冷天须防受凉感冒。1 次可熨 1 小时以上，1 日熨 1 ~ 2 次。熨后要保暖，勿过度劳累。功能祛风除湿，通络止痛。用于风湿痹痛，陈伤作痛，扭挫伤痛，骨刺椎突，腰腿疼痛麻木，关节不利，活动不便等症。

又方（经验方）　麻黄、桂枝、独活、干姜、生草乌各 30g，生苍术 300g，共为粗末，用酒糟或白酒、陈醋各适量拌匀，用法主治同上方，其祛风除湿、活血止痛之功优于上方。常用于新老风湿关节冷痛麻木、屈伸不利等症。

又方（经验方）　老鹳草不拘多少，煎水先熏后泡洗患处；或用鲜品捣融，少加白酒、陈醋拌匀，加热布包敷患处不计时。功能祛湿通络，消肿止痛。常用于风湿痹痛、跌打伤痛、骨刺等一切筋骨关节疼痛麻木、活动不便等症，有较好的消肿止痛功效。此草田埂地边、旷野路旁等处多有生长。种子繁殖，与小麦同时出苗、生长、枯死，农历四月拔取全草，切段晒干备用。除治疗以上诸症外，尚有涩肠止泻功效，久泻久痢不止，每用 9～24g 水煎温服，效果显著。亦可谓屡用皆验之简便良方。

以上外用诸方，皆取寻常之味，价廉有效，操作不难，很多患者乐于接受。论其效果，有时比花钱多的还好。我用此法治病四十余载，广受人们欢迎。因为花钱少、见效快，而备受经济条件较差的患者所接受。说一千，道一万，疗效是检验医生德艺的最高标准！当然，治不好的病种很多，如癌症、艾滋病、消渴、尪痹等。老百姓心里都有"一杆秤"，孰优孰劣，自有公评。

【临证应用】行痹，痛无定处，关节活动不便，或有畏风发热等症，舌苔薄腻，脉象浮缓的，治宜疏风通络，方用防风桂枝汤为主，随症加减。

痛痹，痛有定处，冷痛麻木，得热则缓，遇寒则甚，患处皮肤不红不热，舌苔白滑，脉象弦紧的，治宜祛湿散寒，通痹止痛。方用二乌独活汤或民间药酒方、乌龙酒方等，以祛湿寒，通痹止痛。

着痹，肢体重着，肌肤麻木，腰胀腿沉，关节酸痛，舌苔白滑，脉象濡缓的，治宜除湿通痹，方用薏苡仁汤或湿痹方为主，随症加减。

热痹，关节红肿，得冷则舒，遇热痛甚，甚则烦热口渴，关节红肿灼热，痛不可忍，舌质红，苔黄腻或黄糙，脉象滑数的，治宜疏风清热，方用白虎加桂枝汤，热甚则加凉血解毒之味，如水牛角片 18～30g、赤芍 9～18g、忍冬藤 30～90g 同煎服，药渣加陈醋适量，冷敷患处。

所列各方，能够对证应用，无论内服外敷，皆有止痛显效。尤其是 6 个外用方，其祛风除湿、活络止痛作用更为显著，有时比内服药见效还速。但外用药仅限外用，切勿内服，因为方中药物多性烈、有毒。

【施治体会】风寒湿邪侵袭是病因，关节肿胀疼痛麻木是症状，总为经络痹阻，血脉不通，而致肢体关节疼痛、麻木、重着、红肿等症。其风气胜则痛无定处，游走不定；其寒气胜则痛有定处，遇寒则甚；其湿气胜则疼痛重着，麻木不仁；其热邪胜则关节疼痛，红肿灼热。治法须审证求因，对证用药，无论内服外用，都要施治有据，方能药到病轻，如期治愈。即使是使用小方治疗，亦要对证施治，方能有效。此患临证常见，且多缠绵难愈。不乏名方名药，但多是减轻症状、控制发展，真正根治痊愈的，多为年轻气血不亏、病程较短、病情不重，且能及时认真治疗、注意自我呵护的。而尪痹（类风湿关节炎）关节变形、痿症肌萎无力、骨刺椎突等病日久不愈的，欲其根治，则多不易。

《沉疴治悟录》已有治疗风湿痹痛及陈伤作痛、骨刺椎突等引起的肢体关节疼痛诸症的小结，可相互参看。此节主要梳理常用小方，经过长时间对无数风湿痹痛患者的治疗，证明疗效显著，且药物多为寻常之品，使用方法也较容易，再次小结于此，以供读者、患者参考应用。

肾虚腰酸

【脉症提要】时感腰膝酸软，夜尿过多，不耐疲劳，甚则腰腿酸痛，性生活淡漠，舌苔多见薄白津润，脉象多见细弱无力。

【适证方药】青娥丸（《太平惠民和剂局方》）补骨脂（炒香）、杜仲（盐酒炒断丝）各120g，共末，连内皮核桃肉30枚，净青盐30g，同捣成膏，稍入炼白蜜，和丸弹子大。每服1丸，空腹温酒化下。治肾虚腰痛与季胁痛。

固本益肾方（《验方新编》）肉苁蓉（酒洗焙干）、杜仲（酒洗盐炒）、巴戟肉（酒浸去皮）、青盐各15g，煅核桃（去外壳）、补骨脂（盐炒）、小茴香各3g，共末，猪腰子1对，剖开去膜，入药末扎紧，外以面粉水和包裹紧，炭火内烧熟，去药、面，每服1个，老清黄酒送下。治肾虚腰痛。

金刚丸（《验方新编》）川萆薢（盐酒炒）、杜仲（盐酒炒）、肉苁蓉（酒浸去腐，焙）、菟丝子（酒煮揭作饼，焙）、巴戟肉（酒煮）各120g，鹿茸1具（酥炙），共为细末，鲜紫河车隔水熬膏，捣和为丸，梧子大。每服70丸，空腹人参汤、米汤送服，夜卧时温酒下。脾虚少食，大便不固者，加人参60g，干山药90g；精气不固者，加山萸肉60g。治肾虚骨痿，不能起于床。

经验方熟地黄30g，当归身24g，鹿茸15g，怀牛膝、厚杜仲（去外层栓皮，盐水炒）各24g，1剂药文火缓煎3次，药汁混合一处，早、中、晚食远各温服1次，或少加温黄酒为引服。功能补肾强腰。主治肾虚腰酸，甚或疼痛乏力，不耐疲劳等症。亦可用玉米大曲白酒5斤浸泡1个月后，每次饮少量。不饮酒者，共为细末蜜丸，每服 9g，日服 2 次，用温开水送服。作用相同。

又方 淫羊藿（去梗及边刺，羊脂炒）、制何首乌、核桃肉、枸杞子、怀牛膝各 60g，鹿茸片 30g，上好白酒 10 斤，同入玻璃瓶中浸泡百日，每服 25～50mL，日 2 次，微温服。功能温肾益精。主治肾虚阳痿，腰膝乏力，肢体倦怠，精神欠振，阳事不举等症。

又方 补骨脂（隔纸炒香）、巴戟肉、金毛狗脊各 30g，肉苁蓉、锁阳各 18g，附子（先煎）9g，水煎温服。功能温肾助阳，补益精血。主治肾阳不足，畏寒腰痛，足膝无力，房事不济等症。

又方 托腰七 60g，真五加皮 24g，当归身、益智仁各 18g，怀牛膝 30g，水煎温服。功能强腰壮膝。主治肾虚腰痛，足膝无力，倦怠乏力等症。

身体羸弱下诸方，亦可选补益肝肾精血、强壮腰膝之剂，对证治之。虽不是专治肾虚腰痛，但亦有近似功效。

【临证应用】腰酸膝软，或腰腿酸痛，耐力欠佳，容易疲劳，甚则夜尿过多，性生活淡漠，舌苔白润，脉象细弱的，治宜补肾壮腰，方用金刚丸为主，青娥丸、固本益肾方及 4 个小验方均可对证应用，皆有较好疗效。

【施治体会】前人有"肾常不足"之说，临证观察，肾虚腰痛患者多为劳累过度（脑劳、体劳、房劳）所致，故用药则以补肾涩精、强壮腰膝为主。药物治疗可以缓解症状，乃至基本治愈。但若不能解除致病原因，不能劳逸适度，疗效亦很难持久。此类患者包括笔者自己，也都有亲身体会。但能重视自我调摄，加以培补根本之方调治，保持到七旬之后依然无明显肾虚腰腿痛症状，正常生活及适度工作的较为普遍。顺便忠告一句：要顺其自然，切勿七八十岁还要性欲不减，先天之根的肾岂堪重负！欲其长寿健康，切勿损伤肾根。

身体羸弱

【脉症提要】身体羸弱，泛指气血不足，身体虚弱，食少倦怠，动则喘息，不耐疲劳等症。原因多与素体虚弱，或者大病后失于调理，或劳累过度而致元气不能恢复等。此类患者形体多薄弱，舌质多偏淡，舌苔多薄润，脉象多细弱。

【适证方药】独参汤（《伤寒大全》） 人参 30～60g（多可至 90g），文火缓煎浓汁，分多次温服。功能益阴和阳，大补元气。凡阴虚不能维阳，致阳气欲脱者，用此汤救阴以挽阳。多用于大汗、大下、大出血、大病手术或放化疗之后，元气大虚；或行立之间，突发暴眩，大汗淋漓，喉间无痰声，身无宿疾（如高血压、冠心病、糖尿病、脑梗等患），亦无外感发热、突受惊恐、跌仆等症，乃是气血大虚、正气衰微之兆，用此以益气固脱活人。《本草求真》说："人参，性禀中和，不寒不燥，形状似人，气冠群草，能回肺中元气于垂绝之乡。"故独参汤常用于身体极其羸弱，生命垂危之时，以益气和阳，挽回生命。

天真丸（《张氏医通》）　精羊肉3500g（去筋膜脂皮，挑开入以下药末），肉苁蓉、山药（湿者）各300g，当归（酒洗）360g，天冬（去心）500g，4味为末，安羊肉内缚定，用无灰酒4瓶，煮令酒干，入水2斗煮烂，再入后药：黄芪150g，人参90g，白术60g，为末，糯米饭做饼，焙十和药末为丸，温酒下。如难为丸，用蒸饼杵丸。治一切亡血过多，形槁肢羸，饮食不进，肠胃滑泄，津液枯竭等大虚羸弱之证，久服益气生血，暖胃驻颜。

此方做丸若难，亦可按比例缩小分量，将药用纱布包作小包，棉线扎紧，用砂锅炖汤至羊肉烂，去药，食肉喝汤。加入枸杞了、大枣、生姜、陈皮、砂仁各适量同煮，益肾养血、暖胃开胃作用更佳。

元武豆（《张氏医通》）　羊腰子50个，甘枸杞1000g，补骨脂500g，大茴香、小茴香各180g，肉苁蓉360g（大便滑泄者不用），青盐240g（如无肉苁蓉，此宜360g），大黑豆（圆净者）35～40斤。上用甜水2斗（超出大黑豆量1倍以上），以砂锅煮前药7味至半干，去药渣，入黑豆匀火煮至水干为度，如有余汁，俱宜拌渗于豆内，取出，用新棉布摊凉晒干，瓷瓶收贮。日服之。若阳虚者，加附子30～60g，更妙。治肾虚阳痿，精血不足，腰酸腿软等症，补肾之功甚大。

蟠桃果（《张氏医通》）　芡实、莲肉（去心）、胶枣肉、胡桃仁、熟地黄等份（按猪腰子用量，上5味药量应为各90～180g）为末，以猪肾6个，掺大茴香（约60g）煮极熟，同上药末捣成饼（重9～18g，低温烘干保质），每日服1个，空腹食前用滚白汤或好酒一二盅送下。此方凡人参、附子，俱可随意加入。治遗精虚弱，补脾滋肾最佳。

王母桃（《张氏医通》）　白术（味甘者佳，苦者勿用，米泔水浸一宿，切片炒干）、大熟地（蒸捣）各60g，何首乌（九蒸九晒）、巴戟天（甘草水浸剥炒）、枸杞子各30g，共为细末，炼蜜为丸龙眼大。每服三四丸，饥时嚼服，滚汤送下。或加人参，功效尤大。培补脾肾功力甚佳。

当归补血汤（《内外伤辨惑论》）　炙黄芪90g，当归身15g，水煎，加饴糖适量烊冲温服。功能补气生血。主治血虚身热，气短心悸，面无华色。

龟鹿二仙胶（《证治准绳》） 鹿角胶、龟甲胶、枸杞子、人参，法制成胶（市面有中成药出售），烊化和服。治气血大亏，阴阳失调，精血不足，身体羸弱之症，常服延年益寿。

鹿胎丸（经验方） 鹿胎 1 具（低温烘干研细末，重量约在 1500g），人参 600g，黄芪 900g，大熟地、当归身、冬白术各 600g，共研细末，红枣 600g 煮糊去皮、核，和入熟蜜适量，拌和上药末为丸绿豆大。每服 9～15g，日服 2 次，早用淡盐开水送服，晚用温黄酒送服。脾胃弱而消化力差者，可用陈皮、砂仁各 3g，煎水送服。胃寒者用煨姜、黄小米各 6g，煮稀粥送服。或按比例一次配制 1/10，但要将鹿胎末保管好，勿使受潮霉变。功能益气养血，添精补髓。主治素体虚弱，精血不足，不耐疲劳，动则喘息，身体早衰，或容易感冒，甚则性生活不济，婚后不育等症。

此方用治一 30 岁男性杨某，"疑似白血病"，面色萎黄，精神倦怠，时发低热，肢体酸楚，畏寒乏力，服用此方半年，自感精力恢复，低热明显减轻，经过复查，病情未再发展。用于另一 27 岁男性张某，早产，从小身体瘦弱，体重明显低于常人，工作不耐疲劳，医院检查无明显疾病。服健脾补血中药颇多，但效果不佳。服用此方 3 个月后，体重略有增加，精力亦有提升。其父因为胃病多年，身体早衰，腰痛腿酸，劳作无力，服用本方半年，亦感不适症状减轻，精力明显较以往为好。一般无病体弱或操劳过度早衰者，服此方均有不同程度的精神精力提升。乍一看药量很大，但服用时间也长。细算起来，费用并不高。再者，培补根本之剂，短时间内也难以见到明显效果。

首乌鄂参酒（经验方） 九制大个赤首乌、野生大白首乌各 600g，珠儿参（鄂参、扣子七）1500g，纯玉米大曲白酒 30 斤，入小口细釉陶坛浸泡百日（日久益良）。每服 25～50mL，日服 1～2 次。功能补益脾肾，滋养气血。主治脾肾两虚，气血不足，腰膝酸软，容易疲劳等症。不饮酒者，可研末蜜丸，每服 15g，日服 2 次，稀粥或温黄酒适量送服，疗效基本相同。

河车补血汤（经验方） 紫河车 1 具（流水冲洗净血渍，低温烘干），鹿角胶、甘枸杞、人参各 90g，炙黄芪 180g，共为细末，炼蜜为丸绿豆大。每服 6～9g，日服 2 次，早用小米稀粥送服，晚用温黄酒适量送服。功能温补气血，滋养肝肾。主治先天不足，身体羸弱，未老先衰，精神委靡，或大病后气血亏虚，正气难以恢复，动则气息不接等症。

又方 黄芪 6g，人参、龙眼肉各 3g，为 1 日量，开水冲泡当茶饮，早上泡至晚间，最后可将人参、龙眼肉食之。功能益气补血养颜。用于气血不足，面色失荣，或者气短乏力等症。

又方　枸杞子、桑椹各 6g，红枣 3 枚，服法功用同上方。

又方　当归身 3g，炙黄芪 9g，肉桂 1g，用法同上方。功能温阳益气补血。主治气血虚寒，面色失荣，畏寒气短，妇女经血量偏少等症。

又方　白莲子、龙眼肉各 30g，炒酸枣仁 15g，红枣 5 枚，黄小米 30g，文火缓炖至米化，分 2 次食之。功能养血安神。用于心血不足，睡眠不实，记忆力下降，面色萎黄等症。

又方　滁菊花、甘枸杞、细石斛各 6g，开水冲泡当茶饮。功能滋肾清肝明目。用于用眼过度、视物不清或干涩等症，长期服用，有一定改善视力作用。

【临证应用】身体虚弱，正气衰败，或大病饮食不进，生命垂危之时，速用独参汤，一味人参 60～90g 文火缓煎浓汁，少量多次与服，大有益阴和阳、大补元气之功，以挽危救急。

大病、失血或跌打重伤之后，身体极度虚弱，脉象细弱无力的，治宜大补气血津液，方用天真丸或龟鹿二仙胶为主，以治气血大亏，精血不足，身体羸弱，恢复元气。

脾肾素虚，根本不足，腰膝酸软，阳痿早泄，食少神疲，不耐风寒、疲劳，舌淡苔薄，脉象细弱的，治宜培补根本，脾肾双调，滋养精血，健脾和中，方用元武豆或王母桃，坚持调治数月，多有显效。

气血两虚，面色萎黄，女子兼见经血量少，甚或经枯、眩晕等症，舌质偏淡，舌苔薄白，脉象细弱的，方用当归补血汤或河车补血汤调之。

脾肾两虚，身体消瘦，不耐疲劳，或性生活淡漠，甚至婚后不育，舌质偏淡，舌苔薄白，脉象细弱的，治宜温补气血，健脾益肾，方用鹿胎丸调治，半年后即有起色，无病体弱者服之，可延缓衰老，增加精力。

血虚不甚，面色少华，睡眠不实，或精虚目涩，视物昏花等症，小验方中选其对证的，照方调治，都有减轻不适症状、益气养血、恢复容颜功效。

【施治体会】身体虚弱，非止一端。无论先天不足，或是后天失于调养，或是某些疾病之后，元气未能及时恢复，而致脾胃虚弱，饮食少进，气血两亏，面色失华，身体消瘦，倦怠无力，腰酸膝软，女子经血虚少，不孕不育等症，皆属此类。故而选方用药多为补益气血、扶元固本之品。

此类名方验方甚多，民间用法也五花八门。不清楚自己的身体状况或者因何引起的身体虚弱，切不可随意滥用。需要时，最好请教有经验的中医及真懂中药的人员，对证选用相关方药，这样才能收到显效。若用非其宜，误补必会扰乱阴阳和合，反致气血壅滞，而生他疾。得不偿失之为，切莫轻易试之！

以上所入之方，皆为已用有效之剂，若能对证应用，多有显著效果。方中药味稍多三两味的，暂予保留。但大方剂此集不予纳入，以免有违"简便廉验方"本意。药味不在多少，要在对证方效。

闪腰岔气

【脉症提要】闪腰岔气为民间称谓，亦是常见疾患，多属不经意之间，或跌仆、扭挫、负重受压，甚至打个喷嚏，突感腰酸胀痛，严重的即刻腰痛如折，痛如刀割，屈伸不得，活动受限，甚至卧床不起等症。磁共振检查，多为腰椎间盘突出症。但并非都需要小针刀、手术、牵引等治法才能治愈。很多患者用小单方及时治之，多能立刻减轻症状，乃至治愈。青壮年患者，舌脉多无异常。

【适证方药】点眼方（《验方新编》）真硼砂研极细粉，用灯芯蘸硼砂少许点眼睛四角（双目各大、小眼角），泪出腰痛即松，连点 3 次痊愈。单纯闪腰岔气，腰痛不能屈伸，甚至痛不可忍者，此方用之，确能立时见效，疼痛减轻。

又方（《验方新编》）橙核、香附各 9～15g，炒研为末，酒送 9g，极效。

生军散（《验方新编》）先以葱白捣烂炒热，将痛处擦遍，随以生大黄研末，姜汁调敷，盖以粗纸，一日一换，尽量饮以好酒，3 日即愈。年余不愈者，皆极神效。闪跌内伤，负重受伤，初时不觉，日久忽然疼痛，表皮按之不痛，或咳嗽牵引作痛，三五年不愈者，用此亦效。

又方（《验方新编》）干萝卜干 30g，用好酒煎服，至重者两服痊愈。临床用之，虽无书中所述如此灵验，但确有一定止痛效果。

经验方 威灵仙、千年健各 18g，川牛膝 60g，水、清黄酒各一碗，煎取大半碗，分 2 次温服。药渣加热敷患处。功能活血通络止痛。主治闪腰岔气腰腿痛。

又方 白术、生薏苡仁、鸡矢藤各 90g，水煎，加黄酒为引温服。药渣加热外敷。功能祛湿通络止痛。主治脾家受湿，复因闪挫腰痛腿沉等症。

又方 八棱麻根鲜品 60～120g（干品减半），川牛膝 30g，二味煎汤，另用土鳖虫 6～12g 研末，分 2 次用上药汤送服，1 日服 2 次。会饮酒者加老黄酒适量温服，效果更佳。功能活血散瘀，舒筋止痛。主治跌打扭挫，闪腰岔气，腰胯疼痛，不能屈伸，甚至卧床不起，痛不可忍。此方对于腰椎间盘突出症初起，身体不虚者，服之效果甚为显著。常有人"闪腰岔气"，当时即腰不能直起，痛如刀割，服下此方，不到三五日疼痛全失，恢复劳作。体弱兼有其他疾病者慎用。

跌打损伤门诸方，亦可用于新久闪腰岔气腰痛，如臼麻散等，均可适证选用。或加针灸、拔罐等治法，可提高疗效。此症多与腰椎间盘突出有关，治法用药大致与闪腰岔气相近。但能选方用药对证，很多都能及时取得较好疗效。疼痛消除后，能够注意自我呵护，如负重、下楼梯、登山及从事体力劳动，要特别警惕勿重受压、扭、挫、崴等伤损，能够注重养护，大多数复发率并不高，乃至于数年、数十年疗效巩固，劳作、生活正常。

【临证应用】 用以上诸方治疗，万一疗效不够显著的，用臼麻散（方见跌打损伤下）如法治之，多数疗效都较显著，三两天基本治愈者亦不为少数。但此患容易复发，不适症状消除后，需要注意自我调摄，如负重、闪跌、受寒等都要尽量避免，这样才能减少复发，疗效得以巩固。

症状不重的，本节所列诸方，尤其是八棱麻根方，几乎屡用皆验，缓解症状甚速。若加服三七粉，每次 3～6g，日服 2 次，其止痛效果更为显著。民间广泛运用，效果多佳。青壮年腰椎间盘突出症患者用以上诸方及时治之，效果多较显著。经过数十年无数案例证明，小方对证及时治疗，大多都能迅速减轻疼痛，治愈者亦常见。跌打损伤、风湿痹痛下的诸方，亦可对证选用，以提高疗效。

【施治体会】 用以上诸方治疗，疼痛消除之后，如旧疾反复出现，复用原方效果不佳时，则须辨证施治。风湿痹痛、跌打损伤、肾虚腰痛下的相关方皆可对证选用，内服外敷，加以注意呵护，如尽量避免负重、闪跌、受寒、久坐、久睡、睡软床等，即可减少复发，巩固疗效。

痛风红肿

【脉症提要】 此患与风湿痹痛相近，因血受热，或涉冷水，血得风寒，血失流畅而作痛。入夜痛甚，血失温煦，阴气所胜。其症多发于下肢（趾）关节，日久不愈，关节肿胀。偏于寒湿，痛有定处，遇寒则甚者，照痛痹治之。每因饮酒而发，患处热痛或肿，活动受限，舌苔多见黄腻，脉象多见滑数。

【适证方药】红藤赤芍汤（经验方） 红藤 30g，赤芍 18g，鸡矢藤、忍冬藤、络石藤各 30g，土牛膝 18g，水煎温服。三煎药渣宽水再煎，煎开后加陈醋半斤，微温泡足。功能清热渗湿，凉血通络。主治痛风，红肿疼痛，皮肤灼热，活动不便等症。

乳没止痛汤（经验方）　制乳香、制没药各 9g，川牛膝 30g，炙穿山甲 6g，水煎温服。药渣捣融，加陈醋、白酒各适量，冷敷患处。功能活血通络止痛。主治同上方。

二妙散加味方（经验方）　黄柏、苍术各 15g，生薏苡仁 60g，木防己 15g，黄芪 30g，水煎温服，药渣外敷。功能清热燥湿消肿。主治痛风，偏于下肢，患处肿胀疼痛，红而不甚，或见漫肿等症。

清热止痛饮（经验方）　忍冬藤、络石藤、十大功劳叶、八棱麻根、酒炒生地黄各 30g，红花 15g，水煎温服，药渣外敷。功能清热活血，通络止痛。主治痛风偏热，痛处红肿灼热，活动不便等症。

独活细辛汤（经验方）　独活 24g，细辛 5g，金毛狗脊 30g，当归 18g，续断 30g，木瓜 18g，水煎温服，药渣敷患处。功能祛湿通络止痛。主治腰膝强痛，关节不利，活动不便等症。

外用方（经验方）　生大黄、生栀子、乳香、没药、红花各 30g，共研末，少加冰片或樟脑和匀（不愿闻到冰片或樟脑气味，或对二味过敏者不用），陈醋调糊敷患处，干则以白酒淋之。功能清热活血，消肿止痛。用于痛风局部红肿热痛，有消肿止痛之功。

痛风局部红肿紫暗热痛或胀痛，可用消毒三棱针刺破放出瘀血（慎勿深刺及刺破动脉血管），不易出血者可用水煮竹管，甩去水拔之，亦有消肿及暂时缓解疼痛作用。此患不宜饮酒及食海鲜等水产品、动物内脏、辛辣燥热之物等，多喝水，注意休息，可减少复发。

【临证应用】大趾根节疼痛肿胀，或下肢等处皮肤红赤，甚则疼痛难忍，患处灼热，足不能任地，活动受限，舌质红，苔薄黄，脉象滑数的，治宜清热活血，方用红藤赤芍汤或清热止痛饮水煎服，除药渣外敷，还可用外用方敷患处，以求迅速消肿止痛。

患处肿胀疼痛、屈伸不利，舌苔白腻，明显弦滑的，治宜祛湿通络，用经验方独活细辛汤或二妙散加味方，水煎温服，药渣外敷患处。

痛风日久，反复发作，关节肿胀，治宜活血通络，消肿止痛，方用乳没止痛汤为主，内服外敷。

偏于寒湿，患处冷痛，得暖则轻，受寒则甚，照痛痹施治。痛风此种证型少见，多为局部红肿热痛，甚至皮肤出现紫斑，血热、血瘀的较为普遍。

【施治体会】张璐说："按痛风一证，《灵枢》谓之贼风，《素问》谓之痹，《金匮》名曰历节，后世更名白虎历节。多由风寒湿气乘虚袭于经络，气血凝滞所致。"故而治法多以祛风除湿、活血通络为主。临证所见较多的为湿热内蕴，经血失活，患处多见红肿灼热，焮痛难忍，此与热痹颇为相似，故用药多以清热解毒、活血消肿为主，如忍冬藤、络石藤、赤芍、牛膝等，兼以和营止痛如乳香、没药等。欲其速愈，尚须饮食温和，勿饮啤酒、黄酒，忌食海鲜等发病之物，劳逸适度，谨防风寒湿邪侵袭等，方能肿痛消除之后，疗效得以巩固。

此患与风湿痹痛的病因、症状、治法都较相近，但又将其重复列出者，一是古今有其病名，二是此患发病率较高，三是对人的肢体功能影响极大，病情较重的，甚至疼痛难忍，不能起床，严重影响劳作、生活。风湿痹痛有时也较严重，但无此患的症状暴急，且患处反复发作，时日延久，关节往往会肿胀变形，故而对人体影响较大，需要引起重视。

干湿脚气

【脉症提要】干脚气：热重血燥，两胫不肿，日见枯燥，时或挛痛、顽麻，食少，干呕，小便热赤，舌质红，苔少，脉象多见弦滑。

湿脚气：水湿偏盛，两脚胫肿大重着，活动不便，小便不利或频数，病势渐进，则少腹肿满，肿势多不及于周身；兼有风寒的，则麻痹走痛，形寒胫冷；湿蕴日久化热的，则两足多不发冷，舌苔多黄腻，脉象多濡缓。

【适证方药】鸡鸣散（《朱氏集验方》）　槟榔18g，陈皮12g，木瓜15g，吴茱萸9g，桔梗12g，生姜15g，水煎服。治湿脚气足胫肿胀重着，行走不便。

吴茱萸汤（《金匮翼》）　吴茱萸、木瓜各15g，槟榔24g，水煎服。治脚气冲心，呼吸迫促，呕吐不食，寒湿偏重，宜此方下气泄毒。

水牛角散减味方（经验方）　水牛角片30g，枳壳15g，沉香9g，苏梗、槟榔各15g，木香9g，水煎服。功能下气泄毒，主治脚气冲心热甚。

又方　木香9g，槟榔15g，吴茱萸9g，水煎服。功能主治同吴茱萸汤。

又方　黑豆45g，甘草9g，煎浓汁温服。有预防及治疗干湿脚气作用。

又方　黄芪15～30g，水煎服。功能主治同上方。

又方　腿足肿痛拘挛，用威灵仙、牛膝各等份，研末为丸绿豆大，开水空腹送服30丸，或加少量酒送服，忌茶。服后宜以固本壮元药补之。

又方　脚气冷痹疼痛，盐3斤，炒热包裹痛处，另用一包以脚踏之，冷则随换，夜夜用之，以脚心热透为度，加槐白皮同炒更妙（《验方新编》）。

又方 赤小豆、鲤鱼煮食（《食疗本草》）。

又方 花生米、赤小豆、红枣煮食。

经验方 米糠浓煎取汁煮粥，作为辅助疗法，对干湿脚气均有显效。

又方 苍术、黄柏各 15g，赤小豆 30g，生薏苡仁 90g，木瓜 18g，水煎温服。功能清热燥湿解毒。主治干湿脚气，足胫肿胀重着，甚至行走不便等症。

【临证应用】干脚气，热重而血燥，胫不肿而日渐枯燥，挛痛顽麻，食少或呕，小便热赤，舌质淡红，舌苔薄黄，脉象弦滑的，治宜和营活血，方用四物汤为主（当归、川芎、赤芍、生地黄各 15g）加川牛膝、木瓜、黄柏各 15g，或加知母 15g、生薏苡仁 30g 等味。

湿脚气，水湿偏盛，胫肿重着，小便不利，麻痹走痛，形寒胫冷等症，舌苔黄腻，脉象濡缓的，治宜辛温逐湿，舒筋行气，方用鸡鸣散为主，兼有风寒的加防风、羌活各 15g；湿热蕴结者加木通、黄柏、防己各 15g。

无论干湿脚气，若病程中突然出现呼吸急促，呕吐不食，心悸烦渴，甚则神志昏迷，言语错乱，鼻煽唇紫，面色晦暗，即为脚气冲心之象，速宜下气泄毒，寒湿偏重的用吴茱萸汤，热甚的用水牛角散。

9 个小验方用于辅助治疗及预防干湿脚气都有一定作用，效果多较显著，临证可配合应用。

【施治体会】此患两脚麻木，活动不便，或肿或不肿，因从脚起，故以为名。致病原因多与坐卧卑湿之地，风毒湿气乘虚侵袭，壅注足胫，痞塞经络，气血不得宣通，形成脚气；或因恣食甘肥，饮酒无度，或多食乳酪，湿热内盛，壅阻经络，而致此患。

脚气冲心，乃是脚气病过程中出现的危象。临证必须随时注意有否胸腹满闷现象，有则即为脚气冲心的先兆。如果胸腹宽快，气机顺畅，诸症虽重，尚无大碍；若诸症渐解，而胸腹不舒的，仍当注意。所以前人有"不问脚，须问腹如何"的说法，这是治疗脚气时应加以注意的。

小腹冷痛

【脉症提要】小腹位于下焦，为足厥阴肝经及冲任二脉循行部位，小腹痛多见于疝、瘕、癃、淋等疾病。本节仅就寒客下焦，或寒邪直中三阴（足太阴脾经、足厥阴肝经、足少阴肾经）引起的小腹冷痛论治。如嗜食寒凉，或坐卧湿冷之地纳凉，脾受寒湿，运化无力，而致脾阳不振；或肝气郁滞，失于条达，而致小腹拘急冷痛；或屡犯手淫，不避寒凉，致使寒凝下焦，肾阳不振；或行房后冷浴食寒，寒邪直中，以致小腹冷痛，缓则隐隐作痛，绵绵不止，急则小腹冷痛，下利清谷，四肢逆冷等症，民间常称为"阴证"，舌苔多见薄白而润，舌质多偏淡，脉象多见沉迟细弦。

【适证方药】四逆汤（《伤寒论》）　附子（先煎）、干姜、炙甘草各 9 ~ 15g，水煎冷服。治腹痛，下利清谷，四肢厥冷不渴，脉沉微细欲绝。个人常用此方治疗脾肾阳气不足，或躯身发热，而四肢反凉；或时欲呕吐，泻利清谷，腹痛等症。即使百药无效，服此方 1 剂即见显效，热退肢温，腹痛利下随止，至多 2 剂，阳气回转，其病痊愈。尤其是小儿，其效可谓如汤泼雪，立竿见影。但要辨证无误，方能药到病除。经典名方，屡用无失，要在医者之用心体察病情。

暖肝简易方（经验方）　桂心、干姜各 9g，小茴香、乌药各 15g，沉香、吴茱萸各 9g，水煎服。功能暖肝祛寒，理气止痛。主治下焦受寒，肝气郁滞，小腹拘急冷痛等症。

腹痛厥逆方（《验方新编》）　白术 90g，肉桂 9g，丁香、吴茱萸各 3g，水煎温服。治男女交合后或外感风寒或内伤生冷等物，以致肚腹疼痛，四肢厥逆，男子阴囊内缩，女子乳头缩入，气绝垂危者。

六味回阳饮（引自《成方切用》）　人参 30 ~ 60g，炮附子、炮姜各 6 ~ 9g，炙甘草、熟地黄各 15 ~ 30g，当归身 9g，水煎温服。治命门火衰，阴中无阳，阴阳将脱，自汗肢冷，下利清谷，畏寒腹痛等症。如肉振汗多者，加炙黄芪、冬白术各 15 ~ 30g；泄泻加乌梅 9g，或北五味子 6g。

经验方　附子（先煎）、桂心、吴茱萸各 9g，焦白术 90g，文火缓煎，三煎药汁混合，分 3 次微温服。功能助阳祛寒，舒郁止痛。主治脾肾阳虚，下焦寒凝，小腹冷痛，四肢不温，时欲呕吐等症。此方治愈多例男性青年，因于频犯手淫，屡受寒凉，以致小腹冷痛，四肢不温，甚至时欲呕吐，时日延久，身体虚弱，多种检查无果，治疗乏效。认准为脾肾阳虚、下焦寒凝，用此方 1 剂显效，不过 3 剂痊愈。能够改变不良习惯，注意保暖的，治愈后复发的极少，恢复健康者居多。

又方　用陈艾绒直接灸丹田穴，或用干姜末、附子末一味或二味同用，厚铺于丹田穴，上以大壮艾绒灸之，亦可迅速散寒止痛。或用食盐一二斤，内加干姜末三四两，同炒热布包，热熨小腹部及足掌，亦可迅速缓解冷痛。或用旧布鞋底加热敷熨小腹，亦可缓痛。或用炒小茴香 15g、干姜 9g 水煎温服，散寒止痛作用亦良。病情不重者，经过小方治疗，再加以饮食温暖，谨避风寒，勿再犯手淫，即可痊愈。

【临证应用】小腹冷痛，失于柔软，甚或下利清谷，四肢逆冷，舌质淡，苔白润，脉象沉细或弦弱的，治宜温肾祛寒，回阳救逆，方用四逆汤或六味回阳饮，文火缓煎浓汁，冷服或微温服，一般 1 剂药即见显效，多不超过 3 剂药即愈。但治愈后切记远离寒凉水湿及不可再犯手淫，注意保暖，饮食温和。

小腹冷痛拘急，或伴两胁不舒等症，舌苔白腻，脉象沉紧或弦迟的，治宜温肝散寒，舒郁止痛，方用暖肝简易方或腹痛厥逆方调治，能够辨证无误，亦是药到病轻，不过 3 剂即愈。

简易方、艾灸方等，用之皆能速见效果。用上方治疗许多小腹冷痛患者，包括多家医院检查无果，治疗无效，时延二三年不愈者，对证用药，皆能药到病轻，三五剂药治愈。治愈后能够谨遵医嘱，注意保暖，旧疾再度复发者几无。

【施治体会】此节所论的小腹冷痛，个人临证所见，多数都与屡犯手淫，不知道慎避风寒，或饮冷食寒，久而久之，脾肾阳虚，下焦沉寒有关，因而出现小腹冷痛，甚至痛时四肢不温，时吐清水或下利清谷等症。所以绝大多数患者虽经多家医院检查，皆都无果，中药以温里散寒、回阳救逆法治，方用四逆汤、附子理中汤、六味回阳饮等，选其一方治之，所以效如桴鼓者，乃因其所因，对证施治，故而药到病轻，多数都能再剂治愈。此亦审证求因治法。

此患男女皆有，男性较多，年龄大都在 20 岁左右。病情轻者，直接用陈艾绒灸神阙、丹田二穴，当时即可减轻疼痛，加用干姜末或附子末灸，效果更佳，能够慎避寒凉的，亦可治愈。若时日延久，出现小腹痛时四肢不温，时吐清水，或下利清谷的，则用四逆汤或附子理中汤治之，极易治愈。且治愈后能够慎避风寒、避免致病原因的，再度反弹者极少。

梦遗滑精

【脉症提要】梦遗：君火偏亢，相火妄动，烦躁少寐，或头胀口干，梦遗失精，舌质偏红，舌苔薄黄，脉象多见左寸、右尺偏数。

滑精：房事过度，下元虚惫，精关不固，无梦自遗，甚或头晕目眩，腰酸耳鸣，舌质偏淡，苔少白润，脉象细小而弱。

【适证方药】心肾两交汤（《验方新编》）熟地黄、麦冬各 30g，山药、芡实各 15g，川黄连 2g，肉桂 1g，水煎服。功能如方名，主治劳心过度而遗精者。

金锁固精丸（《医方集解》） 沙苑子（潼蒺藜）、芡实、莲须、龙骨、牡蛎各 30g，水煎温服。功能固肾涩精。主治精室不固，遗精滑泄，腰酸耳鸣，神疲乏力，舌淡苔白，脉细无力者。

桑螵蛸散（《本草衍义》） 桑螵蛸、远志、石菖蒲各 30g，龙骨 60g，党参、茯神、当归、龟甲各 30g，共为细末，每服 9g，日服 2 次，用温开水送服。功能益肾涩精。主治小便频数，遗尿遗精，心神恍惚，健忘多梦，舌淡苔白，脉细迟弱者。

金锁玉关丸（《张氏医通》） 芡实、白莲子（去心）、藕节粉、云茯苓、干山药各 30g，石菖蒲、五味子各 15g，共为细末，金樱子 90g 熬膏代蜜，入药末捣为丸如梧子大。每服 50 丸，空腹米饮下。治心肾不交，遗精白浊。

白龙汤（《张氏医通》） 酒炒白芍、煅龙骨、煅牡蛎、桂枝各 9g，炙甘草 1g，枣 3 枚为引，水煎服。治男子失精，女子梦交，夜寐盗汗等症。

玉锁丹（《张氏医通》） 莲花蕊、鸡头芡实、乌梅肉各等份研末，以山药煮熟去皮，捣烂如泥，和药末为丸如小豆大。每服 30 丸，空腹米汤送下。功能涩精止遗。主治精气虚滑，遗泄不禁。

金樱龙骨汤（经验方） 金樱子 24g，五味子 9g，龙骨、芡实各 60g，桑螵蛸 15g，水煎温服。功能涩精止遗。主治精室不固，梦遗或无梦滑精不止。

莲蕊鹿衔汤（经验方） 白莲蕊、鹿衔草、芡实各 30 ~ 60g，五味子 3 ~ 9g，水煎温服。或为细末，每服 15g，日服 2 次，用温开水送服。主治同上方。

知柏龟甲汤（经验方） 盐水炒知母、盐水炒黄柏各 15g，醋制龟甲 24g，牡蛎、龙齿、莲须各 30g，1 剂药文火缓煎 3 次，药汁混合一处，早、中、晚食远各温服 1 次。功能清泻相火，滋阴涩精。主治相火妄动，精室不固，以致梦遗失精，会阴部潮湿，手足心热，心烦尿黄等症。俗称"肾火过旺"者，此方宜之。或加服知柏地黄丸，可提高疗效。

【临证应用】君相火旺，烦躁少寐，口干，头胀，梦遗失精，舌质红，苔薄黄，脉象左寸、右尺偏数的，治宜心肾相交，滋阴清热，方用心肾两交汤、大补阴丸（方见齿衄）或知柏龟甲汤。

肾虚不藏，精关不固，头晕耳鸣，精神不振，舌质淡，苔薄润的，治宜固肾涩精，金锁固精丸、桑螵蛸散、金锁玉关丸等方皆可选用。

梦遗失精、无梦自遗、妇女白淫及肾虚带下日久者，白龙汤、玉锁丹、莲蕊鹿衔汤、金樱龙骨汤等方，均可对证选用，皆有固肾涩精功效，止遗精、滑精、白淫及肾虚带下，疗效都较可靠。

青壮年体健偶尔遗精，乃正常生理现象，不属病态，无须治疗。

【施治体会】用以上 9 方治疗梦遗失精、无梦自遗，以及妇女白淫、带下，而属于相火偏旺或肾虚精室不固者，服之皆验，且疗效都较显著。经治无数例梦遗失精及无梦自遗滑精者，虽然致病原因各有不同，但多数都是因为服壮阳药过度，以满足眼前欲望，而造成精室不固，滑精不止，已婚者导致离异，未婚者羞见异性，甚至身体羸弱，工作无力。虽有"肾无泻法"之说，但也不能一味滋补壮阳，岂不知阳旺过度，阴必耗伤，阴者精血也，精血枯竭，岂不损身！唯有阳平阴秘，方能身健无病。此理不深奥，医者患者，切莫人为造灾难！

古人有"有梦为心病，无梦为肾病"的说法，可作为辨证初步依据，还须根据患者素体状况、病情久暂，结合舌脉，综合辨证，方能治愈此患。

顺嘱一句：切不可因为阳痿早泄而任意服用所谓能管 15 分钟、半小时不射精的"神药"，相信服药 1 个月阴茎能够长粗、增长等这些鬼话！就像历代皇帝吃长生不老药、"春药"一样，谁吃得早、吃得多，谁就短寿，因为他们都在"越轨"，想超越自然规律，无限贪婪、纵欲，结果都是事与愿违，过早呜呼哀哉！这些都可作为教训，不要人为伤害。建议看看《内经》，你就会恍然大悟，知道利与害了。

精虚不育

【脉症提要】配偶身体诸方面及月经、排卵都正常，婚后一两年妻子不孕，本人体检身无疾病，但精子活率偏低，或偶感腰膝酸痛，容易疲劳等，舌象、脉象亦无明显异常的，即属精虚不育。

【适证方药】五子衍宗丸（《证治准绳》） 菟丝子（黄酒制）240g，五味子 30g，枸杞子 240g，覆盆子 120g，车前子 60g，各药如法炮制，共为细末，炼蜜为丸梧桐子大。每服 9g，日服 3 次，白汤、淡盐开水、温黄酒送服均可。治肾虚精乏，阳痿早泄，小便余沥不尽，久不生育，以及须发早白等症。

归茸汤（经验方） 大熟地 30g，当归身 24g，肉桂、附子（先煎）、鹿茸、雄蚕蛾各 9g（后 2 味共研细末，分 3 次吞服，用汤药送下），水煎温服。功能温肾助阳，补益精血，兴阳起痿。主治肾虚精乏，时感腰膝酸软，甚或畏寒阳痿，婚后配偶久不孕育等症。

首乌枸杞汤（经验方）　制何首乌、枸杞子各 30g，当归身 18g，淫羊藿（去梗及叶的边刺，羊油炙）、菟丝子（黄酒浸透蒸熟，焙干）各 30g，水煎温服。功能补肾添精，兴阳起痿，主治同上方。

狗肾韭子丸（经验方）　大黄狗肾 3 付（连睾丸，用瓦片放木炭火上焙焦），益智仁、韭子各 90g，熟地黄、当归、沙苑子各 120g，共为细末，水泛为丸绿豆大，低温烘干保质。每服 9 ~ 15g，日服 2 次，晚用温黄酒、早用淡盐开水送服。功能温肾助阳，补益精血。主治肾虚精乏，婚后不育，腰膝酸软，房事不济等症。

杜仲锁阳汤（经验方）　厚杜仲（去外层栓皮，盐水炒）、锁阳（酒洗）、肉苁蓉（酒洗）各 18g，甘枸杞 30g，鹿茸片 9g，怀牛膝各 30g，水煎温服。服药时每次嚼食核桃仁 3 个，纳差时同时嚼服净砂仁 3g。功能温肾益精，兴阳助育。主治同以上诸方。

归地龟甲汤（经验方）　当归身 18g，大熟地 30g，枸杞子、炙龟甲各 18g，知母（盐水炒）、黄柏（盐水炒）各 9g，水煎温服。功能益阴养血，滋虚清热。主治肾阴不足，腰酸膝软，耳鸣，盗汗，手足心热，婚后不育。

【临证应用】婚后一两年以上，妻子身体无病而不育，精检活率偏低，或偶感腰膝畏寒、乏力，精力不足，舌质偏淡，舌苔白润，脉象右尺偏弱的，治宜温肾助阳，补益精血，五子衍宗丸、归茸汤、狗肾韭子丸、杜仲锁阳汤等方均可交替应用，以防一方久服，产生抗药性而疗效不佳。

归地龟甲汤则用于肾阴不足，腰膝酸软，时或耳鸣，盗汗，婚后久不孕育者，此方调治，亦多显效。

肾虚腰酸、身体羸弱下各方，亦可对证选用，以补益精血，兴阳助育。对于素体肾虚，精血不足，以及所谓慢性前列腺炎、精检活力偏低等原因，导致婚后一两年不孕不育的，服之均有明显的提升精子活率效果。调治得法，配偶能够自然受孕、正常孕育，直至足月生产，母子健康无恙的，乃是多数。

【施治体会】屡见男子婚后不育，或阳痿早泄者，持续服用大方剂、大剂量壮阳纵欲之品，不少人"早泄"治成滑泄不禁，不育无望，甚至导致夫妻离异。曾见到过不少不足 30 岁的男子，服壮阳药竟然长达七八年，观其舌质光红无苔，六脉仅剩两尺虚浮无根、中取即无，阴茎痿缩，小便滴沥不尽。

用药味较少、药效集中、针对性的治疗，往往比"拦河网"式的大方剂效果为好。也有人说我"小气"，时间短，治好病，花钱少，患者能够满意，"小气"

又何妨？能够生育，就是喜气。我只求疗效，但看治愈率多寡。

<h2 style="text-align:center">斑秃脱发</h2>

【脉症提要】斑秃多无先兆症状，夜间成块头发脱落，身体亦多无不适，所以舌苔、脉象亦多与常人无异。脱发则多为头油过多，或头皮瘙痒、白屑过多，或精神压力过大，或熬夜饮酒、嗜食辛辣之物，风热血燥，不能荣养毛发而致脱落，舌质多见偏红，舌苔多见薄黄，脉象多见细数。

【适证方药】眉落复生方（《串雅外编》）桑叶7片（煎水），每日洗之，1月重生。伤于风热血燥，眉毛、须发脱落，每日用霜降后采摘的霜桑叶15～30g，水煎去渣熏洗之，有促进毛发再生作用。

发落重生方（《验方新编》）黑芝麻梗（秸秆）、柳树枝各等份（一般用量为各60g），熬水洗头，发易生而且润。妇人以此二味泡油搽头，更妙。小儿发稀，洗之亦生。

又方（《验方新编》）墨旱莲（鲜品）捣敷，易生而多。

发易脱落方（《验方新编》）榧子3个，核桃2个，侧柏叶30g，共捣如泥，泡雪水梳头，发不落，而且光润。

发短而少方（《验方新编》）桑叶、麻叶（芝麻叶），用淘米水煮汁洗之，每日洗1次，勿用清水冲去，洗至半月，有一定长发作用。

经验方鲜侧柏叶90g，高度白酒1斤，浸泡7日，去侧柏叶备用。外以生姜切片擦头皮，感觉头皮微热时，用棉签蘸此酒涂擦之，有祛风清热止痒、促进毛发再生作用。用于斑秃、脱发，头皮瘙痒或毛发油腻等症。

又方骨碎补60～90g，高度白酒1斤，泡制、用法、功效同上方。此方用治多人斑秃及青壮年脱发，涂擦1个月即见显效，头发再生，发质亦良。但用于眉毛脱落，则无明显效果。

又方核桃仁、黑芝麻等量，共捣融如膏，用生姜先擦毛发脱落处，后涂敷此膏，一日三五次。功同上2方。因人对证内服汤药加外用，可提高疗效。

首乌黑芝麻汤（经验方）制何首乌、熟地黄、黑芝麻、墨旱莲、霜桑叶各15～30g，宽水煎煮去渣，取汁当茶饮，药渣再煎熏洗头皮，有滋养毛发功效。血虚发枯、干燥脱落者，服此有润养毛发、减少脱落作用。

桑防饮（经验方）霜桑叶30g，荆芥、防风各15g，僵蚕9g，当归15g，生地黄30g，煎服法及外用同上方。有疏风润燥、滋养阴血作用，主治同上方。

又方 鲜侧柏叶 30～90g，防风 15～30g，僵蚕 6～9g，宽水煎汁，熏洗头部毛发，1 日 1～2 次，功能疏风清热止痒。用于头皮瘙痒，甚至痒痛交加，起白屑或小毒疹，毛发焦枯或脱落。

又方 或用生何首乌、紫草、鲜侧柏叶各适量，煎水熏洗，亦可清热解毒和营，用于头皮瘙痒及毛发焦枯脱落，连续熏洗数日，多能见效。

又方（《串雅外编》） 羊屎不拘多少，纳鲫鱼腹中，装入大肚子小口陶罐密封，柴火煅，用灰和香油涂发（《本草纲目》作"烧灰涂发"，应为用瓦罐纳入装羊屎之鲫鱼，炭火上煅存性，取出研细如灰，以香油调和涂发），数日发渐长而黑矣。此方有人试过，生发、乌发有一定效果。

【临证应用】 以上各方，都是治疗斑秃、脱发的有效经验方，对证选用，疗效均较显著，治愈者为多数。但脱发患者，一定要饮食温和，勿熬夜饮酒，精神减压，这样才能保障治疗有效，治愈后减少反弹。

【施治体会】 首先是斑秃、脱发患者，大多数都能治愈，只不过是见效时间与效果有差异。有时用一个小验方如骨碎补药酒外擦、发落重生方洗头等，治愈斑秃或发质干糙的，亦不为少数。血虚风燥，毛发失于润养而干燥、脱落的，则须配合内服药如首乌黑芝麻汤、桑防饮，内服加外用，有较好疗效，且花钱极少，更无毒副作用，用法也不甚复杂。个人经验，仅作参考。

头痒屑多

【脉症提要】 头痒屑多，主要表现为头皮瘙痒，白屑偏多，头发或干糙，或油腻，一般脏腑都无明显病象，大致因睡眠不实、熬夜饮酒、过食辛辣油腻之物等，日久血虚风燥而出现此患。大多舌脉都无明显病象，故仅以外用方调治。

【适证方药】 **藜芦方**（《验方新编》） 藜芦末（约 30g），煎汤洗头，半干时再掺入藜芦末，令入头皮，用布扎紧，数日即愈（藜芦末须接触到头皮，头戴薄帽子即可）。治头生白屑极痒。

又方（《验方新编》） 桑枝烧灰，淋水洗头，甚效。主治同上方。

又方（《验方新编》） 王不留行、白术各 9g，研末干掺，保持一夜，梳去即愈。主治同上方。

经验方 生赤首乌、鲜侧柏叶、千里光、墨旱莲各 30g，黑芝麻 15g，皂角 6g。将上药用水约 10 斤，慢火煎汁约 6 斤，分 2 次，微温泡洗头皮头发，每日 1 剂，连用 7 日，待头皮不痒后，可缓洗，1 日洗 1 次，或隔日洗 1 次，以巩固疗效。有疏风润燥、凉血止痒作用。用于头皮干燥，白屑过多，瘙痒难忍，甚或发质干燥脱落，头皮时起小疹，或红或白，或痛或痒，春秋益甚，饮酒尤剧者。

又方 白芷、僵蚕、蝉蜕、苦参、黄柏各15g，乌梢蛇6g，用法主治同上方。

以上诸方可轮换使用，以免产生抗药性而功效降低。特痒者先用第一方，待痒止后，续用他方，以发质乌润不脱为度。切记勿饮酒、熬夜，勿食辛辣、油腻，保障睡眠，减轻精神压力，饮食以偏于清淡为要。

【临证应用】以上外用五方，若一方不能治愈，或者效果欠佳时，可换一方，一般都有显效。内服方可参照斑秃、脱发方对证选用。并注意饮食勿过辛辣油腻，保障睡眠，保持头皮清洁等，则不难治愈。

【施治体会】此患几乎很多人都有过，用疏风润燥、滋养毛发之味制成的纯中药洗发剂常洗，一般都能控制。偶有不能治愈的，以上诸方及脱发下的内服外用方，用之都有一定疗效。

耳闭耳聋

【脉症提要】心火过旺，便秘尿黄，心烦口渴，耳鸣耳聋，舌苔黄，脉象滑数。

肾水不足，虚火上炎，耳鸣耳聋，或夜寐盗汗，腰膝酸软，舌红少苔，脉象多见细数。

【适证方药】经验方 因于肝火过旺引起的耳鸣、耳闭，可用鲜水菖蒲肉质根茎去皮，粗细适当，长4～5cm，塞入耳内1cm许，干则拔出，换以鲜者，连续不断，有通窍作用。病情轻者，效果较为明显。但不可塞入过深，以防伤及内耳。内服龙胆泻肝丸（中成药），可提高疗效。

塞耳方（《验方新编》） 北细辛研末3g，将黄蜡适量融化为丸如鼠粪大，以棉裹塞耳，一二次即愈。切戒恼怒。治耳聋耳闭。

又方（《验方新编》） 真磁石1粒黄豆大，穿山甲烧存性研末约1g，用棉包裹塞耳，口含生铁一块，耳中如风雨声，即通。主治同上方。

又方（《验方新编》） 生乌头1个，趁湿削如枣核大，塞耳，日换数次，过三五日便愈。不然，久则成聋（生乌头有大毒，用时须慎，切勿入口）。治耳鸣耳痒。

清心泻火饮（经验方） 黄连、大黄（后下）各9g，黄芩、栀子、龙胆草、通草各15g，水煎温服。功能清热泻火通窍。主治三焦火旺，心烦口苦，便秘尿黄，耳闭耳鸣等症。肾虚耳鸣、二便不实者忌服。

滋肾通窍方（经验方） 生地黄 30g，牡丹皮、炙龟甲各 15g，知母 24g，黄柏、磁石各 30g，水煎温服。功能滋肾通窍。主治肾水不足，虚火上炎，耳鸣耳闭等症。配合菖蒲塞耳，加以饮食清淡，初起者效果较为显著。大便秘结者酌加大黄适量，口渴加麦冬、天花粉各适量。

虎耳草方（《验方新编》） 新鲜虎耳草捣取汁，滴入耳内，治耳底痛。或加入冰片少许于虎耳草汁中融化滴耳内，一日五六次。功能清热解毒，主治三焦火旺，聤耳，即中耳炎初起，耳内肿胀热痛。此方民间广为使用，治疗聤耳无论初起肿痛或溃流脓血水，皆有消肿止痛作用。但不能动怒生气及饮食辛辣上火之物。

经验方 蚕茧 1 个，剪开小口，用蛇蜕皮塞满蚕茧内，再用棉线缝紧口，以净瓦片放木炭火上，缓缓煅至焦枯存性，放三日夜去火毒，同冰片、雄黄、枯矾各 1g，共研细粉，瓶装备用。用时视耳内干湿，干则用芝麻油适量调为稀糊涂之；湿则先用淡盐开水洗净脓血（最好用虎耳草汁洗之），干撒药粉，1 日 2 次。功能清热燥湿解毒。主治"灌聤耳"耳内痛痒交加，时流脓血水或干痛干痒，或伴耳鸣、耳闭等症，用之皆验。尤其是痛痒交加，时流脓血水，日久不愈者，用之效果较佳。

又方 煅龙骨、煅牡蛎、煅石膏各 6g，炒黄丹 3g，共研细粉备用。用法同上方。功能燥湿收敛。主治"灌聤耳"日久，耳内溃破，水湿浸淫，时或痛痒耳鸣等症，用之以燥湿收敛。

【临证应用】心火过旺，心烦口渴，尿黄便秘，耳鸣耳痛，舌红苔黄，脉象滑数的，治宜清心泻火，通利二便，方用清心泻火饮内服，外用虎耳草方滴耳，并治聤耳（中耳炎）肿痛或流脓血等症。

肾阴不足，耳鸣绵绵不止，以致耳鸣耳聋，时或夜寐盗汗，腰膝酸软，舌红少苔，脉象细数的，治宜滋肾通窍，方用滋肾通窍方内服，外以塞耳方及以下二方配合使用。

聤耳肿痛，或伴心烦口渴，二便不利，舌红苔黄，脉象滑数的，治宜清心泻火，方用清心泻火饮加木通 15g，金银花 30g 内服，外以虎耳草方滴耳；若化脓后，红肿退而脓水淋沥不净，时或痛痒的，外用蚕茧方或龙骨方治之，以拔毒去腐，止痛止痒，收敛疮口。

若肝胆湿热或三焦火旺引起的"灌聤耳"，或耳鸣耳聋，心烦口渴，尿黄便秘者，加服中成药龙胆泻肝丸或黄连解毒片；肾阴不足，虚火上炎，耳鸣，或兼夜寐盗汗的，加服中成药知柏地黄丸或耳聋左慈丸，均可提高疗效。

【施治体会】无论耳鸣、耳聋、聤耳，凡是时日较长的，疗效均不够显著。尤其是肾虚耳鸣，耳鸣虽然不甚，但绵绵不止，或者听力缓慢下降的，多数所谓"神经性耳鸣"，治疗起来效果更不明显。灌聤耳能够及时治疗，并注意自我调养，如饮食清淡、心情平和、保障睡眠等，多可及时治愈。日久不愈，或不时浸淫脓血水，时感痛痒的，能够认真治疗，加强自我调养的，亦能在较短时间内治愈。但如上所说的注意自我调养一项，切不可忽略。否则，还会复发。

肾虚耳鸣

【脉症提要】耳鸣似小蝉之声，绵绵不绝，日久不愈，有影响听力的，亦有耳鸣数十年听力依旧正常的，多数患者并无头痛眩晕等不适症状，但偶感心烦。也有不少耳鸣患者逐渐听力下降，治疗起来效果多不理想。难怪有"神经性耳鸣治不愈"的说法。单就此患而言，一般舌象、脉象都无明显异常。偶有偏于肾阴虚的，则有手足心热、夜寐盗汗等症，舌红少苔，脉象细数；肾阳虚的，则见畏寒、四肢不温等症，舌质偏淡，脉象虚弱。

【适证方药】肾虚火旺耳鸣主方（《简明医彀》） 盐酒炒黄柏、盐酒炒知母各 12g，当归、川芎、白芍、生地黄各 15g，五味子 6g，水煎空腹服。壮水制火，治肾虚火乘，耳鸣耳聋。

烧肾散（《张氏医通》） 磁石（煅赤，醋淬，水飞净）30g，附子 1 枚（炮去皮脐），蜀椒 15g（炒去汗，取椒红），巴戟肉 30g，为散。每服 3g，用猪肾 1 枚，去筋膜细切，葱白、盐花和匀，裹十重湿纸，于炭火中煨熟，空腹细嚼，温酒送下，以粥压之，10 日效。治肾虚耳聋耳鸣。

【临证应用】肾阴不足，虚火上乘，耳鸣耳聋，或伴夜寐盗汗等症，舌红苔少，脉象细数的，治宜壮水制火，方用肾虚火旺耳鸣主方。

肾阳不足，耳鸣耳聋，时感畏寒腰痛等症，舌质淡，苔白润，脉象细迟的，治宜温肾通窍，方用烧肾散为主。

耳闭耳聋下的外用塞耳方亦可适证选用，以配合治疗，提高疗效。

【施治体会】个人治疗肾虚耳鸣的点滴经验是：肾阴不足，相火过旺，手足心热，或伴会阴部潮湿，夜寐盗汗，耳鸣心烦，腰膝酸楚的，常用肾虚耳鸣主方或知柏地黄汤加磁石 24g，通草 9g，水煎服；肝胆湿热偏盛，心烦口苦，头痛便秘的，常用龙胆泻肝汤加磁石 24g，通草 9g，水煎服，初起者均有较好疗效。肾阳不足耳鸣耳闭的，即用上方烧肾散治之，亦有一定作用。但时日延久，耳鸣绵绵不绝，听力缓缓下降，即所谓"神经性耳鸣"、耳聋的，则疗效多不显著。

风寒耳鸣

【脉症提要】突受风寒，耳鸣耳闭，或伴发热头痛，舌苔多见薄白而滑，脉多浮迟。

【适证方药】塞耳方（《串雅外编》）　乌头（烧灰）、石菖蒲等份，为末，绵裹塞之，日再塞为效。治风寒闭郁耳鸣。

又方（《串雅外编》）　鲜石菖蒲根（水菖蒲根亦可）捣融，细纱布包入适量，塞入耳孔，干则换之。主治同上方。

散寒通窍方（经验方）　紫苏、白芷、羌活、石菖蒲各 15g，细辛 5g，生姜 3 片，葱白 3 茎，水煎温服取微汗。功能辛温解表，散寒通窍。用于突受风寒，头痛无汗，耳闭耳鸣等症。或单用葱白 5 茎，轻煎温服。另用葱白捣融，细纱布包豌豆大一粒，塞入耳内。或直接吃生葱适量，使汗出、喷嚏，均可祛寒通窍，用治突受风寒耳闭耳鸣等症。

【临证应用】突感风寒，耳鸣或耳闭，或身发寒热，舌苔白滑，脉象浮迟的，治宜辛温散寒，用塞耳方外治；发热者内服散寒通窍方，一般都能速愈。

【施治体会】本人经常在数九寒天登山采药，从低洼深壑爬到山梁或高峰处，本来已经全身出汗，突受凌厉寒风侵袭，顿时耳鸣耳闭，刹那间听力骤降，甚至感到恐慌，立即到避风处，用手指按耳门、百会、外关等穴，同时双足蹦跳，待微微汗出，或打个喷嚏，耳鸣耳闭随之消失。可见突受风寒，闭郁耳窍，但能速去风寒闭郁，便可速愈。

五淋证治

【脉症提要】石淋：膀胱蓄热，小便黄赤或混浊，间有砂石尿出，溺时痛不可忍，排出砂石后疼痛减轻，体健者，舌脉多无明显异常，或见苔黄腻，脉象弦滑或数。

气淋：小便涩滞，淋沥不净，小腹胀满，气滞不通，脉多迟涩或弦迟；日久不愈，或服疏利之品后小腹胀满益甚者，多为正气不足，可参照劳淋治之。

血淋：尿中带血，疼痛满急，偏于热盛的，血色鲜紫，苔黄或腻，脉数有力；偏于阴虚的，血色淡红，舌红苔少，脉象细数。

膏淋：湿热蕴结，小便混浊，或夹有脓样稠液，溺时涩痛，舌苔黄腻，脉象滑数；病程日久，肾气不足，或见腰膝酸痛等症，舌苔白润，脉象濡滑或无力。

劳淋：诸淋日久转变而来，过劳即发，小便淋沥不已，时作时止。脾虚气弱，气坠小腹，迫注肛门，里急后重，气短懒言，苔薄，脉细；肾阴不足，腰膝酸软，手足心热，形体消瘦，舌红苔少，脉象细小；肾阳衰微，神气怯弱，手足不温，舌苔薄白，脉象细弱。

【适证方药】五淋散（《太平惠民和剂局方》） 赤茯苓 18g，赤芍、山栀子、当归各 15g，甘草 6g，加灯心草 3g，水煎服。治膀胱有热，水道不通，淋涩不出，石、劳、气、血、膏五淋，皆可以此方加减。

涤石方（《张氏医通》） 麦冬 18g，葶苈子（布包煎）、木通各 12g，冬葵子、滑石、车前各 18g，连翘、瞿麦各 12g，知母 15g，水煎服。治脐腹隐痛，小便难，痛不可忍，溲如砂石，或黄赤，或浑浊，色泽不定。正如汤瓶久受煎熬，底结白碱，宜清其积热，涤其砂石。涩痛甚者，为膀胱蓄血，加琥珀 15g，肉桂 6g，大黄 9g，以散之、下之。

经验方 连钱草、石韦各 30～60g，川牛膝 15～30g，宽水煎汤，大量频饮。并加以走路蹦跳，以促进结石下排。功能清热利尿排石。主治石淋（泌尿系结石），时感腰痛难忍等症。

又方 海金沙（纱布包煎）18g，生薏苡仁 60g，滑石 15g，藤梨根、苎麻根各 60g，煎服法及主治同上方。

又方 赤茯苓 30g，金钱草 60g，川木通、萹蓄、石韦各 15g，水煎当茶频饮，功能主治同上方。待结石完全排出，建议患者续服六味地黄丸半月，以恢复因为利尿太过而损伤的肾气。肾阳不足而腰膝畏寒的，服用金匮肾气丸。这仅是个人治石淋的体会，经数十年观察，结石排出后服用补肾药的，精力恢复较快，而且结石复发率也比不吃补肾药的明显要低。个人经验，仅作参考。

加减沉香散（经验方） 沉香 6g，石韦、滑石、冬葵子各 18g，乌药 15g，甘草 6g，水煎温服。功能行气疏利，主治气淋胁腹胀满，气滞不通，小便涩滞，淋沥不爽等症。

导赤散（《小儿药证直诀》） 生地黄 30g，木通 15g，甘草 6g，淡竹叶 18g，灯心草 6g，水煎服。功能泻火通淋。主治心经火热，口渴面赤，心烦喜冷，口舌生疮，小便赤涩，淋沥刺痛，舌红，脉数。

土牛膝方（《验方新编》） 土牛膝连叶一大把，以酒煎服，连进数剂，其效如神，血淋尤妙。治男女诸淋，小便不利，以及茎中作痛。

又方（《验方新编》） 苎麻根两茎切碎（鲜品 60～120g，干品减半），水煎服。主治同上方。

血淋方（《验方新编》） 头发烧灰研细末（即血余炭），以藕节捣汁调服（每次用血余炭 3～9g，藕节汁小半碗调服，日 2 次）。主治血淋。

萆薢分清饮（引自《成方切用》） 川草薢24g，石菖蒲、乌药、益智仁各15g，甘草6g，一方加茯苓18g（个人常用量），入盐少许，水煎温服。治肾阳不足，小便频数，溺白如油，名曰膏淋。

五苓散（《伤寒论》） 猪苓、茯苓、白术、泽泻各15g，桂6g，水煎服。功能利湿通淋。主治小便不利，微热烦渴者，此方主之。通治诸湿腹满，水饮水肿，膀胱积热，身痛身重等症。

菟丝子丸（《沈氏尊生方》） 菟丝子30g，茯苓、山药、白莲子、甘枸杞各18g，水煎温服。功能益肾涩精。主治遗精白浊，劳淋，膏淋。

水陆二仙丹（引自《成方切用》） 金樱子取半黄者500g熬膏，芡实500g研粉，和为丸。每服15g，日服2次，淡盐汤下。治遗精白浊，亦可用于膏淋。

鹿芡饮（经验方） 鹿衔草、芡实各30～60g，水煎温服。或为丸梧桐子大，每服15g，日服2～3次，核桃仁、黑大豆、糯米各适量煮粥调服，温开水送服亦可。功能补肾涩精。主治肾虚白浊如膏，或慢性肾炎蛋白尿，腰酸腰痛，足膝无力等症。

又方（经验方） 黄芪60g，白术、茯苓各15g，山药、煅龙骨各30g，五味子6g，水煎温服。功能补脾益肾涩精。主治脾虚精滑，膏淋带浊，倦怠神疲。

又方（经验方） 芡实、白莲子各30g，金樱子、益智仁各15g，杜仲、巴戟肉各30g，水煎温服。功能补肾涩精。主治肾虚膏淋，腰膝酸软。

又方（经验方） 大熟地30g，山萸肉18g，菟丝子30g，附子（先煎）、肉桂各9g，水煎温服。功能温肾助阳涩精。主治肾阳不足，畏寒肢冷，腰膝无力，精关不固，膏淋溺白，遇劳则甚。

【临证应用】 石淋，即泌尿系结石，多与当地水质有关，或因膀胱蓄热，尿黄或混浊，小腹及腰胁痛时难忍，偶有砂石排出，砂石排出或疼痛减轻，体健者舌脉多无明显异常，或见苔黄腻，脉弦滑偏数的，治宜清热利尿排石，方用五淋散或涤石方，3 个经验方可配合应用，总宜尽早排出结石为要。待结石排出后，续服补肾药三五剂，或中成药地黄丸半月，以恢复由于利尿排石药而损伤的肾气，减少结石再生。

气淋，偏于气滞的，小便涩滞，小腹胀满，淋沥不净，脉象沉迟沉弦的，治宜利气通淋，方用加减沉香散为主；气淋日久，或因疏利太过，正气不足，腹满绵绵，遇劳则甚的，治法同劳淋。

血淋，尿中带血，腹痛满急，偏于热盛的，血色鲜紫，舌红苔黄，脉数有力的，治宜清热凉血，方用导赤散或血淋方为主，牛膝方亦可配合应用；偏于阴虚，血色淡，而舌红苔少，脉象细数的，用血淋方，用当归、熟地黄、白芍各15g 煎汤送服血余炭末。

膏淋，湿热内蕴，膀胱气化失常，小便混浊，甚则小便中有似脓样物稠液，或尿道涩痛，舌苔薄黄，脉象濡滑或微数的，治宜分清泄浊，方用草薢分清饮为主；病程较长，日久不愈，肾气不足，腰膝乏力，舌苔白滑，脉象濡弱的，当从虚治，参考劳淋治法。

劳淋，由诸淋日久转变而来，过劳即发，小便淋沥不已，时轻时重，时作时止。偏于气虚的，气坠少腹，迫注肛门，里急后重，气短懒言，舌苔薄白，脉象虚细的，治宜益气升清，方用补中益气汤（或用中成药补中益气丸）为主，或用鹿茸饮加人参 15g，黄芪 30g，水煎服。其下 3 个小验方，均可对证选用，因人加减。肾虚腰酸，形体消瘦，舌苔薄白，脉象细小的，治宜益肾固涩，方用菟丝子丸为主。肾阳衰微，神气怯弱，四肢不温，舌质淡，脉象虚弱的，治宜温肾助阳，方用金匮肾气丸（中成药）为主，鹿茸饮及其以下 3 方皆为实效验方，并可配合应用。

肾虚滑精下诸方，可对证选用，以补肾涩精，而用于治疗膏淋、劳淋。

【施治体会】 淋证的主要症状多为尿意频急，排出不畅，或伴有尿道刺痛等症。究其病因，饮酒过度，嗜食煎炙厚味，助湿生热，蕴积日久，注于膀胱，以致膀胱气化不利，而生此症。或因肾虚内热，房事不节，肾阴亏耗，阴虚火动，影响膀胱气化，以致小便淋涩作痛。尿结石的形成多与当地水质有关，如《张氏医通》所说"正如汤瓶久受煎熬，底结白碱"之状；或湿热内蕴，郁久化热，致使尿中杂质结成砂石；或因热搏血动，迫血外溢，而成血淋；病情日久，肾虚气弱，遇劳则甚，小便混浊，腰膝酸软无力，故又有劳淋、膏淋的形成。总为膀胱气化失常，小便淋沥涩痛，或砂石阻塞尿道，腰腹胀痛难忍，日久则虚，而成膏淋、劳淋，腰酸膝软等症。尚有热淋一说，皆因湿热为患，或淋沥涩痛，或尿中带血等症，治法当以清热利湿、利尿通淋，兼以凉血止血。对证用药，及时治疗，加以自我调养，五淋不难治愈。

所列小验方，都各有显效。能够对证服用，多能及时治愈热淋、血淋、气淋等淋证，因为都是从长期临证中不断小结而来。

小便癃闭

【脉症提要】肺热壅滞，气化失常，小便不通，小腹胀满疼痛，咽干，口渴欲饮，呼吸短促，舌苔多见薄黄，脉象多见滑数。

湿热壅滞，胸腹满闷，口淡不渴，时欲呕恶，舌苔白滑或黄腻，脉多濡滑。

下焦蓄热，多为上中二焦之热留恋不去，注于下焦，小腹胀满而甚，舌红苔少，脉象沉数。

中气不足，小便解时不爽，甚或脱肛，神疲懒言，舌苔薄白，脉象虚软。

肾阳虚衰，小便传送无力，淋沥不畅，面色㿠白，神气怯弱，舌苔白滑，脉象沉细无力。

瘀血内阻，尿道不通，小腹急痛难忍，小便滴沥不畅，舌质瘀暗，脉多弦实。

【适证方药】加味黄芩清肺饮（经验方） 黄芩 15g，石膏 30g，知母 18g，麦冬 18g，葶苈子（布包煎）15g，甘草节 6g，水煎温服。功能清肺泻火利尿，主治肺热壅滞，咽干口渴，小便不通，呼吸急促等症。

滋肾通关丸（《兰室秘藏》） 黄柏、知母各 9 ~ 15g，肉桂 3 ~ 6g，水煎温服。功能滋肾化气，通利小便。主治下焦蓄热，少腹肿满，小便不通等症。

小分清饮（《兰室秘藏》） 茯苓、泽泻、猪苓各 15g，薏苡仁 30g，枳壳、厚朴各 12g，水煎服。治小便不利，湿滞肿胀，不能受补等症。如阴虚水不能达者，加生地黄 24g，牛膝 15g；内无热而寒滞不行者，少加肉桂（3 ~ 6g）。

凡因湿热下注引起的癃闭小便不通，心烦口渴，腹胀腹痛等症，以上 3 方，均可对证选用。若属阴虚泉竭，小便滴沥或癃闭者，禁用泻火、淡渗、利尿之品，当用六味地黄汤以滋肾阴，少加车前子以益阴利尿。

灯心竹叶饮（经验方） 灯心草、鲜竹叶、车前草各 30g，黄芩、滑石各 15g，甘草 6g，宽水煎汤，取汁频饮。功能清心泻火利尿。主治心火过旺，下移小肠、膀胱，心烦口渴，小便黄短，滴沥涩痛等症。

膝红汤（经验方） 川牛膝 18g，红花、桃仁、赤芍各 9g，川木通 15g，甘草梢 6g，水煎温服。功能活血利尿，主治跌仆损伤或热郁血瘀，尿道阻塞，小腹急痛难忍，小便滴沥不畅等症。

清热利湿饮（经验方）　黄芩、滑石、赤茯苓各 15g，车前子 30g，鲜荷叶 90g，甘草 6g，宽水煎汤，微温频饮。功能清暑利湿，利尿通淋。主治夏月感受暑热，烦渴肌热，溺赤涩痛等症。

清热利尿方（经验方）　鲜竹叶、鲜灯心草、鲜鸭跖草、鲜薏苡仁根、鲜车前草、藤梨根各 30g，服法同上方。功能清热泻火，利尿通淋。主治心烦口渴，小便滴沥不畅，尿道涩痛等症。

小验方药味易寻，城郊及农村伸手可得。如凤尾草、萹蓄（民间称"大蚂蚁草"）、海金沙藤叶（俗称"死人头发"）、薏苡仁根（俗称"醋珠子"）、蓼子草（民间称为"辣蓼子"）、鲜竹叶、车前草、苎麻根等，每用一二味，开水泡饮，均有利尿通淋作用。湿热下注，小便滴沥涩痛，排尿不畅者，及时服之，多有显效。病情轻者，即可速愈。

【临证应用】肺热壅滞，小便不通或滴沥不畅，小腹胀满疼痛，呼吸短促等症，舌苔薄黄，脉象滑数的，治宜清泻肺热，方用加味黄芩清肺饮为主。

湿热壅滞，口淡不渴，小便不通，舌苔白滑或黄腻，脉多濡滑的，治宜分利湿热，方用五苓散（方见五淋下）为主，对证加减。

肺脾湿热留恋不去，下注膀胱，小腹胀满而甚，舌红苔少，脉象沉数的，治宜滋阴化气，方用滋肾通关丸为主，随症加减。

气虚下陷，小便解时不爽，甚或气坠脱肛，神疲懒言等症，舌苔薄白，脉象虚软的，治宜益气升提，方用补中益气汤（方见脾虚倦怠下）为主。

肾阳虚衰，小便传送无力，淋沥不畅，面色㿠白，神气怯弱，舌苔白滑，脉象沉细无力的，治宜助阳化气，方用济生肾气丸或金匮肾气丸（中成药）为主。

因于瘀血内阻，尿道不通，小腹急痛难忍，小便滴沥不畅，舌质瘀暗，脉多弦实的，治宜活血祛瘀，方用膝红汤为主，随症加减。

无论何种原因小便癃闭不通，小腹胀急的，用食盐半斤，炒热布包，温熨脐部及小腹。或用田螺大的 1 个或小的 3 个，连壳捣烂如泥，入麝香少许（无麝香亦可）敷脐上，以蛤蜊壳合盖之，外用棉布条固定。或用芹菜一把捣融，以纱布包之，拧取自然汁约 150mL，蒸熟温服。或用甘遂 3g 研末，温开水调糊敷脐中（神阙穴），另用生甘草 3g 水煎服（记住：甘遂外用，甘草内服，不得用反）。应急小方，用之得当，利尿作用颇为显著，均可配合应用。

【施治体会】癃是小便不通，小腹胀急；淋是小便淋沥涩痛。总由三焦气化失常，无力运行，以致水道不能通畅所致。如邪热犯肺，肺气不能宣布，失去"通调水道，下输膀胱"的作用，即所谓上窍闭而下窍以塞；湿热伤脾，升降失常，肾阳虚则不能蒸化水液；肾与膀胱蓄热，而致气化不利等，总不外乎气化失常。尿道阻塞，或因瘀血结块，或因结石等其他异物阻塞，或因某些疾病及手术后等，亦有引起癃闭的。如果不能及时处置，往往因为小便不通而引起胸满、气喘、呕吐、昏瞀、水肿等症，而使病情恶化，甚至出现险情。所以有"不怕十日不大便，就怕一日不小便"之说。上五淋中的气淋、石淋二症的治方，以及本节所集的经验方，均可对证选用，皆可通利小便，而治小便不通。

小便不禁

【脉症提要】肾气不足，摄纳无权，小便不能自控，舌苔多见白润，脉象多见细弱。

脾肺气虚，不耐疲劳，小便不能自禁，舌苔多见薄白，脉象多见虚软。

【适证方药】**缩泉丸**（《朱氏集验方》）乌药、益智仁（盐拌炒，去盐）、怀山药等份为末，酒煮干山药糊丸，梧子大，每服五七十丸，空腹淡盐汤送下。治脬气不足，小便频数，昼甚于夜者。

固脬丸（《朱氏集验方》）制菟丝子 60g，茴香 30g，炮附子、炙桑螵蛸、戎盐各 15g，为末，干山药约 90g，煮糊丸梧子大，酒下 9g。治虚寒小便不禁。

验方　熟地黄 30g，山萸肉、益智仁各 15g，龙骨 30g，附子、桂心各 9g，文火缓煎浓汁，食远温服。功能温肾缩尿。主治肾阳不足，四肢不温，小便不禁或夜尿过多等症。

又方　人参 15g，炙黄芪 30g，蛤蚧粉 6g（分 2～3 次吞服，用汤药送服），炙五味子 9g，怀山药 30g，水煎温服。功能补脾益气，固肾纳气。主治脾肾不足，动则喘息，尿频不禁及夜尿过多等症。

【临证应用】肾气不足者，一般病情较缓，多见于老人及素体虚弱，小便不能自控而自遗，偶感头晕腰酸，或心悸少寐等症，舌苔多见白润，脉来虚弱的，治宜益肾固涩，方用缩泉丸为主；如属肾阳不足，四肢欠温，小便滴沥不禁，或兼见大便溏稀，舌质偏淡，舌苔薄白而润，脉象沉细微弱的，治宜温肾助阳，统摄下元，方用固脬丸为主，肾阳虚甚者用右归丸（中成药）。

脾肺气虚，遇劳则甚，小便频数，甚或气短，小便滴沥不禁，容易疲倦，精神不振，舌苔多见薄白，脉象虚软无力的，治宜补中益气，方用补中益气汤（方见倦怠下）为主，随症加减。

【施治体会】小便不禁，不能自控等症，除脾肺气虚或肾阳不足引起外，亦常见于其他疾病如温病、中风、妇人产后等。

肾阳不足，或老年肾气虚弱，小便不禁或夜尿过多，四肢不温，腰膝畏寒者，金匮肾气丸合缩泉丸（中成药）服，效果显著。脾肺气虚，疲劳之时，尿不禁明显，补中益气丸合固脬丸服，疗效亦良。

热结便秘

【脉症提要】燥热内结，口渴欲饮，口热口臭，便秘腹胀，小便黄短等症，舌苔多见黄腻，脉象多见滑实有力。

气滞不行便秘，腹胀或痛，哕气胸痞等症，舌苔薄腻，脉多弦实。

【适证方药】大承气汤（《伤寒论》） 大黄（后下）9～18g，芒硝（烊冲）6～12g，枳实、厚朴各 9～15g，水煎服。治阳明腑证，阳邪入里，胃实便秘，发热谵语，自汗出，不恶寒，痞满燥实，三焦大热证。去芒硝名小承气汤，主治便秘谵语，潮热而喘，以及杂病上焦痞满不通等症。

黄连解毒汤（《肘后方》） 黄连、黄芩、黄柏、栀子各 6～15g，水煎服。功能清热解毒，主治三焦火毒证，便秘溺赤，心烦口燥，咽干不寐，或热毒疮疡等症，舌红苔黄，脉数有力。大便秘结，加大黄（后下）9～18g。

四顺清凉饮（《张氏医通》） 当归、赤芍各 9～15g，甘草 3～9g，酒大黄 9～15g，水煎入生蜜一匙，热服。治血热便秘脉实者。

六磨汤（《证治准绳》） 沉香 6g，槟榔 15g，木香、乌药、大黄（后下）、枳实各 12g，水煎温服。功能行气导滞，主治气滞便秘，腹胀胸痞，时或嗳气吞酸。

简便方 酒炒大黄 9～15g（后下，以大便通畅为度），生何首乌 15～30g，水煎温服。功能泻热通便。主治肠胃积热，大便秘结，脘腹胀满，甚至便燥难下，右下腹胀痛或体生毒疖等症。

又方 生大黄、芒硝（冲服）、番泻叶、黑丑、生何首乌等，任选一种适量，开水冲泡饮（二丑微炒为末吞服），均有泻下通便功效，而且作用明显，见效甚速。但仅可用于热实证便秘，暂时通泻大便，虚人忌用。

【临证应用】燥热内结，烦渴欲饮，口热口臭，腹胀腹痛，小便黄赤，甚则烦躁不宁等症，舌苔黄腻，脉象滑实有力的，治宜泻火通便，方用大承气汤或黄连解毒汤加大黄；症状稍轻的，方用四顺清凉饮。

食积停滞，气行不畅，腹胀腹痛，嗳气胸痞，舌苔薄腻，脉弦的，治宜理气行滞，方用六磨汤为主，随症加减。

简便方、单方亦可对证选用，都有较好的泻火通便作用。

【施治体会】热结便秘，多因嗜食辛辣厚味，或饮酒过多，燥热内盛，移热于下，湿热宿垢滞留，而致便燥秘结，腹胀腹痛。或因忧思郁结，气机失于顺畅，以致津液不行，肠失传导之职，积滞不行，而成便秘。至于其他疾病引起的一时性便秘，亦可对症暂用，以通大便。而经常便秘，或称习惯性便秘，寄希治愈，则须改变生活习惯，饮食偏于清淡，多食蔬菜、粗粮，勿熬夜、饮酒、久坐、久睡，精神保持舒畅等，方能治愈后减少复发，疗效巩固。如若致病原因不除，再好的疗效也只能暂管一时。

大便虚秘

【脉症提要】偏于气虚的，便后乏力，气短汗出，舌苔薄腻，脉象虚软。

偏于血虚的，形瘦唇淡，或兼头晕目眩，咽干口燥，舌多中剥，舌质淡红，脉象细小。

老人浊阴凝结便秘，略感腹痛，得暖则舒，口和舌淡，脉多沉迟。

【适证方药】麻子仁丸（《伤寒论》）　火麻仁 15～30g，杏仁 9～12g，芍药、枳壳、厚朴、酒大黄各 9～15g，水煎服。为丸服（有中成药）亦可，分量因人而定。适宜于津液不足，肠燥便秘。

润肠丸（《脾胃论》）　酒炒大黄、当归尾、羌活、桃仁、麻仁、防风（有中成药），服法用量同上方。治肠胃伏火，大便秘涩，全不思食，风结血结。

增液汤（《温病条辨》）　玄参 30g，麦冬、莲子心、细生地各 24g，水煎温服。治温热伤阴，津枯便秘。或加生何首乌、玉竹、火麻仁各 30g，以增液润肠通便。

固本丸（《张氏医通》）　天冬、麦冬、生地黄、熟地黄各 240g，人参 120g，为末蜜丸，酒下 12g，熬膏尤宜。食少便滑者禁用。治老人津血俱亏咳逆便秘。

三仁丸（《本草纲目》）　松子仁、柏子仁、麻子仁（应为胡麻仁）各等份，研如泥，溶白蜡和为丸梧子大。每服 50 丸，黄芪汤下。治大便虚秘。

黄芪汤（《金匮翼》）　炙黄芪 24g，陈皮 9g，火麻仁 18g，水煎服。功能益气润肠，主治便秘偏于气虚，便后乏力，气短汗出，舌苔薄腻，脉象虚软。

苁蓉润肠丸（《金匮翼》） 肉苁蓉90g，沉香30g，火麻仁60g，前2味研细末，用火麻仁汁打糊为丸，如梧桐子大，每服6～9g，日服2次。功能温肾通便，主治老年浊阴凝结便秘，或伴轻度腹痛，喜热恶寒等症。

经验方 黑芝麻（微炒）、核桃仁（微炒）各90g，火麻仁（微炒）180g，共为细末，炼蜜为丸梧桐子大。每服9～15g，日服2～3次，肠燥夹热便秘甚者，用酒大黄3～9g，开水冲泡取汁送服；脾虚气弱，无力送便者，用人参或炙黄芪各9～15g，水煎送服；津液不足，虚烦口渴者，用麦冬15～30g，柏子仁9～15g，水煎送服。或为末用蜂蜜适量，调和服之。功能增液润肠通便。主治津液不足，肠燥便秘，或老年、小儿津虚肠燥，便秘缠绵，日久不愈。此方口感适宜，增液润肠，对于习惯性便秘属于津液不足者，服之最为适宜。小儿及体弱者用量酌减。

又方 郁李仁、瓜蒌仁、当归身各9g，生何首乌、玉竹各15g，水煎温服，或开水泡饮。功能主治同上方。

又方 酒大黄、桃仁各30g，黑芝麻120g，共为细末，每服6～9g，用蜂蜜适量调服，1日2～3次，功用同上方。

小方应用，简便易行，效果多亦良。对证小剂量服用，并可减少复发，巩固疗效。饮食尽量避免辛辣燥热之物，以防耗伤津液，便秘复作。

【临证应用】津液不足，肠燥便秘，解便不畅，甚或七八日不解，便燥引起痔核或肛裂，时感口渴心烦，成为习惯性便秘，舌质偏红苔少，脉象沉细微数的，治宜清热润肠通便，方用麻子仁丸、增液汤二方交替使用，以清热养阴，增液润肠，而达到通便之功。

偏于气虚，排便无力，或便后气短汗出，舌苔薄腻，脉象虚软的，治宜益气润肠，方用黄芪汤为主，随症加减。

偏于血虚，形瘦唇淡，时感头晕目眩，咽干口燥，舌多中剥，舌质淡红，脉象细小或细数的，治宜滋阴润燥，方用固本丸为主，或用三仁丸加熟地黄、当归、生何首乌各适量，或二方合用，以滋阴养血，润肠通便。

老年浊阴凝结便秘，身无其他疾病，偶或轻度腹痛，喜热恶寒，口和舌淡，脉象沉迟的，治宜温肾通便，方用苁蓉润肠丸为主，亦可随症加减。

润肠丸、经验方，皆可对证选用，治疗津血不足引起的便秘，或称习惯性便秘，用之均有较好疗效。

【施治体会】便秘，即大便不够通畅，甚至三五天、七八天大便一次，或有便意而排出困难。至于并见于其他疾病过程中出现的便秘，则为一时性现象。所谓习惯性便秘，多为嗜食煎炙厚味，燥热内蕴，移热大肠，宿垢留滞，而致大便秘结；或因思虑气结，久坐少动，气机失畅，津液不行，肠失传导之职，以致便秘难解等。久则气虚血亏，或肾阳不足，则传导无力，肠失濡润、温润，而致精血不足便秘。张景岳说："凡下焦阳虚，则阳气不行，阳气不行，则不能传送，而阴凝于下。"故而用"半硫丸"以治老年阴结便秘。苁蓉润肠丸亦是对证名方。

少吃荤腥油腻及辛辣燥热之物，多吃些粗粮、蔬菜，适度运动，勿熬夜饮酒，保持情志舒畅等，即可减少便秘的发生。偶尔便秘，即用小验方对证治之，大多数患者都能速愈。

胃热善饥

【脉症提要】即消渴的"中消"证。症状多见消谷善饥，胃中燥热，烦渴引饮，或大便秘结，形体消瘦，舌苔多见黄腻，甚至黄糙乏津，脉象多见滑实或滑数。

【适证方药】消渴方（丹溪方，引自《成方切用》） 黄连 30g，天花粉 60g，共研为细末，生地黄汁、鲜藕汁、牛乳各适量调服，每次 6～9g，日服 2 次。或加姜汁、蜂蜜调膏，噙化，缓咽。治消渴症属于胃热善消水谷者，便秘加酒炒大黄 30g 同研末。

加减二冬汤（《医学心悟》） 天冬、麦冬各 18g，沙参、芦根各 30g，石膏 60g，知母 18g，水煎温服。功能清热养阴，生津止渴。主治胃热善饥、烦渴引饮等症。

泻黄散（《小儿药证直诀》） 藿香、栀子各 15g，石膏 60g，甘草 6g，防风 15g，水煎温服。治胃火脾热，口疮口臭，烦渴易饥，口燥唇干，舌红脉数，以及小儿脾热弄舌等症。

芦葛汤（经验方） 鲜芦根 60g，甘葛 18g，麦冬 30g，宽水轻煎，代茶频饮，有清胃热、止烦渴之功。胃热善饥、口渴饮水无度者宜之。

二鲜汤（经验方） 鲜石斛、鲜生地、沙参各 30g，煎服法及功用主治同上方。

凉胃饮（经验方） 生石膏 30～90g，知母 15～30g，麦冬 18～30g，粳米 6～15g，水煎温服，功用主治同上方。

甘葛饮（经验方） 单用真野生甘葛 30～60g，开水冲泡当茶饮。或用野生甘葛捶取的葛粉，每次 15～30g，温开水冲服，1 日 2～3 次。均有清胃热、止烦渴之功。有患者血糖、血压、血脂持续偏高及痔疮出血多年，他药治之效果不佳，后服甘葛粉 3～6 个月后，自感身体轻松，复查"三高"明显下降，痔疮出血治愈。对于肠风便血、痛风红肿热痛、冠心病烦闷口渴等病症，坚持服用甘葛粉 1 年后，加以饮食注意、劳逸适度，症状都有显著减轻。胃寒者慎用。

【临证应用】胃热善饥，即"三消"（肺消、胃消、肾消）证的中消证。其证善消水谷，即俗称"饿得快"，时感胃燥烦渴，甚至引饮不止，形体消瘦，或有便秘等症，舌质深红，舌苔黄腻或黄糙，脉象滑数有力的，治宜泻火生津，方用消渴方加大黄 30g；无便秘者，用加减二冬汤为主，以清胃养阴，生津止渴；芦葛汤、凉胃饮、甘葛饮，皆为凉胃生津、止渴除烦良方，用治胃热善饥、烦渴引饮等症，均有显效。

胃火脾热，烦渴易饥，口燥唇干，甚或口舌生疮，口臭气浊，舌红苔黄，脉象滑数，以及脾热弄舌等症，治宜清热化湿，方用泻黄散为主，随症加减。

3 个经验方，亦可对证选用，口臭加藿香叶、白豆蔻、薄荷各 9g。但要饮食清淡，勿熬夜饮酒，方能疗效显著。

【施治体会】恣食甘肥，助湿生热，或素体胃热，津液耗伤，或热病伤阴等，乃是导致中消证胃热烦渴的主要原因。故而治法多以凉胃生津为主，能够辨证无误，及时治疗，大多都能治愈。治愈后注意自我调摄，多不会明显反弹。

但消渴症的下消（肾消），多为糖尿病，致病原因则较复杂，且病情缠绵，反复无度。由于情志不舒、操劳过度、饮食失度等原因，均可使津液耗伤，肾气不足，而致病情反复。虽然古方治疗亦有效，但根治颇为不易。也许是尚未找到良方，或者是断病辨证不够准确，选方用药未切中病机，所以疗效不尽人意。但能使肾气不虚，津血不亏，不出现明显的并发症，加以自我调摄得法，身体保持基本正常者，乃为多数。

个人在长期临证中探索出如下诸方，①鹿芡饮：鹿衔草、芡实、莲须各 30g，五味子 6g，桑螵蛸 15g，水煎温服。功能补肾涩精。用于消渴的下消证及慢性肾炎蛋白尿，有一定控制或减少蛋白渗出的作用。②梅味饮：乌梅 15g，五味子 6g，金樱子 15g，芡实、莲须各 30g，水煎温服。功用主治基本同上方。部分消渴患者服之，有减少或控制血糖升高作用。③鹿附汤：熟地黄 30g，枸杞子、山萸肉各 18g，鹿衔草 60g，附子（先煎）9g，水煎温服。功能温肾助阳，涩精滋虚。用于下消日久，肾阳不足，腰膝酸痛，夜尿偏多，四肢不温，血糖、尿糖起伏不定等症，亦有一定作用。脾肾不足，精血亏乏，服降糖药效果不佳的，中成药乌鸡白凤丸、金匮肾气丸、右归丸、龟龄集、大菟丝子丸等，能够对证选用，均有较好的控制血糖、恢复正气、减轻不适症状等作用。

梅核气症

【脉症提要】忧思气郁，痰湿结聚，似痰非痰，状如破絮，或如梅核，如鲠在喉，吐之不出，咽之不下，时感胸脘痞闷等症，舌质多暗，舌苔或腻，脉象多见弦滑，或见迟涩等。

【适证方药】半夏厚朴汤（《金匮要略》）　半夏 9 ~ 12g，厚朴、紫苏、茯苓各 9 ~ 15g，生姜 3 ~ 5 片，大枣 3 ~ 5 枚，水煎服。治气结成积，状若破絮，或如梅核，结在咽喉，咯不出，咽不下，中脘痞闷，气郁不舒，恶心呕吐，以及一切郁证实者。

苏子降气汤（《太平惠民和剂局方》）　苏子、橘红、当归、前胡、厚朴各 9g，半夏、炙甘草各 6g，水煎服。治脚弱上气，凡痰涎壅盛，肺满喘咳，服之气降即安。

经验方　姜半夏 9g，茯苓 15g，陈皮、海浮石、煨姜各 9g，甘草 6g，水煎温服。此即二陈汤加海浮石软坚散结而除上焦痰热。功能燥湿祛痰，温中止呕。主治湿痰结聚，堵塞胸咽，时欲呕吐，咽喉憋闷等症。

又方　香附、郁金各 15g，贝母、射干各 12g，海蛤粉 30g，甘草 6g，水煎温服。功能舒郁化痰。主治梅核气，胸咽憋闷，气郁不舒，咽中犹如物梗，吐之不出，咽之不下等症。

又方　金果榄 30g，罗汉果 3 个，玄明粉、天竺黄、川贝各 45g，共研细粉，用熟蜂蜜适量调和为丸，每丸重约 3g，含于口中，缓缓咽下，1 日 3 ~ 6 丸。功能清利咽喉，化痰止痛。主治"咽炎"、梅核气，咽中如有物梗，或红或肿或痛，时感不舒等症。

【临证应用】由于忧思气郁、痰湿结聚而致的胸咽痞闷，甚或胀闷不舒，似有物鲠在喉，吐之不出，咽之不下，心烦郁闷，舌质乏泽，舌苔或腻，脉象弦滑或迟的，治宜宽胸利气，方用半夏厚朴汤为主，随症加减。

气实痰壅，胸满喘咳，咽喉憋闷，舌苔厚腻，脉象濡滑的，治宜宽胸降气，方用苏子降气汤为主，随症加减。

气郁不舒，胸咽憋闷，梅核气与慢性咽炎症状交织出现的，3 个经验方可交替使用，疗效均较显著。但要如期治愈，或治愈后减少复发，患者尚须情志舒畅，饮食温和，最好偏于清淡，保障睡眠，劳逸适度，谨防感冒。

【施治体会】临证所见单纯梅核气的较少，而梅核气及所谓慢性咽炎症状同时出现的较多，女性患者明显居多。气郁不舒，或夹痰湿结聚，或日久化热，故而胸咽憋闷兼有咽痛等症。气郁痰聚，苔腻，脉滑的，治当舒郁豁痰，半夏厚朴汤用之屡验；气郁夹热，胸咽憋闷夹咽痛的，经验方的金果榄方，用之则为对症，且效果显著。此患不为大病，但却颇为缠绵，除药物治疗外，情志、饮食等方面都需引起重视，方能如期治愈。另外，此患时日延久不愈，则须早做相关检查，以排除其他疾病。

噫气叹息

【脉症提要】噫气叹息，即俗称的"长吁短叹"或"气息不畅"，病后气虚者有之，痰湿壅滞者亦可出现。病后气虚的，舌质偏淡，舌苔薄润，脉多虚弱。痰湿壅滞夹热，胸痞脘闷噫气的，舌苔多见黄腻，脉滑或兼微数。

【适证方药】半夏丸（《张氏医通》）清半夏、制南星、软石膏、香附、栀子等份为末，神曲糊为丸梧桐子大，每服 70 丸，食远白汤下。治痰火嗳气，胸脘不舒。

人参乌药汤（经验方）人参 9～15g，黄芪 18～30g，乌药 9～18g，炙甘草 6g，大枣 3 枚，水煎温服。功能益气顺气。主治叹息噫气、倦怠乏力等症。

旋覆代赭汤、橘皮竹茹汤等方，皆治若汗、若吐、若下后心下痞，噫气未除，或反胃呕逆，气失顺和等症，可对证选用。若属气虚下陷，气短不足以息，俗称"掉气"，时欲叹气，或长出口气之后感到舒适的，则用补中益气丸调治，以升阳益气。

【临证应用】病后气虚，或素体脾肺气虚，常常深呼吸方感暂时舒适，噫气或叹息，舌苔薄润，脉象细弱的，治宜益气顺气，方用人参乌药汤调治，补中益气丸亦是对证之剂。

痰热阻滞，胸痞脘闷，噫气咽干，舌苔黄腻，脉滑偏数的，治宜清火祛痰，方用半夏丸为主，随症加减。

【施治体会】噫气或叹息，乃是气虚不足以息的一个症状，能够针对病因，因人调治，用药对证，则不难治愈。但饮食调养，保持心情舒畅，以及防寒保暖、劳逸适度等方面，皆应引起重视。此患虽属气虚不足以息，但也不能峻补热补，以防气滞壅盛，反致气机失畅，嗳气更甚，胸脘憋闷，叹息不止。亦不能一味顺气行气，以免重虚，嗳气难愈。

疝气坠胀

【脉症提要】 寒疝：寒气入腹，或寒冬涉水，阴寒凝聚，阴囊清冷，结硬如石，或睾丸疼痛，舌质或偏淡，舌苔多白润，脉象多沉弦或弦迟。

水疝：水湿之气，聚于囊中，久而化热，水不下行，阴囊肿痛，色红溲赤，舌质暗红，舌苔黄腻或糙，脉象多见滑数。

癫疝：湿伤于下，留而不去，气滞血瘀，阴囊肿垂，大如升斗，不痛不痒，舌质乏泽，舌苔白厚，脉象滑迟。

气疝：劳力过度，或嚎哭愤怒，气失疏泄，气坠少腹，下及阴囊，睾丸坠胀而痛，舌质多暗，舌苔薄白，脉象细迟。

狐疝：气虚不能固摄，睾丸时时上下，睡卧则上升入腹，行立则下入阴囊，舌质偏淡，舌苔薄白，脉象虚细。

小儿先天禀赋不足，睾丸时而坠胀，或称胎疝。

【适证方药】暖肝煎（《景岳全书》）　肉桂9g，小茴香、茯苓、乌药、枸杞子、当归各15g，沉香6g，生姜5片。寒甚者加吴茱萸、干姜各9g，更甚者加附子9g，水煎服。功能温经散寒。主治阴寒凝聚，阴囊清冷，结硬疼痛等症。

大分清饮（《景岳全书》）　栀子12g，茯苓18g，猪苓15g，泽泻、木通、枳壳各12g，车前子30g，水煎服。功能清热利湿。主治热积秘结，小水不利，或腰腹下部急痛及腹痛淋闭等症。或加琥珀、黄芩各15g，以增强本方功效。

禹功散（《儒门事亲》）　炒黑丑、小茴香等份为末，每服9g，日服2次，温开水送服。功能行水消肿。主治水疝，阴囊肿如水晶，小腹按之有声。或用赤茯苓、生黄芪各30g，防己9g，煎汤送服，以增强利水消肿之功。

天台乌药散（《医学发明》）　乌药30g，川楝子15g（用巴豆仁3g，麦麸15g炒，去净巴豆、麦麸），木香、小茴香各24g，高良姜30g，青皮、槟榔各15g，共为细末，每酒下3g，日服2次。功能疏肝理气。治小肠疝气，牵引脐腹胀痛。

沉香降气汤（《太平惠民和剂局方》）　沉香12g，炙甘草24g，炒砂仁12g，香附（童便浸，去外皮，微炒）60g。4味为散，每服6g，入盐少许，沸汤调服。治一切气滞，胸膈不舒，少腹刺痛，以及妇人经血不调，痛经。

行气散结汤（经验方） 橘核 18g，寻骨风 30g，海藻、昆布各 15g，桂心、桃仁各 9g，水煎温服。三煎药渣宽水，煎开后加陈醋 3 两，适温泡足。功能行气活血散结。主治癫疝阴囊肿胀而大，不红不肿不痛。

枸橘饮（经验方） 八月札、荔枝核、乌药各 18g，枸橘、川楝子、延胡索各 9g，水煎温服。三煎药渣宽水，煎开后加陈醋半斤，适温泡足。功能疏肝理气止痛。用于小肠疝气坠痛，有明显减轻坠胀疼痛作用。

小茴饮（经验方） 小茴香 15g，青皮、香附、川芎、延胡索、木香各 12g，水煎温服。功能行气舒郁。主治气疝，气坠小腹，睾丸偏坠或疼痛等症。

益气舒郁饮（经验方） 炙黄芪 30g，人参 15g，升麻、柴胡各 9g，橘核、乌药各 15g，炙甘草 9g，水煎温服。四煎药渣加生姜 60g，宽水煎开后适温泡足。功能益气舒郁。主治气虚失于固摄，睾丸时上时下，时感不舒等症。

济生橘核丸、暖肝煎、禹功散、补中益气汤（方见脾虚气陷下，此处用治狐疝）等方，皆是治疗本病的常用名方，在使用小方效果欠佳时，不妨对证选用，以求提高疗效。西医手术治疗，也不失为一种选择。

无论何种治法，若想"一劳永逸"，一次治愈"断根"，确有一定难度。

【临证应用】寒疝，多为寒气入腹，阴寒凝结不散，而致阴囊清冷，结硬如石，或睾丸疼痛等症，舌质淡，苔白润，脉来弦迟的，治宜温经散寒，方用暖肝煎为主，寒甚者加附子、吴茱萸等。

水疝，多为水湿之气聚于囊中，久而化热，阴囊肿痛，色红溲赤，舌质暗红，舌苔黄腻或糙，脉象滑数的，治宜清热利湿，方用大分清饮为主，湿热甚则加黄芩、琥珀等味各 9～15g。

癫疝，阴囊肿垂，甚则大如升斗，不痛不痒，皆因湿伤于下，留而不去，气滞血瘀，舌质乏泽，舌苔白厚，脉象滑迟的，治宜行气消坚，方用济生橘核丸或经验方行气散结汤。

气疝，气坠少腹，下及阴囊，劳累过度或嚎哭、愤怒时，睾丸坠胀而痛，舌质乏泽，舌苔白腻，脉象细迟或弦的，治宜疏肝理气，方用天台乌药散为主，或配合使用沉香降气汤、橘核饮、小茴饮。

狐疝，因于气虚不能固摄，睾丸时时上下，睡卧则上升入腹，行立则下入阴囊，舌质偏淡，舌苔薄白，脉象虚细的，治宜益气升陷，方用补中益气汤为主（方见脾虚倦怠下），或用益气舒郁饮调治之，加以心情平和，劳逸适度，饮食温和而有营养，则可提高疗效，减少复发。

【施治体会】疝，一指腹中攻撑作痛，一指小腹痛引睾丸及睾丸肿痛。前人分为寒疝、水疝、筋疝、血疝、癫疝、气疝、狐疝等七疝，除血疝、筋疝属外科疾患外，其余大都是指痛引睾丸的疝气。后世医家多认为疝气与肝经关系最为密切，但其致病原因各有不同，用药治疗亦略有差异。无论寒热虚实，总不离乎疏肝解郁，肝气舒则其坠胀疼痛即缓。能够针对病因，辨别虚实寒热，则治愈此患，不算甚难。

治疗此患，除筋疝、血疝外，尚须考虑膀胱、前列腺等处有无其他疾病的存在，尤其是癌症隐患等，应及早排除。无论何种疝气，病情不重而身无其他疾病的，可用小验方如枸橘、寻骨风、乌药各 9 ～ 15g；或用橘核、小茴香、川楝子用量同上，水煎温服，都有较好疗效。能够保持心情平和、饮食温和、劳逸适度的，一般都能治愈。

脊痛项强

【脉症提要】颈下脊背、腰上胸椎处强痛胀痛，甚则身体不能俯仰转侧，痛不可忍，心、肺、头颅及脊椎西医检查无明显疾病，舌质多见乏泽，舌苔多见滑腻，脉象多见弦滑。

【适证方药】**椒附散**（《张氏医通》） 炮附子 1 枚（去皮脐）为末，每服 6g，用川椒 30 粒，生姜 7 片，水煎入盐一勺，空腹热服。治项背强痛，不可以倾。

羌活胜湿汤（《脾胃论》） 羌活、独活、防风、川芎、藁本、蔓荆子、炙甘草各 3g，生姜 3 片，水煎热服。缓取微似汗，过汗则风去湿不去也。如无头痛，去蔓荆子，换苍术。治风湿上冲头痛，项似拔，脊强，腰似折。

芪芎汤（经验方） 黄芪 30g，川芎、羌活、红花各 18g，鸡矢藤 60g（脊强痛甚而体实者，此味可用至 120g），水煎，加黄酒适量温服。四煎药渣加陈醋、白酒各半两拌匀，加热布包敷患处不计时。功能祛风活血，通络止痛。用于脊强而痛，身体不能转侧者，服之其痛即缓。

参芪归芍汤（经验方） 人参 15g，黄芪 60g，白术 24g，羌活、当归、赤芍各 18g，水煎，加适量大曲黄酒温服。药渣用法同上。功能益气除湿，活血止痛。主治气血不足，风湿凝滞，脊强背痛，身体不能屈伸俯仰等症。

归地狗脊汤（经验方） 熟地黄 24g，当归 18g，金毛狗脊 30g，石楠藤 15g，细辛 6g，羌活 15g，水煎温服。药渣用法同上。功能益肾祛湿。主治肾虚湿滞，腰背强痛，屈伸不利等症。

以上诸方用于项强脊痛，甚则身体不能俯仰转侧，因于风湿凝滞，血脉不活，而内无大病如冠心病、肺癌等疾病者，或其他方法治疗乏效的，用之皆有显著缓痛功效，并能治愈。包括脊背"岔气"及胸椎异常引起的如上症状，用之均有显效。多能在较短时间内消除不适症状，功能恢复正常。

【临证应用】心、脑、胃等脏器无病，或胸椎突出，或颈、胸、腰椎并无明显异常，亦非伤寒等外感无汗而脊强脊痛，甚则俯仰转侧受限，疼痛难忍，病久脾肾不足，兼有寒湿凝滞，血脉不活，劳累则甚者，舌质多乏泽，舌苔多白腻，脉象多小弦或弦迟的，治宜温散寒湿，通络止痛，寒甚者方用椒附散；湿盛者用羌活渗湿汤；气血不足，舌质淡，脉细弱的，治宜养血祛湿，方用芪芎汤或参芪归芍汤；肾虚湿滞，腰背皆痛，舌质乏泽，舌苔薄白，脉象沉细的，治宜益肾祛湿，方用归地狗脊汤为主，皆内服外敷，则治愈不难。

【施治体会】此患与风湿痹痛、颈椎病等的某些症状相似，但要排除胃脘痛（包括溃疡）、冠心病心绞痛、肺部大病等反射到脊背疼痛。个人所治的脊痛项强，乃以《张氏医通·脊痛》"项筋痛连脊髀，不可转移者……椒附散；太阳经脊痛项强，腰似折，项似拔，羌活渗湿汤"为依据，临证结合患者症状，排除相关疾病，而后以湿滞血脉不通治，屡获显效。脊背强痛数载，诸治法方药乏效，工作、生活明显受到影响的，即用以上 5 方对证施治，内服外敷，多可速见效果，治愈者常有。配方不杂，药味不多，唯求对证，方能有效。

脚冷外治

【脉症提要】脚冷如冰，甚至夏季亦不知温暖，一般认为多属肾阳不足，但服温肾助阳药如金匮肾气丸、右归丸等，效果均不显著时，以外用方治之，有时作用较佳。无论舌脉表现为虚寒或是寒湿，外用方都有一定祛寒返温功效。

【适证方药】脚冷如冰附子贴方（《验方新编》）　生附子、好酒曲各 30～90g，共为细末，生姜汁调糊，厚敷足心，用保鲜膜盖住药，纱布条松紧适宜固定，确有祛寒温足作用。

经验方　附子、肉桂、干姜各 30g，陈艾叶 90g，宽水文火缓煎半小时，取汤适温泡足，不温则去之，连用数次，即可见效。功能温阳祛寒。主治肾阳不足，双足冰冷，即使盛夏，亦感不温者。亦可治冻疮木痒。

又方　尖红椒、干姜（生姜亦可）、桂皮、硫黄各 15～30g，用法主治同上方。或单用艾叶适量煎水，经常适温泡足，亦可温阳祛寒暖足。肾阳不足，腰膝畏寒者，加服金匮肾气丸或右归丸，以温肾助阳。内外兼治，疗效较佳。

【临证应用】身体并无明显疾病，仅是四季双足不温，甚至脚冷如冰，妇女或有宫寒痛经、滞经、经行不畅、经期滞后、夹有血块，男子或伴畏寒阳痿，舌质多偏淡，舌苔白润，脉象细迟的，皆可用以上 3 方轮换使用，敷足、泡足，均有一定祛寒暖足作用。如果效果欠佳时，可内服中成药金匮肾气丸或右归丸。

【施治体会】双足不温，甚至脚冷如冰，即使在夏季亦不知温暖的，使用温肾助阳药效果欠佳时，即用以上 3 方外治，多能减轻或治愈。但要加强保暖，饮食温和，勿接触寒凉水湿。

手汗外治

【脉症提要】身体无明显疾病，舌脉亦无明显异常，仅是手汗不止，内服收敛止汗药无效的，外用方治之，有一定减轻手汗效果。

【适证方药】**熏洗方**（《串雅外编》）黄芪、葛根各 30g，荆芥 9g，水煎汤一盆，热熏而温洗，3 次即无汗（大热时熏双手掌侧，温度适宜则泡洗，止手汗有效）。

又方（《石室秘录》）黄芪 60g，防风 9g，用法主治同上方。

验方 黄芪、白术、煅龙骨各 30g，用法主治同上方。

又方 五倍子、五味子各 15g，煅牡蛎 90g，用法主治同上方。

又方 煅龙骨、煅牡蛎、五倍子各等份研细末，汗出即用适量涂手掌，湿则去之，再撒以干末，如此反复涂擦，有一定止汗功效。

【临证应用】舌脉无明显病象，仅是手汗不止，内服药乏效时，用以上 5 方轮换使用，无论煎汤热熏、温洗双手，或干末涂擦手掌，皆有一定收敛止汗作用。

【施治体会】治过多例年轻男女手汗不止者，患者双手掌侧汗出如珠，擦干不到半分钟，即见汗水浸出滴下，严重的影响工作、生活。因为身体无明显疾病，舌脉亦无明显异常，即用收敛止汗之剂如玉屏风散、牡蛎散等方治之，却几乎无效，后用以上 5 个外用方轮换使用，有减轻汗出效果，但完全治愈者少。部分患者对证选用"表虚自汗"或"阴虚潮热"下的相关方内服，可明显提高疗效。

卷二　外科病症简便廉验方

热毒疮疡

【脉症提要】疔疮、痈、疖、丹毒、疱疹等疡科常见热毒性疾患。

【适证方药】五味消毒饮（《医宗金鉴》）　金银花 30g，野菊花 15g，紫花地丁 30g，天葵子 15g，蒲公英 24g，水煎温服。功能清热解毒，消肿止痛。主治疔疮初起，壮热憎寒，患处红赤肿硬，焮痛或兼木痒，以及一切热毒疮疡。治热毒疔疮，加用蟾酥丸或梅花点舌丹（中成药），内服外敷，便可疗效稳妥，迅速治愈，以防指趾等患处深烂致残。或用下文拔疔虫方外敷疔头处，并用"疮疡余方"中的护心散等方，及时内外兼治，务使其速愈。因为疔疮发毒迅疾，治之不可稍缓，以防热毒入内，而成疔疮走黄，引起神识昏迷等险症。

拔疔虫方（民间常用方）　生香油一二两，白露节前后捉苍耳虫（虫在秸秆中，形如小蚕），浸油内，约 7 日后即可用。用时以虫放疔头上，外以嫩膏贴之，其肿即消，痛即止。无论初起、溃后用之俱效。功能消肿定痛，解毒化疔。若于油内少加冰片、麝香、朱砂，加入蓖麻油适量，其效更速，无论何种疔疮，初起、已成，用之皆验。

醒消丸（《外科症治全生集》）　净乳香、净没药各 30g，麝香 4.5g，雄精（雄黄之上品）15g。除麝香外，共研极细末，再合麝香同研，用煮黄小米粥适量（约 30g）入药末捣为丸如莱菔子大，晒干，忌烘。每服 3～6g，热陈酒送下，小儿酌减。功能和营通络，消肿止痛。此方大有消肿止痛之功，主治一切热实证疮疡，为痈、疖、疔疮及一切无名肿毒始终之圣药。虚寒证慎服，孕妇禁服。

银花黄连汤（经验方）　金银花 30g，黄连 15g，炙穿山甲 6g，天花粉 15g，赤芍 18g，生甘草 6g，水煎温服。功能清热解毒，消肿散结。主治热毒痈、疖、疔疮及无名肿毒，红肿焮痛，或身发寒热，尿黄便秘，烦渴欲饮等症。

清热解毒饮（经验方）　大青叶、金银花各 30g，连翘、赤芍各 15g，生地黄 24g，白蚤休 15g，水煎温服。功能清热解毒。主治丹毒、疱疹，红赤灼热焮痛，心烦口渴等症。便秘加大黄 9 ~ 15g；溺赤加木通 9 ~ 15g；口渴加天花粉 9g 或麦冬 24g，余随症加减。

托毒透脓汤（经验方）　生黄芪 24g，当归尾 18g，金银花 30g，连翘 15g，生甘草 6g，煎服法及功能主治同上方。脓已成未破加皂角刺 6g，黄酒适量为引，服下即溃、脓出。

代刀散（《外科症治全生集》）　皂角刺、生黄芪各 30g，炒甘草、生甘草、制乳香各 15g，各为细末和匀。每服 9g，热陈酒送服，立溃。功能排脓托毒。用于疮毒脓已成而不能自溃，畏用刀针者，此方服之，疮头即破，毒脓自出。

柏叶散（《医宗金鉴》）　侧柏叶（炒黄为末）、蚯蚓粪（韭菜地掘取者佳）、黄柏、大黄各 15g，雄黄、赤小豆、轻粉各 9g，共为细末，新汲水调搽，香油调搽更效。功能清热解毒，活血散瘀，止痛止痒。治缠腰火丹（含带状疱疹），成块成片，或如粟米，红赤痛痒者。

青黛散（经验方）　青黛 30g，木芙蓉叶 60g，冰片 3g，先研前 2 味为极细末，再入冰片同研极细匀，瓶装备用。用时以凉开水调糊，厚敷患处，干则用白酒淋湿，一日换五六次。内服五味消毒饮加板蓝根、水牛角片、赤芍、紫草等味各适量，以增强清热凉血解毒之功。黄连解毒汤、清营汤等方，均可对证选用。

【临证应用】疔疮多发于额、颧、颊、口、唇、指趾尖及甲旁等处，初起多如粟米大小，麻木痒痛，继而赤热焮痛，或伴恶寒发热，口渴心烦，溺赤便秘，舌苔黄腻，脉象滑数，治宜清热解毒，方用五味消毒饮为主，加白蚤休、赤芍各 15g，生甘草 6g，外用拔疔虫方的小白蚕状虫子敷于患处，饮食清淡，戒酒，禁食海鲜及一切辛辣燥热发病之物，及时治疗，多可痊愈。

痈可生于身体各处，如颈、背、腋、脐、委中等处，其患较大，多超过 3 寸（约 9cm 以上），初起红肿灼热焮痛，或身发寒热，成脓多在 7 天以内，脓出毒尽，较易收口。初起脓尚未成，重者身发寒热，疼痛烦渴，便秘溺赤，舌苔黄腻，脉象洪数的，治宜活血行瘀，方用醒消丸，每服 6g，用银花黄连汤煎汤送服；脓已成用托毒透脓汤加皂角刺 9g，或代刀散，水煎黄酒饮温服，其患自破，毒脓即出；毒脓已尽而口不收者，用生肌玉红膏（方见下节虚寒疮疡），忌口同疔疮，治疗得法，多可在 7 ~ 10 天痊愈。

热疖、丹毒、疱疹，亦是热毒为患，治法与疔疮、痈毒相近，内服药亦是以清热解毒为主，醒消丸或银花黄连汤、清热解毒饮对证加减，外用柏叶散或青黛散、"疮疡余方"下的经验方等，均可对证选用涂敷，俱有清热燥湿解毒作用，皆为治疗丹毒、疱疹及无名肿毒热疖实效验方。忌口同疗疮。

【施治体会】疗疮虽小，其患毒深。初起大如粟米，木痒隐痛，尤其是生于颜面、咽喉、指、趾及其他暗处的，无意抓破或滥用刀针，或饮酒、食海鲜等发病之物，或暴怒、郁闷，精神刺激，迅即疼痛难忍，或伴身发寒热等症，因而治疗此患，急宜清热泻火，消肿止痛，以速排其热毒为首要。保持心情平和、饮食清淡、谨防感受外邪等，亦至关重要。总宜速消为上，不出现全身症状、溃后毒脓速出、疮口自然愈合为顺。患深毒重，其肿难消，疼痛难止，心烦气躁，二便不畅的，谨防热毒内攻，出现疗疮走黄的恶候。能按《外科症治全生集》治法，疗疮属较为易愈之患，出现"走黄"或缠绵时日、患处留下残疾的，几乎为零。

痈大势猛，邪热壅盛。初起即红肿高起，灼热焮痛，或伴恶寒发热，头痛肢酸，便秘溺赤等症，及时以清热和营、消肿散结之剂如醒消丸或降痈活命饮治之，注意事项同疗疮，其患虽痈大势猛，皆多能在 3 天左右肿消痛止。化脓后用药对证，亦不过 7 天，即可脓尽收口，顺利治愈。绝不会出现因为用药失误而使红肿热毒之患肿硬愈坚，色变晦暗，有脓不能透出，或脓出不畅、久不收口，时延日久之弊。这也只有王洪绪的《外科症治全生集》能做到。本人尊崇"分阴阳虚实"治法，即使是因为过用寒凉而致肌死毒凝，患者痛苦不堪，或欲切乳、截肢的，亦可使其由逆转顺，死肌化而新肉生，还给患者完整、健康之躯。前书及《沉疴治悟录》"疮疡证治"下的治验案例，足以佐证此说。

痈、疗、丹毒、疱疹等疮疡，皆属热毒为患，治之得法，皆都易愈。倘若失治误治，本来 7 天左右即可治愈之患，竟然有疼痛数年、数十年不愈，如所谓的带状疱疹即是。有医者竟然把带状疱疹治成全身大面积状若火烧水烫似的，焦黑赤烂，患者叫苦不迭！其甚者，疱疹表面消失，可是遗留"神经痛"使患者几年、几十年深受其害的都有！

虚寒疮疡

【脉症提要】阴疽、鹤膝、石疽、痰核、附骨疽等难消难溃、溃后难敛之虚寒性疮疡。

【适证方药】阳和汤（《外科症治全生集》）熟地黄 30g，麻黄 1.5g，鹿角胶 9g（烊冲），白芥子（炒研）6g，肉桂 3g，生甘草 3g，炮姜炭 1.5g，水煎温服。

功能温经散寒，化痰散结。主治骨槽风、流注、阴疽、脱骨疽、鹤膝风、乳癌、结核、石疽、贴骨疽及漫肿无头，平塌白陷，一切阴寒证。麻黄得熟地黄不发表；熟地黄得麻黄不凝滞，神用在此。

熟地黄甘温，养血滋阴；麻黄辛温，去营中寒邪而调血脉；鹿角胶甘温，养血助阳；白芥子辛温，利气豁痰，消肿止痛；肉桂辛甘大热，益阳消阴，疏通血脉，宣导百药；炮姜炭苦温，祛沉寒痼冷；甘草甘平，能表能里，可升可降，缓中止痛，调和诸药。王洪绪曰："诸疽平塌，不能化毒者，阳和一转，则阴分凝结之毒自能化解。"此方用于气血虚寒之阴疽，皮色不变，平塌不起，肿而不坚，难消难溃，隐隐作痛之贴骨疽、鹤膝风、乳癌、痰核等患，实为千古第一良方。能够认证无误，用之无不稳验。包括热性疮疡过用寒凉，以致肿硬难消难溃，或过早误用刀针，疮口不能愈合，甚至深烂见骨，属于阳虚阴凝、毒难化解者，皆可以此方为主，审慎对证加减，亦能"阳和一转"，由逆转顺，继而治愈。《沉疴治悟录》验案很多，此为良方选辑，医案不予重述。

小金丹（《外科症治全生集》，有中成药）　功能破瘀通络，化湿祛痰，消肿止痛。治阴疽、流注初起，以及一应痰核、瘰疬、乳癌、横痃等患，初起乃消。如流注等症成功将溃，溃久者当以 10 丸分 5 日早、晚服。服则以杜流走，患不增出。服此药忌与人参同服。上墨锭宜陈久者，烧存性研。此药如小儿不能服汤丸者，服之尤妙。

降痈活命饮（《验方新编》）　大当归 24g，生黄芪、金银花各 15g，甘草 9g，酒煎浓汁，温服。服后盖被取汗即消。毒在上加川芎 6g，在中加桔梗 3g，在下加牛膝 6g；泄泻加苍术、白术各 6g；呕吐恶心加陈皮、半夏各 3g；不思饮食加陈皮 3g，白术 9g；气虚倍黄芪，加党参 15g；阴疽色白肉淡，无论冬夏，加陈皮、麻黄各 2g，肉桂、炮姜各 5g；排脓加白芷 9g；欲破加皂角刺 5g。此方药简，其功无穷，余甚珍之。此为原方下加减，并嘱咐"断不可妄行加减"，仅作参考。治一切无名肿毒，无论阴证、阳证，初起能益气活血，解毒消散；已成能使溃破；破后能排脓托毒，祛腐，生肌长肉。疮科始终之圣药，功在仙方活命饮等方之上。产后生痈毒者，服之更效（原方下注，经过反复应用，效果确如所述）。

子龙丸（《医宗金鉴》）　甘遂、大戟（必如法精制为粉）、白芥子（炒研）各等份炼蜜为丸。日服 3 次，每服 1g，淡姜汤送下。忌与甘草同服。主治瘰疬、痰核、瘿瘤等症，以及一切痰涎凝结之患。

昆藻二陈汤（经验方）　昆布、海藻、橘红各 15g，半夏 9g，茯苓 15g，甘草 6g，炒白芥子 9g，水煎服、为丸俱可。主治同子龙丸而力缓，安全有效。

玉红膏（引自《验方新编》）　当归 60g，白芷 15g，紫草 6g，生甘草 36g，真小磨麻油 1 斤，用麻油将上药浸泡五日夜，放铁锅中慢火煎至药枯，滤净药渣，将油再熬至滴水成珠，下血竭净末 12g，用槐木或桑木棍搅匀令化，再下真虫白蜡 60g 融化，离火待微冷，再下轻粉细末 12g，搅极均匀成膏，装瓷瓶中（茶色玻璃瓶亦可）密封口，放水中 3 日，拔去火毒备用。此膏放愈陈愈妙。用时以生黄芪或金银花适量煎汤滤净渣，待微温洗净疮（创）口，以药棉蘸药膏涂之，疮（创）口深烂者，用药膏填入，1 日 1～2 次。功能去腐生肌。主治一切恶疮大毒，腐烂孔深，洞见筋骨、隔膜者，用此膏填塞疮口，去腐、生肌、收口，诚为外科之圣药。

余先辈用此膏治大疮及创伤溃久，深烂不收口者无数，用之屡获全功。余用此膏数十年中，治疗恶疮，外伤感染深烂见骨，西医欲截肢、指、趾及全切乳房者多人，皆得腐去新生，保全其肢体，且健康如初。可谓疡科去腐生肌之奇方。因为亲眼所见疡科医者早施刀针，切开无脓，或用降药以去腐，致使患者疼痛难忍；或用升药急于收口，以致毒腐未尽，疮口虽敛，而内脓复生，外表似愈，而皮下肉里余毒作祟，不得已再"开刀"，如此反复，不仅患者痛苦不堪，局部致残者亦时而有之。我家尊崇《外科症治全生集》分阴阳虚实治疮，从不轻易动刀针，也不用"升""降"二药，免去患者许多痛苦，从未有一人留有后患。故再次整理此方，以飨读者。

【临证应用】阴疽之患，漫肿无头，皮色不变，或隐隐作痛，难消难溃，或溃后难敛，如阴疽、鹤膝等患，初起漫肿不消，肿硬隐痛等症，舌质偏淡，舌苔白腻，脉象沉迟的，治宜散寒解凝，温和气血，方用阳和汤为主；溃后正气不足，脓水淋沥不尽，可加生黄芪 30～90g，当归、人参各 15g，以补益气血托毒，外用生黄芪适量煎汤，温洗患处，复以生肌玉红膏涂敷，即可收敛愈合。

乳癌、痰核、瘰疬等患，湿痰凝结，坚顽不消的，亦可考虑间服小金丸，以破瘀通络，化湿祛痰，消肿散结，子龙丸（勿与有甘草方同服）、昆藻二陈汤均可配合应用，以治瘰疬、痰核等患。

虚而不甚，寒而不凝，肿而不坚之阴疽、鹤膝等患，或本为热性疮疡而过用寒凉之味，以致气滞血凝，肿硬不消，隐隐作痛，或溃后不敛，脓水淋沥，舌质偏淡，舌苔白腻，脉象细涩的，治宜温和气血，托毒生肌，方用降痈活命饮为主，对证加味；脓水不尽，口难收者，外用药同上。

【施治体会】阴疽、鹤膝、附骨疽等难消难溃、溃后难敛虚寒性疮疡，治之多不易愈。若再误用寒凉，即如雪上加霜，而使寒之愈寒，凝结愈坚。尤其是滥用刀针的，患者痛苦愈甚，如附骨疽、阴股疽、乳疽等，亲眼见有过早使用火针、刀割，内并无脓，只出血水，患者痛上加痛，甚至寝食难安，正气日衰，精神委靡，偶有毙命的。治阴疽无失者，唯有王洪绪一人。欲治阴疽少于失误，虽难而能治愈，治愈后患者不留残疾，非看懂《外科症治全生集》，并按其理法方药施治外，未发现有更精妙的方书。个人孤陋寡闻，井蛙观天，只知道此书此法此方治病有效，如期治愈，少给患者痛苦而已。

湿毒顽癣皮肤瘙痒

【脉症提要】湿毒（包括湿疹、顽固性湿疹、手足脚丫湿烂）、顽癣（包括银屑病）、风湿疙瘩（荨麻疹）、皮肤瘙痒等疾患。

【适证方药】加味二妙散（经验方）　苍术 24g，黄柏、苦参各 15g，千里光 30g，白鲜皮 18g，生薏苡仁 60g，水煎温服。末煎药渣宽水，煎开后先熏后洗全身或患处。功能清热燥湿排毒。主治湿毒疖疹，小如高粱米，大如豌豆、樱桃，软硬不等，肤色紫暗，痒痛交加，破后浸淫黄水，愈而复生，缠绵难愈。

祛风排毒汤（经验方）　防风 18g，黄芪 30g，全蝎 9g，僵蚕、赤芍、红花各 15g，煎服、用法同上方。功能祛风败毒。主治顽固性湿疹及银屑病皮肤紫暗，奇痒，抓破浸淫黄水，水流到处复生毒疹新患。

养血润燥汤（经验方）　当归 18g，生地黄 30g，紫草 18g，制何首乌 30g，乌梢蛇 15g，甘草 6g，服用法同上方。功能养血润燥。主治银屑病肤色紫暗干糙，白屑脱皮干痒，时或抓破浸淫暗红血水。

温散寒湿汤（经验方）　羌活、苍术、秦艽、防风各 15g，全蝎、乌梢蛇各 9g，水煎温服，四煎药渣宽水，煎开后热熏温洗全身或局部。功能散寒祛湿，消疹止痒。主治风湿疙瘩或湿疹偏于寒湿，或日久不愈，肤色晦暗，奇痒难忍，或感木痛，或小便不黄，大便不实。畏寒明显者加干姜、附子（先煎）各 6～9g。

疏风清热饮（经验方）　地肤子 30g，僵蚕 15g，荆芥、防风、白鲜皮各 18g，服用法同上方。功能疏风清热止痒。主治风湿疙瘩，皮肤潮红，瘙痒或兼微痛，尿黄便秘，脉象滑数者。

止痒方（《验方新编》）　胡麻仁、威灵仙、何首乌、苦参、石菖蒲各 9g，甘草 6g，共研为末，每服 9g，淡酒送下。此武当山碑刻方。治遍身瘙痒，痒如虫行，抓破见血，或风热疹子成粒成片，身痒难忍。

又止痒方（《验方新编》） 此叶天士先生方。个人常用量为：荆芥、防风、赤芍各 15g，金银花、小生地各 18g，木通 12g，甘草 6g，1 剂药煎服 2 次，三煎药渣宽水，煎开后趁热先熏，待温洗之。主治全身瘙痒，功同上方。

莎草熏洗方（《验方新编》） 香附草（俗称"回头青"、莎草，即香附的地上草，不用地下块根及须根），每用 10 ~ 20 斤，切碎，煎浓汤，趁热熏洗数次，汗出痒止，常用即可断根，其效如神（方下原文，用之确有祛风止痒功效）。一切风热发痒皆治。

雷公藤根皮方（经验方） 雷公藤根皮一味，量患处大小，1 次 15 ~ 120g，患处面积小则用量小，大则用量大，煎水先熏后泡洗患处，1 日 1 ~ 2 次。忌食鱼腥等发病之物。功能清热燥湿，杀虫止痒。主治手足顽癣及鹅掌风、银屑病及湿毒瘙痒，他药无效者，用此熏洗，效果显著。用治多年手足顽癣不愈者数人，用此适量水煎熏洗而治愈。顽固性湿疹及银屑病用之，亦有显效。但此药有大毒，仅供外用，切不可入口！

土槿皮方（经验方） 土槿皮、土大黄各 30g，枯矾、雄黄各 6g，共研细粉，用凡士林适量调为软膏，洗净患处涂敷。功能燥湿杀虫止痒，用治皮癣干糙，或浸淫水湿奇痒等症，均有一定疗效。

露蜂房方（经验方） 露蜂房 30 ~ 90g，大枫子 15 ~ 30g（打碎），苦参、黄柏各 30 ~ 60g，雄黄、枯矾（2 味俱研细末）各 6 ~ 9g，用法及主治同上雷公藤根皮方。亦是患处面积小则用量小，面积大用量大。

苦楝皮方（经验方） 苦楝树根皮、土槿皮各 30 ~ 90g，当归、紫草各 30 ~ 60g，雄黄、枯矾各 6 ~ 12g，用法同雷公藤根皮方。功能清热燥湿，杀虫止痒，润肤。主治湿毒顽疹，皮癣干燥，蜕皮奇痒等症。加入雷公藤根皮与前 2 味等量，亦可用于牛皮癣，应用 20 年，多数患者都有明显效果，治愈者亦有。因为有毒，用时须慎。仅供外用熏洗，切勿入口！包括使用过的器皿及用过的药渣，也都要处理好，以防禽畜接触中毒。

民间验方 白蚂蚁窠，去净泥土杂质，焙黄，为末。每服 3 ~ 9g，温黄酒冲服，取微汗，风湿块即消。功能祛风止痒。主治风湿块，俗称风湿疙瘩。须忌生冷数日。此方少则服三五次，多则服三五天见效，年久不愈，反复发作者，用之亦有显效。民间年龄较大者仍在使用，未见有不良反应。

苦参方（经验方） 苦参、苍术、黄柏、苦楝树皮各 60g，枯矾、雄黄各 9g（2 味研细末），用水约 20 斤，放大锅内武火煎煮 20 分钟，趁热先熏，待温洗患处，以水不温为止（夏天可延长熏洗时间）。有清热燥湿、杀虫止痒之功。用于湿毒为患，全身或局部瘙痒，或如疹如痘，愈而复发，奇痒难忍，搔破流血水，或流黄水，或干痒，或如皮炎顽癣，久治难以痊愈，遇饮酒及食海鲜立即复发或加重，或春秋更换季节时必发，亦或不明原因反复发作，用之均有显效。

又土槿皮方 土槿皮、露蜂房、雷公藤根皮各 60g，大枫子 15g（打碎），紫草 60g，此为较大面积疥癣用量，若属全身疥癣者还可再适当加量，小面积患者可适当减量。用水多少，也是根据疥癣面积、药物用量而定。1 剂药煎 2 次、熏洗 2 次。痒甚而皮肤浸淫水湿者，酌加雄黄、枯矾各适量（一般 6 ~ 15g）。此方已治愈多例顽固性湿疹、手足疱疹、银屑病等皮肤顽疾，效果显著。

又苦楝皮方（经验方） 苦楝根皮（或用成熟果实焙存性亦可）、藜芦等份，共为细末，备用。无论何癣，俱用香油或桐油调稀糊，涂敷患处，一日一换。功能杀虫止痒。主治头癣、手足及体癣，或干或湿，瘙痒难忍。

熏洗方（经验方） 地肤子全草（俗称铁扫帚）、牛蒡子全草（俗称大追风草）、威灵仙藤茎连叶（俗称老龙须）、荆芥的老秸秆（全株）、大蒜秸秆，鲜品各约半斤，干品减半，宽水煎煮，先熏后洗全身或局部。功能疏散风热，解毒止痒。用于皮肤过敏，骤发奇痒，或红或肿，或生疹粒，成块成片，甚至遍及全身，俗称"风湿疙瘩"。有愈后不发者，有反复复发者。此症最敏感的是接触生冷水湿及天气寒凉，其次是鱼虾海鲜及椿芽、韭菜、魔芋、香菜、酒类。患此症者，若不忌口及避免接触生冷水湿，即使治愈，随时便发。

鬼箭羽方（经验方） 鬼箭羽（俗称疤树的带翅枝条）不拘多少切段，宽水煎数滚，趁热先熏后洗患处，亦有较好的活血消肿止痒作用，民间广泛用于生漆过敏，皮肤红赤或肿，痛痒交加等症。

【临证应用】湿毒，包括急性湿疹、慢性湿疹，无论身体何处，都可生长，皮肤潮红，出现丘疹大小不等，或水疱、脓疱，轻者微痒，重者奇痒难忍，搔破或糜烂，黄水脓血水浸淫成片，或自行溃破流水，结痂脱屑而愈，经用水洗或饮酒食海鲜等发病之物，疹毒复发或加重，甚至反复无度，舌质乏泽，舌苔黄腻，脉象滑数的，治宜清热燥湿解毒，方用加味二妙散内服外洗。慢性湿疹或顽固性湿疹，反复无度，日久不愈，新疹旧痕重叠，痒痛交加或奇痒难忍的，加用"又土槿皮方"同内服药渣同煎，热熏温洗，疗效显著。

肤色紫暗或晦暗而干糙，疱疹破后结痂色白脱屑，已成银屑病，干燥奇痒，舌质红，苔少或薄黄乏津，脉来细数的，治宜疏风润燥，方用养血润燥汤或《验方新编》的止痒方为主，内服外洗；加用露蜂房方、雷公藤根皮方，轮换水煎外用熏洗，戒酒、忌食鱼虾等一切发病之物，病程较短（3 年以内）者，多可短时间内治愈。病情较长的，治愈率虽不高，但也有显效。

风湿疙瘩（荨麻疹）、皮肤瘙痒等症，每于（或多在）日暮及夜间出现，皮疹肤色不变，或成块成片，手抓起梁，口不渴，尿不黄，大便不实，舌苔白润，脉象濡缓的，是为寒湿偏盛，治宜祛湿散寒，方用温散寒湿汤为主，内服外洗，反复复发，时或皮肤微肿者，可加服民间验方白蚂蚁巢，疗效明显增强；风湿疙瘩或皮肤瘙痒，肤色潮红，痒痛交加，或抓破浸出血水、黄水，或伴心烦口渴，尿黄便秘等症，舌苔黄腻，脉象滑数的，治宜疏风清热利湿，方用疏风清热饮加土茯苓 30g、酒大黄 6g 水煎服，药渣合外用苦参方宽水同煎，熏洗患处或全身；病情不重者，单用熏洗方亦多有治愈者，忌口同湿疹。

漆疮，即生漆过敏，治法近同风湿疙瘩或偏热的单纯皮肤瘙痒症，多以清热解毒、凉血活血为主，如疏风清热饮、加味二妙散及热毒疮疡下的清热解毒饮等，亦是内服外洗，或加用民间验方鬼箭羽洗方、苦参洗方，均可提高清热解毒消肿、止痛止痒功效。饮食一定要清淡，戒酒，忌食海鲜等一切发病之物，保持心情平和，适当休息。

寻常皮肤瘙痒，亦无明显疹子，舌脉、精神、饮食、二便也都基本正常的，即用止痒方、又止痒方内服，或用莎草熏洗方、苦楝皮熏洗方等，亦多显效，甚至治愈，但也须忌口及少接触水湿。

【施治体会】近三十年体外生痈疽大疮的很少，但皮肤病却越来越多，尤其是急慢性湿疹、风湿疙瘩（荨麻疹）、银屑病等，最为多见。其患不大，却很缠绵。有时用常规方法治疗，效果不够显著，添加些野生草药如雷公藤根皮、土槿皮、苦楝树皮（此 3 味仅限外用，严禁内服）、龙葵、千里光、白蚤休等味，内服外洗，却收到良好效果，对于湿毒、疱疹、银屑病等皮肤病，无论有效率、治愈率，都有显著提高。此次将个人常用经验有效方，悉数整理列出，药味不多，且多寻常之品，能够对证选用，内服外洗，并加以忌口调养，疗效多较显著，且治愈后可明显减少复发。

有时用"大方剂"、名贵药、花大钱，不一定疗效就好；而用不起眼的寻常之物，却能收到意外效果。比如所谓顽固性湿疹，虽然时日延久，反复无度，但能坚持治疗，对证用药，内服外洗，虽然顽固，亦能治愈。即使是不懂医的，能够分清内服或外用，严格按书中交代使用，亦可自疗治病。《医门课徒录》出版以来，不少皮肤病读者照书中所写方药，治好了自己多年的顽固性湿疹及银屑病，还不惜千里迢迢从海边、草原、黑土地、大西南等处来到鄂西北告知于我，这使我很感动！唯有写出更多的实用有效方药及简便易行的经验方，来答谢读者对我的至诚信任。

疮疡余方

【脉症提要】防止疔疮等热毒内攻，疮疡死肌不化，创伤感染，水湿浸淫痒烂，恶疮腐骨不出，疮疖肿痛，疮口不敛，以及冻疮、妇女阴蚀等患。

【适证方药】护心散（《医宗金鉴》）　生绿豆粉、制乳香末各9g，朱砂、甘草各3g，4味研细末，每服6g，白汤调服。功能清心解毒，护里和营。主治疮毒内攻，口干烦躁，恶心呕吐者，服之护心解毒。

金素丹（《验方新编》）　生白矾18g，枯白矾9g，明雄黄3g，共研极细粉，过细筛，再研千余下，愈研其色愈美，收贮备用。治一切痈疽大毒，发背对口，腰疽、臂痛，腐肉暗黑，死肌坚硬，臭秽难闻，患处奇痒等症。用时掺于患处，膏药盖之，其死肌坏腐自脱，余患自除。

二味拔毒散（《验方新编》）　明雄黄、枯白矾等份，共为细粉，茶清调，轻敷患处，痒痛即止，红肿湿烂自消。用于创伤感染水湿，蜈蚣、蝎子及其他毒虫咬伤，红肿疼痛或者溃破浸淫脓水等症，以拔其湿毒。

推车散（《外科症治全生集》）　推车虫（屎壳郎大者，炙）1个，干姜1.5g，各研极细末，和匀。干撒患孔内，或吹入疮孔内，或掺膏药内贴疮上。主治骨槽风已损骨者，以及一切恶疮深腐至骨，坏腐之骨不出，疮患难愈者。用之即可推出腐骨，或腐骨浮动，手法取之。

金花散（《验方新编》）　熟石膏（研极细粉）500g，飞净黄丹30g，研细和匀，再筛再研，研至极细粉。用真香油调搽，上盖油纸，一日一换。不可用茶水洗。如有脓水流开，随用药敷所流之处，以免烂开。功能拔毒去腐生肌。主治同金素丹，且能生肌。

芙蓉散（《验方新编》）　芙蓉叶（秋叶佳）为末，蜜、醋调敷患处周围，留头，干则随换。如取秋叶绞汁和酒服，其效更佳。凡一切红肿痈疖，疔疮丹毒，无论根皮、叶，用之俱奇效。若加赤小豆末用之，其效更速。加蜜免干则拘紧疼痛，且润肤易取。阴寒证白疽忌用。指趾湿烂，皮肤湿毒痒痛，敷之并效。

疗疮奇效方（沙亦恕方） 百草霜 4.5g，耳屎 1g，土鳖虫 3 个，人乳适量，共捣如泥，敷患处，即可消散。治疗疗疮多例，有效。

蚤休方（经验方） 蚤休一味，醋磨汁（或为细末，醋调糊）涂敷患处留疮头。治一切红肿诸毒初起及蛇虫咬伤，俱效。

金果榄方（经验方） 金果榄一味，酒或醋磨汁涂患处，或为细粉，醋调敷。主治无名肿毒及一切热毒疮疡，有清热解毒、消肿止痛功效。并治喉痛咽肿，肺胃实火者，用水磨浓汁先含后咽，甚效。

水火烫伤方（经验方） 生地榆研细粉 60g，冰片 0.9g，火伤加大黄粉 9g，麻油或菜籽油浸泡，调匀涂敷患处，甚效。有清热散瘀、消肿镇痛功效。主治水火烫伤。

白酒方（经验方） 烫火初伤时，速用上好白酒冲洗，能及时消肿止痛，简便有效。切勿用冷水浇洗。

草药方（经验方） 虫虫眼草（麦地里常有，亦可食用，民间多有识者）不拘多少，以口嚼融，涂敷患处，主治小面积水火烫伤甚效，愈后且无瘢痕。

黄水疮方（《验方新编》） 蚕豆壳，瓦上焙枯研末，加广丹少许同研细粉，真麻油调敷。干则再敷，见效甚速。治黄水疮，溃烂流水痛痒，屡用俱效。

桃花散（《医宗金鉴》） 白石灰 300g，川大黄片 60g，石灰用水泼成末，与大黄同炒，以石灰变红色为度，去大黄，灰筛细备用。干掺患处，或凉水调敷均可。主治创伤出血，湿毒疮疹，疮口出血俱效。

冻疮洗方（验方） 白茄秆（无则紫茄秆亦可，连根，去净泥土）、油桐树叶（秋叶佳）、尖椒秆（以上三物，新鲜而干燥者良，干而淋雨后无用）不拘多少，生姜一块（约 50g，拍碎熬水，趁热先熏后洗，甚效。治冻疮，最好天气寒凉前即熏洗之，并可预防冻疮。

硇砂散（《医宗金鉴》） 硇砂 3g，轻粉、雄黄各 1g，冰片 0.2g，共研细粉，水调浓，用新小楷毛笔尖，蘸药点痔及恶死硬肌上。功能消坚化腐。治鼻痔、鼻中胬肉、耳痔、耳挺等顽恶死肌，坚硬胀痛，久不消散。只可外用，严禁入口！

二矾散（《医宗金鉴》） 白矾、皂矾各 120g，儿茶 15g，侧柏叶 240g，水 10 碗，煎数滚听用。先将桐油擦患处，再用纸捻蘸桐油火燃，向患处熏片时，次用煎汤，趁热贮净木桶内，手架桶上，以布将手连桶口盖严，汤气熏手勿令泄气，待微热将汤倾入盆内，蘸洗良久，一次即愈。7 日不可见水。治鹅掌风及诸癣湿痒。

溻痒膏（《医宗金鉴》） 苦参、狼毒、蛇床子、当归尾、威灵仙各 15g，鹤虱草 30g，用河水 10 碗，煎数滚，滤去渣，贮盆内，趁热先熏，待温投二三枚公猪胆汁，和匀洗之甚效。功能祛湿杀虫。治妇人阴疮阴蚀等症。

雄硼散（验方） 雄黄、硼砂各 9g，冰片 1g，放入擂钵中研极细粉备用。视患处大小，用药粉适量，以白酒调稀糊，用棉签蘸药糊自疱疹外缘向内涂敷，以防扩散。初敷时感到辣痛，少时即感到清凉。干则以白酒洒之，涂敷数次，其皮肤红赤及疱疹即见消退、萎缩，见效甚速。治热毒疱疹。

青黛方 青黛、木芙蓉叶、千里光叶、蒲公英根各 30g，冰片 3g（与青黛同研），前 3 味共研细粉，后入冰片、青黛，同研极匀，瓶装密贮备用。用时以冷开水调糊厚敷患处，干则以白酒洒之。功能清热解毒，退赤止痛。主治带状疱疹，皮肤红赤，痛痒交加，甚至心烦口渴。

又方 龙葵鲜品揉融，直接厚敷于疱疹上，干则随换，日夜不停；另用鲜品 90g（干品 30g），开水冲泡当茶饮。功能清热解毒，消肿止痛。常用于丹毒疱疹，红赤热痛，或痛痒交加。初起及时用之，加以饮食清淡，忌食海鲜及饮酒，病情轻者多可速愈。民间广泛用于所谓"天疱瘤""葡萄瘤""缠腰瘤"等多种疱疹，大多都有显效，治愈者亦有。此草无论山野、平地，凡是空旷地方，多有生长，高可达 2 米，郊区、农村方便可得。

又方 黄连、黄柏、青黛、白蚤休各 15g，冰片 3g，先将前 4 味共研极细粉，后入冰片再研极细极匀，装入瓷瓶备用。用法主治同青黛方。

又方 金果榄一味研细粉，淡陈醋（清水、陈米醋各半）调糊外敷，主治同上方。或加入秋采木芙蓉叶等量，再加冰片少许同研细混匀，效果更佳。

又方 芦荟 90g，冰片 6g，麝香、牛黄各 1g，先研芦荟为极细粉，再入后 3 味研极细极匀，装入瓷瓶密贮备用。功能主治同青黛方，用法以冷开水、蜂蜜各半调糊外敷，其清热解毒、消退疱疹之功优于青黛方。但真麝香、牛黄难得，曾在 30 年前配制过一次，不仅能治丹毒、疱疹，其他热毒性疮疡红肿热痛的，用之亦有显效。

龙葵解毒饮（经验方） 龙葵、金银花、大青叶各 30g，连翘 15g，赤芍 15g，甘草 6g，水煎温服。功能清热解毒。主治丹毒、疱疹，皮肤红赤，或大小疱疹连片，灼热焮痛，甚则心烦尿黄。配合上方内服外用，加以饮食清淡，注意休息，多可在较短时间内治愈。

蚤休解毒汤（经验方）　黄连9～15g，黄芩、紫草、野菊花、白蚤休各15～18g，甘草6～9g，水煎温服。功能主治同上方。

真君妙贴散（《外科症治全生集》）　荞麦面5斤，明净硫黄（为末）10斤，白面5斤，3味共一处，清水微拌，干湿得宜，擀成薄片微晒，单纸包裹，风中阴干，收用。临用研细末，新汲水调敷。如皮破血流湿烂者，用麻油调敷。天疱、火丹、酒刺者，用靛汁（即板蓝根或大青叶取汁）调搽并效。治阴疽诸毒，顽硬恶疮，散漫不作脓者，用此敷之，不痛者即痛，痛者即止。

验方　蚯蚓粪不拘多少，研为细末，用凉开水调糊敷患处，干则再敷，有清热解毒作用，主治热毒疱疹及水火烫伤。

【临证应用】本节辑入常见疮患的备用方，临证可根据所见不同症候，选用对症之方，如凤眉疽、多骨疽等，深烂骨腐，可用推车散适量，掺膏药上贴患处，即可将腐骨拔出；预防热毒内攻，可用护心散内服；溃疡死肌不化，坚硬臭秽，可用金素丹掺于患处，其死肌即化；创伤感染，或指趾丫水疱溃破流水湿烂极痒，一般有毒虫蛇咬伤，脓水浸淫痛痒等症，用二味拔毒散掺之，其拔毒去腐、消肿止痒之功甚良；腐坏将尽，水湿浸淫，可用金花散去腐生肌。

热毒疱疹，皮肤红赤灼热，疱疹破流脓血水，痒痛交加，心烦口渴，尿黄便秘，舌红苔黄，脉象滑数的，治宜清热解毒，方用龙葵解毒饮或蚤休解毒汤内服，外以真君妙贴散或芙蓉散、雄硼散等方敷贴，多可在较短时间内治愈，且治愈后并无"神经痛"等后遗症（与热毒疮疡下的丹毒、疱疹相同，重复是因为用药多属经验方，外治法居多）；热毒疮疖初起，即用治热毒疱疹法，内服外敷，其效亦良，或用金果榄、青黛、白蚤休等外用方治之，亦多速愈；妇女阴蚀阴疮阴痒，方用溻痒膏外治，亦多显效，内服二妙散（黄柏、苍术各15g）加龙胆草15g，蛇床子18g，樗白皮9g，可提高疗效。总之，能够对证选用，诸方皆有显效。但忌口及自我调养亦是十分重要，切不可忽略。

【施治体会】此节所入诸方，各有其用，以供临证时根据需要选用。但医者临证时间再长，也是各方面都有局限性。我只重视实效，用过有效的才写入，且仅限于药味少的小方，因而读者面应该更广。其中有毒性的小方，均认真做过交代，仅供外用的，诚望遵守，切不可轻试内服！

为何在"热毒疮疡"已有治丹毒、疱疹的方，此节又列出不少治同类疾患的方？回答是：此节所入诸方，多为近几年使用的经验方及民间验方，故而重赘。经验小方能够对证选用，也都有显著效果，因为都是从临证中反复使用实效方中遴选出来的。为了治病有效，勿嫌平淡"无奇"。

面生黑斑

【脉症提要】面生黑斑，疮疡、创伤后肤色暗黑或皮肤失于柔和等。

【适证方药】**祛斑方**（《验方新编》）白附子、白及、白蔹、白茯苓、密陀僧各等份，共研细末，临卧将脸洗净，用水调和药末搽之，次早洗去，数日斑除。治面生黑斑。或作面膜使用，功效亦良。

又祛斑方（《验方新编》）白梅肉、牙皂、樱桃枝、紫背浮萍各等份，研为细末，蜜和为丸。每日用此洗面，酒洗自去。个人用法为：每日用丸药 3 ~ 9g，用清黄酒、温开水半调化洗面，保持 2 小时以上勿用水洗。

验方　辛夷花花瓣阴干研细末，纯牛奶适量调敷，或作面膜贴用，有一定祛斑功效。

活肌经验方　白芷 30g，白芥子（微炒）9g，当归、黄芪各 30g，肉桂 6g，共研细末收贮备用。用时视患处大小，用药末、纯牛奶或白酒各适量调糊敷患处，干则以白酒润之，1 日 1 ~ 2 次。功能温和气血。主治疮疡或创伤后患处血脉失于通活，色泽暗黑，或肌肉硬结等症。

【临证应用】无论男女，面生黑斑，即用祛斑方、又祛斑方或辛夷花瓣三方选其一外用，都有一定祛斑作用。疮疡或创伤后瘢痕色暗、肌肉失于柔和等症，即用活肌经验方外敷，去色斑、活血脉、软硬结之功较为显著。

【施治体会】面生黑斑的原因较多，如为女性，大多都与精神抑郁、失眠、便秘、经血失活或有血块色暗、痛经、乳癖胸痛等有关。无论男女，但能有针对性加内服药，并保持心情平和、饮食温和、劳逸适度等，绝大多数用之都有效果，以恢复光彩容颜。若属大病如肝病、肾病等引起的面色暗黑有斑，欲治愈黑斑，实属不易。

痔疮痛痒

【脉症提要】痔疮，肛门内外坠胀不适，或痒或痛痒交加。

【适证方药】**痔疮坐垫**（《串雅外编》）乳香、没药、龙骨、赤石脂、海螵蛸、轻粉、木鳖子各 9g，共为细末，以绢盛之，每日坐，不必洗。坐 21 日，无不愈（将药粉做成坐垫，放于椅子上坐之。无丝绢用棉布亦可。上药有消肿止痛、枯痔收敛功效，用于痔疮肿痛，或溃破时流脓血，水湿浸淫。此法外治，药物通过肛门加热，使药性挥发，作用于患处，亦为外用简便之法）。

熏洗方（经验方） 槐花、地榆、苦参、当归各 30g，雄黄、枯矾各 3g，宽水煎汤去渣（1 剂药可煎 2 次），趁热先熏，待温坐浴。功能清热燥湿，凉血止血。主治痔疮肛门内外或痛或痒或便前出血等症。但要饮食偏于清淡，勿饮酒，忌食辛辣、海鲜等发病之物，保持清洁，勿久坐、劳累。

【临证应用】痔疮（外痔、混合痔），肛门时感坠胀，甚或便前出血，痒痛交加，身体、舌脉无明显异常的，即用痔疮坐垫或熏洗方，都有较好疗效。气虚的内服补中益气丸（中成药）；身体、舌脉无异常的，内服槐角丸（中成药），可明显提高疗效。

【施治体会】痔疮，不少人都不愿意做手术治疗，一般未形成瘘管或肿瘤的，用保守疗法，中药内服、外用，大多数患者疗效都较理想。能够注意自我调养的，如熏洗方下所述，治愈后亦可减少复发。

虫蛇咬伤

【脉症提要】毒虫如蚊子、毛虫及毒性不大的蛇咬伤肿痛，或咬伤后患处似创伤感染样，木痒流黄水等。

【适证方药】经验方 蛇倒退、蜈蚣蒿、七叶一枝花各 60g，明矾、雄黄、独蒜各 15g，上药共捣如泥，备用。用时先以三棱针或缝纫针消毒，轻刺患处令出毒血，若以火罐拔出毒血、毒汁更妙，再将上药厚敷患处，干则随换。功能清热解毒，消肿止痛。主治毒虫及一般毒蛇咬伤，赤暗肿痛或痛痒交加等症（如属剧毒蛇咬伤，应立即送医院救治）。

又方 透骨草（俗称"指甲花"，白花者良）连根全草捣融，如为一般有毒蛇咬，应先将毒血拔出，再将上药厚敷患处，熬膏涂更佳。如伤口浸淫脓血水而痒痛交加，可用二味拔毒散外涂，以增强拔毒止痒功效。

【临证应用】一般有毒蛇咬伤，局部肿胀疼痛，先用三棱针刺破伤口，挤出毒汁，复用蛇倒退经验方厚敷之，加服中成药"南通蛇药片"，可迅速治愈（南通蛇药片外敷亦良）；有毒蚊子、毛毛虫等毒虫咬伤，治法方药与蛇咬伤同；若虫蛇咬伤后似外伤感染状，患处木痒或兼胀痛，时流黄水等症，亦可用淡盐开水洗净患处，趁湿干撒二味拔毒散（方见"疮疡余方"下），亦可祛湿拔毒，收敛疮口，但要暂勿饮酒，勿食海鲜等发病之物数日。

【施治体会】一般有毒虫蛇咬伤或咬伤后患处肿胀，木痒疼痛，皮色淡灰，时流黄水等症，即用以上二方及二味拔毒散治之，多可速愈。若属剧毒蛇如蝮蛇（俗称"土布袋"、竹叶青、眼镜王蛇等）咬伤，应速送医院救治，或在送医院途中采取应急措施，如用细绳扎住伤处上端，以延缓毒性入内速度，或适度切开伤口，挤出毒汁，或速服南通蛇药片并外敷，等等。

黄蜂蜇伤

【脉症提要】黄蜂蜇伤，红肿疼痛。

【适证方药】民间验方　先拔出蜂箭（蜂尾毒箭），再用肥皂水洗涤，即可减轻蜂箭射入的酸毒，有消肿定痛作用。

蚯蚓粪方（《验方新编》）　用蚯蚓粪不拘多少，井水调敷，其痛立止。

又方（同上）　芋头梗（芋头的叶梗，芋头亦良）适量，捣融敷，极效。

又方（同上）　用二味拔毒散敷之最效。或照蜈蚣咬伤方治之。

【临证应用】本人夏秋季节入山采药，多次被黄蜂蜇伤，有民间叫作"狗屎蜂""黄炸蜂""葫芦包""糖蜂"等多种黄蜂。尚有一种民间叫作"气力牛"的超大黄蜂，传说牛被蜇三至七箭，便无法救治而死，人被蜇至多三箭即难以生还。此蜂身体硕大，长约5cm、身粗直径约2cm，其色红黄，飞起来声音很大，状似飞机声响，速度较其他黄蜂为慢，拐弯、转向亦较缓慢，常栖息于粗大果树孔洞中，以柿树最为多见。由于它的身体硕大笨拙、声响较大及转向缓慢，因而提防它蜇伤不难，故而尚未见到过被它蜇伤的。

一般黄蜂蜇伤，即用以上4方及时治之，以祛毒消肿止痛，多能较快减轻痛苦，不会出现危象。但较大的"葫芦包"黄蜂蜇伤，一次超过五箭（即被5只黄蜂同时蜇伤），尤其是15岁以下小孩，即使是仅射入一箭，也要及时到医院救治，切不可大意！因为常听说有小孩被黄蜂蜇伤，因为抢救不及时而死亡。成人体弱者被蜇伤，亦不可大意！

【施治体会】一般较小黄蜂蜇伤，及时将毒刺拔出，复用肥皂水洗涤，或续用蚯蚓粪等方治之，多可速愈。但若被较大的"葫芦包"黄蜂蜇伤，且射入毒箭较多（超过五箭）的，最好及时请医生处治，以免出现意外。另外提醒：进山如遇到一二只黄蜂，切不可轻易"招惹"它，更不可将其打死，否则，半分钟内即有大量黄蜂飞来拼命蜇人！个人多次经历，绝非道听途说！故而诸葛亮《兵法》有"蜂虿发毒，壮夫彷徨而失色"之说。所以在夏秋季节进入山林，一定要注意防范，千万不要招惹黄蜂，以免它们群起而攻之，躲避都来不及！

蜈蚣咬伤

【脉症提要】蜈蚣咬伤，伤处有瘀点，周围红肿，奇痒或痛彻入骨，或有红丝出现，严重者浑身麻木，发热头痛，眩晕呕吐，神昏谵语，甚至心悸，脉数。小儿被咬伤，症状严重的，亦有危及生命者。不严重的，7 天左右不适症状消失。

【适证方药】雄鸡口中涎涂患处；雄黄、甘草等份研细末，用菜籽油调糊敷患处；新鲜桑叶捣汁敷患处。一般不用内服药。伤情严重的，可用中成药季德胜蛇药片，每次服 5～10 片，1 日 2～3 次，小儿酌减，亦可捣碎冷开水调糊外敷患处，干则用冷开水润之。

手指甲方（《验方新编》） 手指甲，磨水敷，立效如神，万无一失。有人被蜈蚣咬伤，气色碧绿，肿大如碗，痛不可忍，百药随敷随干，其毒不散，后用此方治之，应手而愈。此法最为简便，毋庸第二方也。各种毒物咬伤，虽未试过，想亦可治。

【临证应用】症状较轻的，即用雄鸡口中涎等方治之；症状较重的，加服季德胜蛇药片，一般都能治愈；手指甲方效果亦良。小儿症状较重的，最好住院治疗，以防意外出现。

【施治体会】蜈蚣咬伤，用手指甲以少量水磨汁，频频涂之，是最为简便有效之法；二味拔毒散冷开水调敷伤处，其拔毒消肿止痛之功亦较显著。小儿被蜈蚣咬伤，千万不能大意，以免毒气入内，出现危象。

鹅掌风

【脉症提要】鹅掌风，手掌初起小疱，疱破叠起白皮，皮肤粗糙变厚，皱纹变宽变深，触之粗糙，多先一手，继而双手，年久不愈，偶感瘙痒，入冬皮肤皲裂疼痛，反复无度，久治不愈。

【适证方药】**蕲艾熏**（《串雅外编》） 蕲艾 120～150g，将水三四碗，煮五六次，大口瓶盛之，用麻布双层缚瓶口，将手心放瓶上熏之，如药冷加热再熏。

桐油方（《验方新编》） 真小磨麻油 1 两，红砒 3g，敲细入油内，煎至砒枯烟尽为度，去砒留油，冷透火气，备用。用时用火烘油令温热，一日擦三五次，10 日即愈。血寒者最宜，此林屋山人极验方也。治鹅掌风生手掌上，紫白斑点，叠起白皮，坚硬干燥，甚则迭迭脱皮，血肉外露，或痒或痛，久则成癣难愈。

验方　雷公藤根皮 30g，当归、紫草各 15g，每日煎汤，趁热先熏，待温泡洗。功能清热解毒，杀虫止痒。主治干癣或鹅掌风。另将上药加雄黄、枯矾各 6g，共研细粉，用桐油调药粉适量成稀糊，无桐油用小磨麻油亦可，待熏洗毕，即涂敷药糊，1 日 2 次。功能杀虫止痒润肤。主治鹅掌风及上下肢顽癣，患处奇痒，或痒痛交加，皮肤干燥蜕皮。此方曾治多例鹅掌风及湿毒顽癣，包括银屑病，全身或局部新旧瘢痕重叠，肤色紫暗或干燥，白屑脱落或浸淫脓血水，痛痒交加，久治不愈，痛苦不堪，疗效均较满意。能够饮食清淡，勿食发病之物，治愈后复发率也都很低。此方有毒，仅供外用，切勿入口！

【临证应用】手掌叠起白皮，皮肤粗糙而硬，瘙痒，甚或皲裂疼痛，先用蕲艾熏，继用桐油方及雷公藤根皮方外洗或涂，其杀虫止痒、祛风润肤之功颇为显著，但二方仅供外用，切不可入口，以防中毒。

【施治体会】鹅掌风与银屑病同样难治，采用以上 3 方治之，可谓疗效显著。治愈数十例鹅掌风及手足掌侧脓疱疮、干湿脚气、银屑病等皮肤顽疾，疗效出乎意料的好，鹅掌风及手足掌侧皲裂痛痒数十年在较短时间内完全治愈。看来有些病并非不能治愈，而是没找到有效方药。

现在各种皮肤病似乎越来越多，尤其是急慢性湿疹及银屑病。在此谨将个人治疗此类疾患的经验方和盘托出，以供读者对证参考应用！

耳冻肿痛

【脉症提要】外耳冻伤，失于柔软，色泽暗黑，时感木痒。

【适证方药】外用方（《验方新编》）　白薇、川黄柏等份为细末，酒调搽即愈。治耳冻肿痛。

内服验方　生黄芪 30g，当归 18g，金银花 24g，肉桂、生甘草各 6g，水煎温服。功能温和气血。主治耳冻木痒，甚或色黑硬结，触之疼痛。

外用验方　白芷 30g，白芥子 9g，肉桂、干姜各 3g，共研细末，用白酒调稀糊外敷。治耳冻色暗木痒。

【临证应用】外耳连年冻伤，即使是天气已经暖和，冻伤处依然木痒或隐痛，触摸硬结，甚至疼痛，用以上 3 方，内服外敷，有温和气血、消肿止痛作用。

【施治体会】天气转寒，应提早注意保护，已经冻伤，如无不适感觉，亦可不作病象治疗；但若感到不适如木痒、色黑而硬，甚则触之疼痛，以上 3 方内服外敷，多可减轻不适症状。

聍耳痒痛

【脉症提要】民间称为"灌聍耳"，即所谓"中耳炎"。耳内痒胀肿痛，或流脓血，或伴头痛、便秘、尿黄等症，舌苔多见黄腻，脉象多见弦数。

【适证方药】**龙胆泻肝汤**（引自《医方集解》，略有加减） 龙胆草、柴胡、黄芩、栀子、泽泻各12g，生地黄18g，当归、木通各12g，滑石15g，甘草6g，水煎温服。三煎药渣宽水，煎开后适温泡足。功能清泻肝胆湿热。用于口苦目赤，小便黄短，耳聋耳闭，肿胀疼痛等症。

滋肾清肝饮（经验方） 酒炒生地黄24g，盐水炒知母18g，龙胆草、栀子各15g，通草9g，连翘15g，煎服法同上方。功能滋肾清肝，消肿解毒。主治耳内肿胀疼痛，心烦口苦，尿黄等症。已化脓而脓出不畅加生黄芪18g，皂角刺9g，当归15g；焮痛灼热加金银花30g，连翘15g；纳差加白术15g，陈皮9g；尿黄涩短加木通15g，车前子30g；大便秘结加大黄12g；痒甚者加僵蚕12g，薄荷15g，余随症加减。

收敛止痒方（经验方） 蛇蜕皮装入蚕茧内，以棉线缝蚕茧口，勿令蛇蜕皮露出，放木炭火中（不可放于明火上），最好用旧瓦片洗净泥土，将蚕茧放于瓦片上，缓缓煅至焦枯，取下蚕茧冷透，研为极细粉，蚕茧蛇蜕粉3g，加冰片1g，再研极细而匀，芝麻油调成稀糊，将耳内用淡盐水洗净，再用棉签蘸药糊涂于耳中，一日五六次。功能收敛脓水，消肿止痛止痒。若患耳感觉奇痒，此方用之效果欠佳时，可加入枯矾、明雄黄各1g研极细粉，和入上药粉内同研极匀备用。流脓水者，淡盐水洗净患处，干撒药粉；干燥痛痒者，麻油调涂。忌食腥辣油腻及一切发病之物，勿熬夜饮酒，用之屡验。

耳内脓血不干方（《验方新编》） 石榴花片适量，瓦上焙枯研末，加冰片少许（研细粉与石榴花末和匀）吹入耳孔适量，三四次即愈。其痂不必挖动，任其自落为妙。或用龙骨研末吹入亦可。主治同方名。

耳内耳外生疮方（《验方新编》） 蚯蚓粪为末吹入，或用麻油调搽。

又方（《验方新编》） 黄柏15g（研细末），马齿苋30g（捣融），为末敷之（2味混匀敷患处，主治同上方）。

【临证应用】耳为清空之窍，清阳交汇之所。外感风火湿热，循少阳经上行，以致蒙蔽清窍，窒塞不通；或因沐浴、洗头，耳内浸水，或因挖耳损伤，或因熬夜饮酒，嗜食辛辣燥热之物过多，或因郁闷烦躁等，以致耳内痒、塞、压迫等不适，甚则肿痛牵引头面、齿部，直至耳窍流脓，胀痛，纳差，便秘，舌苔黄腻，脉象弦数的，治宜清泻肝胆湿热，方用龙胆泻肝汤为主，或用滋水清肝饮，随症加减。如胀痛灼热等症状基本消退，而脓水不尽，或感微痛微痒的，则用收敛止痒方，即使是缠绵时日不愈的，用之亦验，多可在较短时间内治愈。其他外用方亦可对证选用，也都有较好疗效。

此患一般预后良好，但有暂时性听力减退者，脓水尽而治愈后，听力即可恢复正常。但也有脓出不畅，引起耳根部脓肿的，则需尽早排出毒脓，以免伤及耳膜，转为慢性，经久不愈。

【施治体会】此患能够对证用药，及时治疗，并加以心情平和，保障睡眠，饮食清淡，勿过度劳累，谨防感冒，洗浴时谨防耳内进水，挖耳须慎等，大多都能痊愈。转为慢性，反复无度的，临证较为少见。偶有慢性中耳炎缠绵时日达10年左右不愈者，行医五十余年遇到不过三五人，皆为自己不够重视，更谈不上认真治疗与注重调养，因而导致小病日久不愈。

除上述方药治疗外，如平时肝胆湿热偏旺，胁胀头痛，口苦目赤，耳聋耳闭的，可服用龙胆泻肝丸；肾阴不足，夜寐盗汗，手足心热，会阴部潮湿的，可服用知柏地黄丸；三焦实火，尿黄便燥，心烦口渴，面赤头痛，耳闭耳痛的，可服用黄连上清丸或牛黄解毒丸等，以减少此患的发生。已有"灌脓耳"，症状如痒痛、肿胀、灼热或有脓血水浸淫的，亦可用以上中成药治疗，配合外用诸方，都有显效。

腋下狐臭

【脉症提要】体气，即腋下狐臭。

【适证方药】桂圆核方（《本草纲目》） 个人常用量为桂圆核6～60枚，胡椒14～140枚，同研细粉，待汗出后，随即干撒于腋下，确有止狐臭作用。

又方（《验方新编》） 顶大蜘蛛1个（或用小蜘蛛2个亦可），黄泥包好，火内煅红，取出候冷，去泥，加轻粉3g，共研末，日搽数次，轻者2日即愈，重者三四日必断根，简便神验，百发百中（原方下注，经过使用，有一定去狐臭疗效）。

又方（《验方新编》） 蒸饼1个，劈作两片，放密陀僧细末3～6g，急夹在腋下，略睡片刻，候冷弃去，如系一腋狐臭，只用一片夹之（两腋下俱臭，两片同时夹之)。有人患此二十余年,照治断根(原方下注)。

密陀僧散(《医宗金鉴》) 雄黄、硫黄、蛇床子各 6g,密陀僧 3g,轻粉 1.5g,共研细末备用。功能祛风杀虫。主治紫、白癜风及狐臭等症。醋调搽,或干撒腋下。

以上 4 方皆有一定效果。配方及用法都很简单,患狐臭者,不妨试试。民间亦有人用夹馒头法,将出笼馒头趁热夹在腋下(注意勿烫伤皮肤),不热则去之(须将馒头埋入地下,以防家畜食之中毒),亦有一定减轻狐臭作用。

验方 密陀僧、煅牡蛎、白芷各等份,共研细粉,出汗时撒之,也有去狐臭功效。但饮食要尽量清淡,并用苍术、黄柏各 12g,生薏苡仁 30g,宽水煎,当茶饮,以清利湿热。

【临证应用】腋下狐臭,或腋下出黄汗,身体、舌脉并无异常的,以上 4 方可任选其一外用,都有一定驱除狐臭作用,坚持使用,亦有治愈者。

【施治体会】此患内服药治疗效果不够显著,外用药见效较为明显。少饮酒、饮食清淡、勤洗腋下等,有助于驱除体气异味。能够坚持外用治疗的,亦有治愈者。

脚臭脚汗

【脉症提要】脚臭,脚汗。

【适证方药】**洗脚方**(《验方新编》) 萝卜适量煎水洗数次,即愈。治脚臭、脚汗。

湿疮踏袋(《串雅外编》) 川椒 1 斤,盛粗布袋中,加热赤脚踏布袋上。椒性热而散,加以火气上逼,寒湿自去而愈,甚妙(此方治寒湿脚气或足癣,凉汗多而湿痒,脚常不温等症,有一定疗效)。

苍芷方(《串雅外编》) 白芷、苍术各 30g,龙骨、牡蛎各 60g,煎水趁热先熏,不烫时泡洗,不温则去之,连用数次,即见显效。功能芳香去秽,敛汗。主治脚臭脚汗,或兼寒湿脚癣等症。

菖龙方(《串雅外编》) 石菖蒲、甘松、龙骨、五倍子各 30g。用法:外洗上方;另用本方 1 剂研为细末,熏洗毕趁湿将药粉干撒于脚掌,穿透气性能较好的布鞋。主治同上方。

灰矾方(《串雅外编》) 陈石灰 30g,枯矾 6g,水煎泡足。功能燥湿收敛,主治脚汗过多。

以上诸方，用治脚臭脚汗，或湿脚气，均有一定疗效。

【临证应用】脚臭用洗脚方或苍芷方；脚臭、脚汗同时明显者，以菖龙方与灰矾方交替使用；脚汗兼脚凉不温，或脚癣湿痒等症，用湿疮踏袋方如法治之，均有较好疗效。能够保持双足清洁，常穿透气性良好的鞋袜，则多可治愈。

【施治体会】此患身体无明显异常的，不需服药。以上 5 个小方外用，大多都能速见效果，穿透气性佳的鞋、袜，保持双足清洁干爽的，治愈不难。

脚生鸡眼

【脉症提要】脚底前端或足趾间，由于挤压而生鸡眼，亦称肉刺，时感疼痛。

【适证方药】**外用方**（《验方新编》）乌梅肉捣烂，入醋少许，加盐水调匀贴之，自消。治脚生鸡眼。

又方（《验方新编》）荸荠 1 个，荞麦面 3g，共捣融，贴上一昼夜，自落，主治同上方。

又方（《验方新编》）取大活蜈蚣（1 条），用麻油泡一二日，取出捣烂敷之过夜，根即拔出，不致再发。并治蛀发癣（头皮生癣而痒、掉发）。

验方　生草乌 6g，蟾酥 1g，共研细粉。每用药粉约 1g，以陈醋适量调糊，敷于鸡眼上，即可将鸡眼软化，但略感疼痛。待鸡眼化掉，可用龙骨细末掺之以收敛。此方并治牛程蹇（足底生硬疱，或红或紫或皮色不变，影响走路，甚至痛不可忍。用法同上，敷上一夜即消。有麻痹止痛、软坚散结之功）。

【临证应用】脚掌前端或趾间生出硬钉 1～2 个，大如豌豆，表面黄白色，疼痛不甚，继则根陷肉里，顶起硬突，受压即痛，步履不便。如处理不当，须防感染毒邪化脓。前 3 方如法外用，都有较好疗效。草乌、蟾酥方除治疗鸡眼硬钉疼痛外，尚可治疗脚掌生牛程蹇，其状脚掌生硬疱，内有瘀血，色泽紫黑，大小不等，大如龙眼，甚至更大，小如豌豆、蚕豆，足不能任地，疼痛难忍，如法敷治，多可在一夜或一日夜即消。偶有不消者，先用淡盐开水洗净患处，继用消毒三棱针挑破硬皮，再用龙骨粉掺之，净纱布包，勿感染水湿，多可速愈。

【施治体会】鸡眼小患，影响不小。如不及时处治，稍受挤压，即感疼痛，颇碍步履运动。用以上诸方如法敷治，多可及时治愈。但再受挤压，容易复生。鸡眼膏敷贴，亦较简便有效。治愈后注意勿再穿硬鞋，避免挤压，即可减少复发。

疡科疾患名目繁多，最为难治的莫过于诸种阴疽、痰核、鹤膝、瘰疬、石瘿、乳岩等阴性疮患。较大的阳性疮疡如搭背疮（亦称上搭手、中搭手、下搭手，西医称蜂窝织炎）、乳痈、腹痈、臀痈、足背发等，虽属阳性热毒疮疡，但治疗时切勿轻易刀割，以免尚未成脓而轻易刀割，伤及好肉，浸淫血液不止，患者疼痛更甚，严重的寝食俱废，痛苦不堪。更不可用药过于寒凉，否则致使肿硬越硬、毒凝越凝。本来易于消散的阳痈，即使是有脓，也不难透出，直至脓尽收口。但若误治、失治，亦可使本来易愈之患累月连年，患者痛苦不堪，甚至还有要切乳、截肢的。所以治疗疡科疾患，首要的就是迅速消肿止痛，不使脓成而治愈。有脓早溃透，脓尽新肉生，顺利收口，亦为治之善法。《沉疴治悟录》"疮疡证治"中，悉将个人师承、治法、方药等内容写入，并附医案以佐证，寄希对从事疡科的同仁有一定帮助。

但我是个"杂家"，什么病都得接诊，所以不可能对哪一门做到精专，加之疡科名家众多，师承者也五花八门，虽然我家尊崇《外科症治全生集》分阴阳两治，不轻易动刀针及使用"降药"，避免给患者增加额外痛苦，绝不使患者疮患缠绵延久，甚至留下残疾，绝不做像王洪绪先生所说的"屠夫"。但毕竟是一家之言，所以不可能"求全"，也不需要谁认可，只希望将有限的经验方药再次整理奉献，能够减少点患者的不必要痛苦，就是我唯一的目的。

此次整理与以往不同的是，仅筛选简便廉验之方，即方药不复杂、使用简便、药物尽量不取贵重之品、以实效为上，以及个人近年来所治疮患的经验用药等，悉数小结。年近八旬之人，只管凭良心治病、写书，给后人留点实实在在有用的治病方药。

卷三　妇科病症简便廉验方

经期超前

【脉症提要】血热经期超前，色红量多，无血块，腹不痛，或手心发热，面红口渴，舌红苔黄，脉多偏数有力；湿热经期超前，足心发热，心烦尿黄，夜寐盗汗，腰膝酸胀等症，舌质红，舌根部苔黄，脉象或见沉数。

【适证方药】**清经汤**（《傅青主女科》）　牡丹皮12g，地骨皮15g，酒炒白芍15g，大熟地18g，青蒿12g，茯苓15g，盐水炒黄柏12g，水煎温服。功能凉血调经。主治经水先期，血热体实者。

丹栀四物汤（经验方）　牡丹皮、栀子各15g，生地黄24g，当归、白芍、川芎各15g，水煎温服。于行经前五七日，连服三五剂。三煎药渣宽水，煎开后加陈醋半斤，适温泡足。功能清热凉血调经。主治肝经血热，经期超前，血色暗红，时感心烦尿黄等症。

知柏四物汤（经验方）　生地黄24g，当归、川芎、白芍、川芎各15g，黄柏12g，知母18g，水煎温服。功能凉血调经。主治经期超前，手足心热，经期或有黄色带下，或兼夜寐盗汗，腰膝酸胀等症。

丹茜饮（经验方）　丹参30～90g，茜草根15～30g，水煎温服。功能凉血调经。用于经期超前，血色暗红，或逾期淋沥不净等症。于行经前三五日连服3～5天。勿饮酒，忌食辛辣干燥上火之物，保持心情平和。

【临证应用】经期超前，属于心火偏旺血热的，色红量多，手心烦热，面红口渴，舌红苔黄，脉数有力的，治宜泻火凉血调经，方用清经汤或丹栀四物汤加减；症状不重，经期时间较长，淋沥不净的，用丹茜饮微寒微凉之方调之。

经期超前，下焦湿热偏旺，或兼有湿热黄带，尿黄，或伴夜寐盗汗，足心发热等症，舌质暗红，舌根苔黄，脉象沉数的，治宜清热燥湿调经，方用清经汤或知柏四物汤加减。

【施治体会】经期超前因于血热，体实而无其他兼症的，即用清经汤或丹栀四物汤为主，随症加减，多可在 3 个月左右调至正常（每月服药 3 ~ 6 剂）。能够饮食偏于清淡、勿饮酒，保持心情平和，劳逸适度，则易治愈，且反弹者较少。因于血热，经期过长或淋沥不净的，以丹茜饮为主调之，亦多显效。

下焦湿热偏旺，经期超前，或伴黄带时下，手足心热，夜寐盗汗，舌苔根部黄腻，脉象沉滑偏数的，以知柏四物汤为主，随症加减，注意事项同上。

经期滞后

【脉症提要】经期滞后属于宫寒实证的，量少色暗，小腹绞痛拒按，畏寒身痛，舌苔白滑或灰润，脉象沉紧或弦迟；经期滞后属于虚寒的，面色萎黄或㿠白，血色偏淡，腰腹酸胀，舌淡苔少，脉象多见虚弱兼弦。

【适证方药】附桂四物汤（经验方） 肉桂、黑附片（先煎）各 9g，当归、川芎、白芍、熟地黄、川芎各 15g，文火缓煎 1 小时，取汁加入老红糖适量，空腹微冷服。功能祛寒调经。主治经期滞后属于宫寒者，小腹冷痛畏寒，或兼四肢不温等症。

姜萸益母草饮（经验方） 干姜、吴茱萸各 9 ~ 15g 煎水，冲入益母草红糖 30 ~ 60g（或用益母草 30 ~ 60g 同煎），空腹微温服，或少加老黄酒亦良。功能散寒舒郁，调经止痛。用于经期滞后，胁胀或小腹冷痛等症，每于行经前数日水煎温服，三煎药渣宽水，煎开后适温泡足。

桂枣当归补血汤（经验方） 炙黄芪 30 ~ 90g，当归身 9 ~ 18g（即当归补血汤），肉桂 6g，大枣 9 枚，文火缓煎浓汁，冲入鹿角胶 9g（分 3 次服），少加老黄酒温服。功能温补气血，调经悦色。主治气虚血少，经期滞后，血色偏淡，面色萎黄，口淡眩晕等症，属于血虚偏寒者，服之乃宜。血热血虚者慎服。

【临证应用】经期滞后，量少暗黑，经行不畅，或有血块，小腹冷痛，甚或经期小腹绞痛、拒按，面色淡青，四肢不温，畏寒身痛，舌质暗淡，舌苔白滑，脉象沉紧或弦迟，属于寒实证的，治宜祛寒调经，方用附桂四物汤为主；经行不畅，胁腹冷痛，脉象弦迟的，用姜萸益母草饮加红花、桃仁各 9g；经期滞后因于血虚寒滞的，血色偏淡无块，腰腹酸痛，面色萎黄或㿠白，甚或微肿，眩晕，大便时秘，色淡，苔少，脉象细弱的，治宜温补气血调经，方用桂枣当归补血汤为主，随症加减。

【施治体会】经期滞后，血色偏淡，畏寒，小腹冷痛，舌质淡，脉象细弱或兼沉迟的，多为宫寒兼血虚所致，寒实证即用附桂四物汤或姜萸益母草饮，加以注意保暖，饮食温和，一般不难治愈。血虚寒滞的，脉多弦迟，舌质乏泽，舌苔淡灰而润，面色萎黄，倦怠乏力，用桂枣当归补血汤为主调治，饮食需要温和营养，远离寒凉，加强保暖，虽然治疗时间需要较长，但也能在 3 个月左右基本调至正常。若寒热虚实俱不明显，舌脉亦无明显病象，而经期滞后，或伴腹痛，或有血块，面色乏泽，甚则有暗斑等症的，方用桃红四物汤（当归、川芎、赤芍、熟地黄各 15g，红花、桃仁各 9g，水煎服），以活血调经，饮食以温和为要，勿偏于寒凉、燥热，心情平和，保障睡眠，劳逸适度等，亦不难治愈。

超前错后

【脉症提要】脾虚气弱，食少倦怠，面色淡黄，血色偏淡，舌淡苔白，脉缓乏力；肾气不足，腰酸耳鸣，夜尿偏多，大便不实，舌淡苔薄，脉象沉弱；气滞血瘀，经行不畅，经行前后无定期，血色或暗，或伴经期乳胀、胁痛等症，舌质乏泽，舌苔微黄，脉多沉弦。

【适证方药】参术四物汤（经验方）人参、焦白术各 15g，当归、川芎、白芍、熟地黄各 12g，大枣 5 枚，水煎温服。四煎药渣宽水，煎开后适温泡足。功能健脾益气，养血调经。主治月经先后无定期，脾虚气弱，面色微黄，倦怠乏力。

菟杞四物汤（经验方）酒蒸菟丝子 30g，枸杞子 18g，当归、熟地黄、酒炒白芍、川芎各 15g，煎服法同上方。功能益肾调经。主治肾气不足，腰膝酸软，小腹空坠，或兼夜尿过多，月经先后无定期，舌质淡，脉虚弱者。大便不实加炒山药 30g，焦白术 18g。

香萸四物汤（经验方）香附 15g，吴茱萸 12g，当归、川芎、赤芍、熟地黄各 15g，煎服法同上方。功能疏肝解郁调经。主治肝气郁滞，经行不畅，经期乳胀胁痛，经行前后无定期，舌质乏泽，舌苔黄腻，脉象弦迟者。血瘀有块，腹痛拒按的，加红花 15g，益母草 30g。

一味丹参饮（经验方）丹参 30～60g，水煎，加入黄酒适量温服。于经前、经后各服 5～7 天，连服 3 个月。功能活血调经，可使经期正常。民间称丹参为"女儿红根"，常用它酿造大曲黄酒，饮之以调月经。无论经期超前或错后，或经血量少，或隔月不行，或行经腹痛，每于经期前后各 5～7 日饮适量（根据个人酒量而定），加老红糖适量，多可将月经调至正常。具体做法为：每 10 斤糯米，用丹参 500～1000g，宽水煎 2 次，滤净药渣，用此拌入蒸熟糯米，大曲量与做黄酒法同，收入细釉陶坛，勿令太满，以防发酵时外溢，密封坛口。一般百日后即可取适量温服。少女经血初潮，前后无定期，甚或隔月不行，经行腹痛的，亦常用此少量饮之，以调月经。此法至今仍在沿用，普遍反映有效。前人言"一味丹参，功同四物，为女科要药"。

定经方　当归 18g，对月草（亦称元宝草）30g，水煎温服。功能活血调经。用于月经前后无定期而无他症相夹者。于经前 7 日、经净后 3 日，各服 3～5 剂，可使经期正常。此为老草医常用调经之方。一方用对月草、泽兰各 15～30g，水煎，兑入老红糖适量温服，功同上方。

归鹿益肾汤（经验方）　当归 18g，续断、杜仲各 30g，鹿角胶 9g（烊冲），水煎温服。功能温肾养血。主治经无定期，超前错后，腰酸腿痛。腰腹畏寒或冷痛者，加干姜、黑附片（先煎）各 6～9g。

又方　醋制香附、酒炒延胡索各 12g，当归、川芎、酒炒白芍、熟地黄各 15g，水煎温服。功能调经止痛。主治月经超前错后无定期，或兼小腹胀痛等症。

【临证应用】月经前后无定期偏于脾虚气弱，面色淡黄，血色偏淡，四肢时感不温，甚或微肿，倦怠嗜睡，舌淡苔白，脉缓乏力的，治宜补脾益气调经，方用参术四物汤为主，随症加减。

偏于肾气不足，夜尿偏多，或兼腰酸膝软，大便不实，舌淡，苔薄，脉象沉弱的，治宜固肾调经，方用菟杞四物汤或归鹿益肾汤，随症加减。

偏于气滞血瘀，经行不畅，经行前后无定期，血色偏暗或有块，或伴经期乳胀、胁痛等症，舌质乏泽，舌苔微黄，脉象沉弦微迟的，治宜舒郁调经，方用香萸四物汤为主。血瘀有块，经行不畅，小腹憋胀疼痛的，加红花 15g，益母草 30g，红糖 30g，黄酒适量为引，温服。

月经前后无定期，身无其他不适，舌脉亦无明显异常的，即用一味丹参饮或草药定经汤调治，亦多显效。

【施治体会】导致月经前后无定期的原因较为复杂，但多与脾虚、肾虚、气郁、血瘀有关。脾虚则不能运化水谷，敷布津液，充养气血；肾气不足，或房事不节，或多次引产，损伤冲任，均可导致月经不调而前后无定期；思虑太过，情志不舒，甚或愤郁不已，而致气机不畅，亦可导致经期紊乱；气滞而致血瘀，瘀血不行，阻塞经脉，或不避寒凉，寒滞胞宫，血瘀失活等，都是造成月经失常的原因。治法重在调理气血，不可过用滋腻、香燥、寒凉、通活之品，以免耗气、滞血。患者能够保持良好的饮食习惯，注意保暖，勿熬夜久坐，劳逸适度，精神舒畅，加之用药对证，不难调至正常。反之，饮食缺乏规律，不避寒凉，久坐，熬夜，精神抑郁等，即使是服药再多，也很难调至正常。

经血量多

【脉症提要】月经过多，或过期不止，或淋沥不净，因于气虚的，经血色淡，面色㿠白，小腹空坠，舌质淡，苔薄润，脉象细弱无力；因于血热，血色深红或暗紫，兼有血块，腰腹胀痛，尿黄便秘，心烦口渴，舌红苔黄，脉多滑数；或夹痰湿，经血色淡黏稠，经期胸脘痞闷，口感淡腻，舌苔黄滑，脉多滑象。

【适证方药】举元煎（《景岳全书》）　人参 9～15g，炙黄芪 30～60g，甘草、升麻各 3～6g，白术 9～18g，加当归、白芍各 9～15g，水煎温服。功能益气摄血。主治气虚不能摄血，逾期不止，或淋沥不净，血色偏淡，面色㿠白，小腹空坠等症。

知蓟凉血汤（经验方）　知母 18g，小蓟、白茅根各 30g，当归、生地黄、白芍各 15g，水煎温服。功能凉血止血调经。主治经血量偏多，血色暗红，甚或逾期不止，面红心烦等症。

湿痰方（《丹溪心法》）　苍术 9g，白术 18g，香附 9g，酒炒白芍 12g，加盐水炒黄柏、姜半夏各 9g，水煎服、为丸服均可。功能清热燥湿祛痰。主治经血量多或逾期不止黏稠，胸脘痞闷痰多，或兼带下色白偏黄等症。

断血流方（经验方）　断血流 30～120g，水煎温服。功能止血调经。用于经血量多，或逾期不止，甚则如崩如漏、淋沥不净，服之俱验。此药止血不留邪而调经，屡用皆验。此药得之颇易，无论山上山下，田埂地缘，凡空旷之处，多有生长，其形近似薄荷而匍匐生长，薄荷生潮湿处，此物颇耐瘠薄干旱，闻之无辛凉香气，尝之味淡微苦，是一味止血调经而不留邪的良药。

红药子方（经验方）　红药子 30g，粳米 15g，水煎温服。功能收敛止血。主治月经淋沥不净，甚或如崩量大，诸药乏效之时，用之止血颇稳。并可治血痢、肠风下血、痔疮出血及泄泻日久不止等症。应用多年，止血、止泻效果显著，亦未见有留邪遗患者。但泻痢、出血初起者，最好暂勿使用，以防收敛过早滞邪。此药涩敛之性极强，还是谨慎点为好。

仙丹方（经验方）　仙鹤草、丹参各 30g，水煎去渣，冲入陈京墨细粉

2 ~ 3g 令化，温服。功能调经止血。主治经血过多，逾期淋沥不净，甚则如崩如漏。

【临证应用】经血量多，或逾期不止，淋沥不净，偏于气虚不能摄血的，多见血色偏淡，面色㿠白，气短懒言，小腹空坠，舌质淡红，舌苔薄润，脉象虚细无力的，治宜益气摄血，方用加味举元煎为主；偏于痰湿，经血稠黏，脘痞食少，口淡而腻，或平时痰多，或夹带下白黏等症，舌质淡，苔白腻，脉来滑象的，治宜燥湿祛痰，方用加味湿痰方，水煎服，四煎药渣宽水，煎开后先熏后洗阴部；经血量多，逾期不止，血色暗红，或夹有血块，腰腹胀痛，心烦口干，舌质红，苔薄黄，脉象滑数的，治宜凉血调经，方用知蓟凉血汤为主，随症加减。断血流、红药子等 3 个验方，对于原因不明的崩漏及经血量多、逾期不止或淋沥不净等症，均有良好的止血调经功效，且止血多不留邪。用治无数例崩漏，无论量大不止，还是淋沥不绝，多能 1 剂显效，不过 3 剂治愈，治愈后随访多年，身体未见不适。

【施治体会】临证所见到的经血量多，或逾期不止，淋沥不绝患者，前者近似于崩，后者多属于漏；崩多偏于血热实证，漏多偏于气虚不能摄血。然而偏热、偏虚之中，亦有夹郁滞、夹痰湿的，等等。虽然初起多热、多实，但治疗起来，总宜清热养阴、益气和血为主，顺其证而调之，速愈者多。作为医者，用药不可过于寒凉，即使是兼有肝气郁滞及血瘀，或夹痰湿带下的，亦不可行气化瘀燥湿太过，以防寒凝滞邪，复伤气血。故而总宜清热养阴、益气和血为主，视其兼夹，对症调之。但失血过多，情势危急者，又当以先止血为要。3 个经验方治疗无数崩漏不止者，大多数都是药到病轻，无效者几无。待血止后，再因人对证调治，寄希正气恢复，疗效巩固。但亦有不少身体较健的患者，用应急方血止后，并未再服其他药物，观察 10 年以上身体依旧健康。禀赋有差异，病情分轻重，所以因人、因证、因其所因而施治，方能服药有效，如期治愈。

经行鼻衄

【脉症提要】经期鼻衄属于血热的，面红而热，烦躁易怒，睡眠不安，或兼尿黄便秘等症，舌质红，苔黄糙，脉象多见洪数；属于阴虚火旺的，经期或经后鼻衄，色红量少，经净后恢复正常，或伴耳鸣潮热，唇红咽干等症，舌质红绛，苔少或花剥，脉象多见细数。

【适证方药】茜根散（《景岳全书》）茜草根 30g，黄芩 15g，阿胶（烊冲）

9g，侧柏叶 18g，酒炒生地黄 24g，甘草 6g，水煎温服。功能凉血止血。主治血热逆经，经期鼻衄或吐血者。

柏叶饮（经验方） 酒炒生地黄 18g，当归 15g，白茅根 30g，侧柏叶、小蓟、川牛膝各 18g，水煎服。功能清热凉血，调经止衄。用于血热妄行，经期鼻衄，或兼小便短赤等症。

莲蓬饮（经验方） 莲蓬炭、仙鹤草、水牛角片各 24g，白及、牡丹皮各 15g，水煎温服。功能清热凉血止衄。主治同上方。

止血饮（经验方） 丹参、断血流各 60g，血余炭 12g（布包煎），水煎温服。功能主治同上方。

又止血饮（经验方） 酒洗当归、大蓟各 15g，煎服法及功能主治同上方。

【临证应用】血热经期鼻衄，面红而热，烦躁易怒，睡眠不安，或兼尿黄便秘等症，舌质红，苔黄乏津，脉象洪数的，治宜清热凉血，引血下行，方用茜根散或柏叶饮为主；阴虚火旺，经期或经后鼻衄，色红量少，经净后恢复正常，或伴耳鸣潮热，唇红咽干等症，舌质红绛，苔少或花剥，脉象细数的，治宜滋阴清热，方用丹栀四物汤或知柏四物汤（二方俱见经期超前）为主；莲蓬饮、止血饮等 3 个经验方，都是用于经期鼻衄偏于血热者，均可配合应用。

【施治体会】经期鼻衄，或称"逆经"，多偏于血热，凉血止血、引血归经是为常用之法。但亦不可过用寒凉，以防鼻衄虽止，而致凉血过度，寒滞胞宫，闭经，痛经，影响月经如期正常来潮。患者保持心情平和，饮食温和，勿熬夜饮酒，过食辛辣燥热之物，劳逸适度，是减少经期鼻衄的有效方法。虽然此患容易治愈，但自我调养也很重要。

宫寒痛经

【脉症提要】实寒痛经，行经前或经期中小腹冷痛，疼痛如绞，得热稍缓，舌苔白润，脉象沉紧或弦迟。

气血虚寒，经期或经后小腹绵绵作痛，经血量少色淡，四肢不温，舌质淡，苔少或薄白，脉象多见沉缓或细弱。

【适证方药】**姜糖饮**（经验方） 干姜 6～15g（生姜 30g，寒甚者量加倍），煎汤去渣，冲入老红糖 30g，或加黄酒适量，空腹温服。功能温中祛寒，活血调经。用于宫寒痛经病情较轻者，服之多有显效，但要注意保暖。

艾绒灸（经验方） 用陈艾绒拌入肉桂细末，大壮灸神阙穴（肚脐正中）、丹田穴（肚脐下约 3 寸）二处，亦可散寒止痛，且见效甚速。保暖不可忽略，包括饮食、衣着。

附子干姜灸（经验方） 附子或干姜 60g，研末厚铺于丹田穴，上用陈艾绒大壮接灸之，可直接祛寒缓痛。或用陈艾绒拌入吴茱萸、干姜、肉桂细末各适量，厚铺于神阙穴连及丹田穴，上用暖水袋热熨之。或用胡椒、干姜、大茴香（八角茴香）各适量研末，如上厚铺，盖以棉布或毛巾，亦用暖水袋熨之，均可达到祛寒止痛之功。

姜艾汤泡足（经验方） 每日用艾叶一把（约 90g），干姜 30g，宽水煎开后适温泡足，亦有温经散寒、减轻疼痛功效。但要注意保暖，饮食勿进寒凉。

芎萸煎（经验方） 吴茱萸 9 ~ 15g，川芎 15 ~ 30g，附子（先煎）、桂心各 9 ~ 12g，文火缓煎浓汁，兑入老红糖适量温服。功能祛寒暖宫，行气止痛。主治寒实痛经，经行小腹冷痛，甚则疼痛如绞，脉象沉紧者。

益气养血暖宫汤（经验方） 附子、肉桂、炮姜各 9g，人参、当归各 15g，水煎温服。功能益气养血，温经散寒。主治气血不足，宫寒痛经。

温补气血汤（经验方） 炙黄芪 60g，熟地黄 30g，当归、川芎各 18g，大枣 9 枚，桂心 9g，水煎温服。功能益气补血散寒。主治气血两亏，宫寒痛经。

【临证应用】寒实痛经，行经前或经期中小腹冷痛，疼痛如绞，得热稍缓，经血量少色暗，甚则夹有血块，舌苔白润，脉象沉紧或弦迟的，治宜温经散寒，在行经前 7 天，尚未出现明显不适时，即用附子干姜灸法，同时喝姜糖饮，一般都能减轻疼痛或治愈；若寒甚者，疗效不够显著，小腹冷痛拒按的，方用芎萸煎为主，随症加减。

虚寒痛经，经期或经后小腹绵绵作痛，经血量少色淡，四肢不温，面色苍白或萎黄，唇淡，形体消瘦，时感眩晕心悸，或时感空坠，大便不实，舌质淡，苔少或薄白，脉象沉缓或细弱的，治宜温补气血，方用温补气血汤或益气养血暖宫汤，姜糖饮、附子灸等方亦可配合应用。

【施治体会】经血欲潮，或在经期中偶感腹胀腹痛，少时或半天后，或经行顺畅胀痛即消失的，乃属正常反应，一般不作病论。能够防范风寒侵袭胞宫，如穿着注意保护腰、小腹及下肢，勿过早穿短裤、短裙，饮食勿近寒凉，勿在不温的游泳池中游泳，勿淋雨受寒等，都是避免宫寒痛经的重要措施。这些在月经初潮至绝经，都应该引起重视。能做到这些，偶因受寒痛经，治之则易痊愈。

以上诸方，乃是个人治疗宫寒痛经的经验小结，即使是痛经多年不愈，痛时面色青白，冷汗不止，捧腹弯腰，小腹冷硬绞痛的，亦可完全治愈。加以自我养护，痛经未见有治之不愈者。

血瘀痛经

【脉症提要】血瘀痛经，经行不畅，小腹拘急疼痛，按之有块，血色紫暗，面色暗青，皮肤干糙，舌质瘀暗或有瘀点，舌苔常见暗腻，脉象沉弦或涩。

【适证方药】桃红四物汤（《太平惠民和剂局方》） 当归尾、赤芍、熟地黄、川芎各15g，红花、桃仁各9g，水煎，加韭汁、童便、老黄酒各适量（各约30mL）温服。功能行血活瘀，调经止痛。主治血瘀痛经，小腹拘急胀痛，经行不畅，夹有血块，血色紫黑，甚则面色暗青，大便色黑自利。

加味失笑散（经验方） 蒲黄、五灵脂、延胡索各12g，香附、乌药各15g，干姜9g，水煎温服。功能行气活血，散瘀止痛。主治血瘀经行不畅，小腹憋胀，甚至滞经、闭经，小腹疼痛难忍。

月季三七饮（经验方） 月季花30～60g，三七粉6～12g（分2次吞服），月季花煎汤，入老黄酒适量（30～120mL，不饮酒者不用亦可），和三七粉温服。功能活血行瘀调经。主治血瘀痛经，功近加味失笑散而简便。

益母凌霄饮（经验方） 益母草30～60g，凌霄花15～24g，水煎取汁，加老黄酒适量温服。功能主治近同上方。

【临证应用】血瘀痛经，小腹拘急胀痛，经行不畅，或有血块紫暗，甚则面色暗青，大便色黑自利，舌质乏泽，或有瘀点，舌苔薄腻，脉象沉弦或涩的，治宜活血行瘀，方用桃红四物汤或加味失笑散为主，月季三七饮、益母凌霄饮二方用于血瘀痛经，均有显效。能够保暖防寒，勿饮冷食寒及冷浴，保持心情舒畅，自可减少此患的发生。

病情不重者，每月于行经前7天用月季花、益母草、凌霄花、红花、泽兰、延胡索等味，任选一味煎汤，加入老红糖、老黄酒各适量温服；或用三七粉，1次3～6g，用温黄酒适量送服；或用新鲜韭菜捣取自然汁60～120mL，加入童便等量温服；或用生蒲黄、五灵脂等份研末，每服6～9g，用温黄酒送服，都有较好的活血行瘀、调经止痛之功。病情更轻者，仅用丹参30～90g煎汤，加入老黄酒或童便、韭汁适量温服，亦有良好的活血调经止痛作用。

【施治体会】血瘀痛经较为多见，只是程度不同而已。最为常见的多为经行不畅，量少夹有血块，血色瘀暗乏泽，小腹痛硬拒按，经血行而痛减。导致此患的原因，大多都是腰腹受寒，或饮食不避寒凉，或情志过于抑郁，或偶受外伤，或正欲行经之时，暴怒气结，或饮冷食寒，血瘀血凝，等等，而致经血欲出不出，小腹憋胀疼痛，经行不畅有块等症的出现。故而能够情志舒畅，注意保暖防寒，饮食温和，劳逸适度的，即使是出现血瘀痛经，也都容易治愈。病情不重者，用小验方如法调治，即可痊愈。反之，不注意自我调摄养护，即使是"大方剂"治愈，也会反复作痛。

气滞痛经

【脉症提要】气滞痛经，多属肝气郁结所致，常见症状为小腹、两胁及腰部胀痛，心情抑郁，甚则心烦易怒，舌质多乏泽，舌苔或微腻，脉象多沉弦。

【适证方药】**舒郁止痛饮**（经验方） 柴胡、香附、川芎、当归各 15g，吴茱萸、炙甘草各 9g，水煎温服。功能舒郁止痛。主治经期胁腹胀痛，经行不畅。

和胃降逆饮（经验方） 半夏 9g，茯苓、白术各 15g，陈皮、砂仁（后下）各 9g，酒炒延胡索 12g，水煎温服。功能燥湿健脾，行气止痛。主治脾虚湿滞，脘胁痞闷，经期腹痛或夹呕吐，食少脘胀等症。

行气止痛汤（经验方） 青皮 9g，佛手、小茴香、延胡索各 15g，吴茱萸 12g，水煎去渣，冲入老红糖 30g，融化温服。功能行气舒郁止痛。主治肝郁气滞，经行胁胀腹痛。

沉香乌药饮（经验方） 沉香 9g，乌药 18g，细辛 5g，川芎 18g，桂心 9g，水煎温服。功能行气散寒止痛。主治宫寒气滞，腰腹畏寒，经期小腹胀痛。

舒郁止痛汤（经验方） 当归、川芎各 15g，吴茱萸、小茴香各 9g，延胡索 15g，水煎温服。四煎药渣宽水，煎开后适温泡足，以温和气血，缓解疼痛。主治宫寒痛经。

【临证应用】平素或有肝气不舒，症状如胁腹痞胀，情绪不宁等，欲行经时，胁腹胀痛，甚则长吁短叹，经行不畅，兼有血块，血色紫暗，或经期先后无定等，舌质乏泽，舌苔微腻，脉象沉弦的，治宜理气舒郁调经，方用舒郁止痛饮或行气止痛汤；偏于宫寒，小腹冷痛的，用沉香乌药饮，加用姜艾汤（方见宫寒痛经）泡足，可明显提高止痛效果；或夹脾虚湿滞，经期脘痞呕逆等症，舌苔白腻，脉象弦滑的，治宜和胃降逆，方用和胃降逆饮，或加吴茱萸 6～9g，或用舒郁止痛汤；若有心烦口苦、尿黄便秘等症的，多属肝郁及肝经湿热所致，可用中成药逍遥丸或龙胆泻肝丸调治。但也需要心情平和，饮食偏于清淡，保障睡眠，劳逸适度。

【施治体会】气滞气郁痛经，临证颇为常见。仅用药物治疗，往往不能痊愈。能够精神减压，情绪稳定，保障睡眠，劳逸适度，饮食有规律而温和、偏于清淡，身体勿受寒凉等，方能顺利治愈，且不易复发。引起此患的病因解除，自然也就容易治愈。症状不重的，于行经前数日用小茴香、香附、乌药各 15g，煎汤冲服益母草红糖 30g，1 日 2 次，亦多能消除或减轻气滞气郁引起的经期胁腹胀痛、经行不畅等症。或用苏梗、泽兰各 30g，水煎去渣，加黄酒适量温服，其舒郁调经止痛之功亦多显著。

热烁闭经

【脉症提要】热烁闭经，经血数月不潮，面黄，颧红，心烦气躁，夜间潮热，舌质红绛，苔少黄糙，脉象细弦而数。

【适证方药】二胶四物汤（经验方） 酒炒生地黄 30g，白芍 18g，当归、川芎各 15g，龟甲胶、阿胶各 12g（2 味俱烊冲），水煎温服。功能益阴养血。主治热烁经枯，数月不潮，手足心热，面红颧赤，身体消瘦，舌质光红，脉沉细数。

玉烛散（《医宗金鉴》） 当归、川芎、白芍各 15g，酒炒生地黄 24g，大黄（活血）、芒硝（冲服）各 6 ~ 9g（以大便软而顺畅为度），甘草 6g，水煎温服。功能养血泻热。主治热烁闭经，心烦夜热，咽干舌燥，多食肌瘦，大便秘结。

调经丹参饮（经验方） 丹参 90g，熟地黄 30g，当归、川牛膝各 15g，红花、桃仁各 6g，水煎温服。功能养血调经。主治近同上二方，兼活血行经。

【临证应用】热烁闭经，多因心脾积热，热蕴中焦，津液、阴血为热邪所消烁，而致血海干涸，其则经血数月不行，面色萎黄，两颧发红，心烦气躁，夜间潮热，咽干舌燥，多食易饥，肌肉消瘦，舌质光红，苔薄黄糙，脉象弦细偏数的，治宜滋阴养血，方用二胶四物汤为主；若兼大便秘结的，方用玉烛散为主；待热烁阴血不足症状基本消除，如夜间潮热、咽干、颧红等症已不明显，而经血欲潮不潮时，方用调经丹参饮与服，以续养阴血，而调经行经。

【施治体会】热烁闭经者临证颇为多见。患者多嗜食辛辣厚味之物，或有熬夜饮酒习惯，以及精神抑郁、忧思恚怒、操劳无度等原因，均可耗伤阴血，日久则致经枯，血亏不能如期来潮。欲其治愈，首应解除致病病因，精神减压，心情舒畅，饮食温和而有规律，劳逸适度等，加以对证用药调治，方能调至正常。

寒凝闭经

【脉症提要】经闭数月不行，面色淡青，小腹冷痛，四肢不温，大便不实，小便清长，舌苔白润，脉象沉紧或弦迟。

【适证方药】术附四物汤（经验方） 焦白术 15～30g，炮附子（先煎）9～18g，当归、熟地黄各 18g，川芎、赤芍各 15g，水煎温服。功能补脾温肾，养血调经。主治脾肾阳虚，大便不实，小便清长，寒凝腹痛，四肢不温，腰腹畏寒，经闭不行。

祛寒调经饮（经验方） 附子（先煎）、吴茱萸、桂心各 9～15g，当归尾 24g，红花 12g，川牛膝 24g，水煎微温服。三煎药渣宽水，煎开后适温泡足。功能暖宫祛寒，活血调经。主治寒凝闭经，小腹冷痛，下肢不温，面色淡青。

姜附红糖饮（经验方） 附子（先煎）9～15g，干姜 15～30g，宽水文火缓煎浓汁，冲服益母草红糖，1 次 30～60g，1 日 2 次。功能主治同上方。

宫寒痛经下的艾叶、附子灸等方，亦可配合应用，以帮助祛寒暖宫，促进经血来潮。

【临证应用】寒凝闭经，多因穿着单薄，或饮冷食寒，或经期、产后寒邪乘袭，结于胞宫，血脉凝滞，而致经闭不行，甚则数月不潮，面色淡青，四肢不温，小腹冷痛，舌苔白润，脉象沉紧或弦迟的，治宜温经散寒行滞，方用祛寒调经饮为主，或用姜附红糖饮；脾肾阳虚，畏寒或兼呕吐，肢冷，大便不实，尿清，小腹冷痛，经闭不行，舌质淡，苔白滑，脉沉细或弦迟的，治宜温补脾肾，养血调经，方用术附四物汤，并加用灸法，以增强疗效。患者若能注意保暖，饮食温和，寒凝闭经亦不难治愈。

【施治体会】女子从月经初潮开始，即应注意保暖，远离寒凉，无论饮食、洗浴、衣着等，均宜温暖为要。尤其是经期前后，更要警惕受寒，以免寒邪乘袭，留恋胞宫，阻滞血脉正常运行，而致寒凝腹痛、闭经不行等症的发生。

一般寒凝不甚的，可参照寒滞痛经、经期滞后偏寒证下的对证之方调治，大多都能及时减轻疼痛，同时月经来潮者亦不少见。

瘀阻闭经

【脉症提要】瘀阻闭经，甚或数月不行，面色暗青，小腹胀硬疼痛，重按痛甚，口干不思饮水，舌质紫暗，或有瘀点，脉象多见沉弦。

【适证方药】通瘀煎（《景岳全书》）　当归尾、山楂、香附、红花、乌药各15g，青皮、木香、泽泻各12g，水煎，加入老黄酒适量温服，不饮酒者加入老红糖30g和服。功能活血行瘀。主治瘀阻闭经，小腹胀痛拒按，甚则痛引两胁，经血数月不行。

抵当汤（《伤寒论》）　水蛭、虻虫各6g，桃仁9g，大黄（后下）12g，水煎，或加老红糖30g、老黄酒适量温服。功能活血攻瘀。治少腹硬满，小便自利，内有蓄血，以及经闭不行等症。

大黄䗪虫丸（《金匮要略》，有中成药）　酒为引，服5丸，日3次。可根据体质、病情增减用量。功能破血行瘀。治内有干血，肌肤甲错，两目暗黑，瘀积日久，经血不行等症。

通窍活血汤（《医林改错》）　赤芍、川芎各3g，桃仁、红花各9g，老葱3根，生姜3片，红枣（去核）7枚，麝香少许（0.15g，绢包），黄酒半斤，将药煎取1盅，再入麝香，又煮三沸，卧时服，酒不可少。治瘀阻头痛，眩晕耳聋，脱发，面色青紫而暗，妇人闭经及干血痨等症。

小验方　月季花18g，益母草30g，鸡矢藤60g，水煎，兑黄酒、红糖各适量，空腹温服。功能活血散瘀，调经止痛。主治滞经、闭经、经行不畅，血色紫暗或成块，经行腹痛等症。寒加炮姜、肉桂各9g；气虚加党参、黄芪各30g；血虚加熟地黄、当归各18g；晡热便秘加鳖甲15g，酒制大黄（后下）9g。

又方　红花、苏木各9g，川芎、赤芍各15g，吴茱萸、桂心各6g，水煎，兑入老黄酒、老红糖各适量，空腹温服。功能温经散寒，行瘀通经。主治寒滞胞宫，滞经闭经，小腹憋胀或冷痛等症。

又方　生蒲黄（纱布包煎）、五灵脂各9g，当归尾、川芎各18g，川牛膝15g，水煎，加入老红糖30g，融化温服。功能活血祛瘀通经。主治血瘀闭经，经行不畅，小腹憋胀疼痛等症。

【临证应用】经期前后，或产后瘀血未尽，或突受寒邪侵袭，或因郁怒气结，或不慎跌仆，瘀血内蓄，瘀滞胞宫，而致闭经数月不行，面色暗青，小腹胀痛拒按，舌色紫暗，或有瘀点，渴不思饮，或大便色黑，脉象沉弦的，治宜活血行瘀，方用通瘀煎为主；或因不慎跌仆，瘀血内蓄而致闭经，小便自利，大便不通，小腹痛硬，或暮发潮热，舌质瘀暗，或有瘀点，脉象沉弦或革的，治宜活血祛瘀通经，方用抵当汤为主；如瘀积日久，经血依然不行，已成干血痨的，则见肌肤甲错枯糙，舌质乏泽苔少，脉象多见沉涩的，治宜行血破瘀，方用通窍活血汤或大黄䗪虫丸（中成药），辨其兼气虚、血虚、脾虚食少、肝肾不足等，辅以相应之味，标本兼治，务使血海充盈，瘀去血行，恢复经血来潮；一般瘀阻闭经，经血不能自行来潮，小腹胀痛微硬，闭经未超过 3 个月的，3 个小验方对证应用，亦多有效。

【施治体会】 临证所见，已成干血痨的甚少，个人几乎未曾见到过 15～50 岁女子，经血数月乃至数年不潮而身体消瘦，四肢倦怠，或有潮热，肌肤甲错，甚则状如鱼鳞的。但在近期却遇到 3 例闭经，时间 1 年、3 年、8 年各 1 例，无论西医检查、中医辨证，都未见有任何疾病，精神、饮食、睡眠、工作等都如常人，就是月经不潮。在她们身上，看不到一点干血痨症状，甚则毫无其他病象。虽然临证五十余年只遇到过 3 例，但却集中在最近 3 年中，药用滋阴养血、温补气血、燥湿祛痰、祛寒暖宫、疏肝解郁、活血通经，等等，皆都几乎无效，留下思索，疑团待解。

宫寒不孕

【脉症提要】 宫寒不孕，或虚寒不孕，小腹时常寒凉或痛，经期滞后，色淡量少，舌苔薄润，脉象多见沉涩。

【适证方药】养精种玉汤（《傅青主女科》） 熟地黄 24g，当归、酒炒白芍、酒蒸山萸肉各 15g，紫河车 9g（研细粉，分 2 次吞服，用汤药送下，不愿吞服者，量加倍与群药同煎），加桂心 9g，水煎温服。功能温肾养血。主治肝肾精血不足，下元虚寒，婚后久不不孕。

归杞益肾汤（经验方） 当归身、枸杞子、熟地黄各 18g，益智仁 15g，菟丝子 30g，鹿角胶 12g（烊冲），水煎温服，四煎药渣宽水，煎开后适温泡足。功能补益肝肾，暖宫促孕。主治肝肾精血不足，久不受孕。每于经期将尽时，煎服 3～5 剂，以促进受孕。

参芪当归汤（经验方） 炙黄芪 60g，人参、白术、当归各 15g，熟地黄 18g，肉桂、炙甘草各 9g，大枣 9 枚，服用法同上方。功能益气养血，暖宫促孕。主治脾肾两虚，气血不足，食少面黄，经血色淡，婚后不孕。

暖宫方（《验方新编》） 吴茱萸、川椒各 240g，共为细末，炼蜜为丸弹子大（樱桃大），棉裹入阴户中（细纱布包，棉线扎紧口，纳入阴道，留线在外，便于取出），一日夜一换，1 个月后子宫温暖，即可成孕（有助于受孕）。

又暖宫方（同上） 用硫黄 30～60g 研末，煎水常洗（先洗阴部，而后加热泡足），功同上方。

【临证应用】虚寒不孕，或称宫寒不孕，多因素体虚弱，或饮食失度，或起居不慎，衣着单薄，或久坐湿地，或夏季纳凉过度，或房事不节等，寒邪乘虚客于胞中，损伤肾气，冲任不足，以致小腹寒凉或痛，经期滞后，色淡量少，婚后不孕，舌质偏淡，舌苔薄润，脉象沉涩或沉迟；若兼肾虚，则又见腰膝酸软，小便较多，性欲减退，治宜温肾散寒，方用养精种玉汤加桂心适量，或用归杞益肾汤，并配合两个暖宫方外用，以助暖宫促孕；脾肾两虚，气短腰酸，食少倦怠，面色萎黄，经血量少，舌质淡，苔白润，脉象细弱的，治宜益气养血，方用参芪当归汤为主，随症加减，亦可配合外用方调治，以提高疗效。

【施治体会】虚寒不孕患者首要心情平和，饮食有规律，还要温和而有营养，切勿饥饱无度、暴饮暴食、寒凉不避；注意保暖，衣着不可单薄，谨防感冒，更不可随意坐于寒凉湿地，房事有节，劳逸适度等，这都是自我调摄必须做到的。医者能够因人对证施治，总宜温养肾气、调补气血为要，不可滥用攻伐、杂乱之品，复伤肾元胞宫。唯有如此，方能治愈婚后一两年以上配偶健康而不孕，或已妊孕而停止发育，或已生过一胎，之后数年不孕。

痰湿不孕

【脉症提要】形体肥胖，面色㿠白，或有眩晕心悸，白带量多稠黏，或月经失调，量多色淡，舌质淡，有齿痕，苔白腻，脉多滑象。

【适证方药】启宫丸（经验方） 姜半夏9g，制苍术18g，香附、神曲、茯苓、陈皮、川芎各15g，水煎温服。或前6味各60g，川芎90g，共为细末，用薏苡仁120g煮糊，和药末为丸梧桐子大，每服9～15g，日服2次，用温黄酒送服。功能燥湿祛痰启宫。主治湿痰偏盛，形体偏胖，红绛白带时下，婚后不孕。

启宫饮（经验方） 川芎18g，焦白术、茯苓各30g，陈橘皮、半夏曲各12g，昆布15g，水煎温服。功能燥湿祛痰，启宫促孕。主治肥胖湿盛，子宫多脂，月经不调，白带偏多，婚后不孕。

燥湿止带汤（经验方） 苍术18g，薏苡仁60g，茯苓30g，炒山药18g，白扁豆15g，煅龙骨、菟丝子（黄酒浸透，炒）各30g，水煎温服，四煎药渣宽水，煎开后先熏后洗阴部，不温时加热泡足。功能健脾燥湿止带。主治脾虚湿滞，面色㿠白，时感倦怠，带下色白量多，婚后日久不孕。

【临证应用】素体肥胖，禀受湿痰较重，或恣食甘肥，或饮酒助湿生痰，痰浊湿盛，滞塞胞宫，面色㿠白，头晕心悸，带下色白量多稠黏，或兼月经不调，经血色淡，舌质淡，苔白腻，脉来滑象的，治宜燥湿化痰，方用启宫丸或启宫饮；带下量多，色白稠黏，时感倦怠，舌苔白腻，脉象濡滑的，治宜燥湿止带，方用燥湿止带汤为主，随症加减。

【施治体会】湿痰偏盛，形体肥胖，或过食甘肥，少于运动，则易生痰浊，痰湿滞塞胞宫，故而难以妊孕。但能饮食偏于清淡而温暖，勿久睡久坐，适当增加运动量，用药治疗方能有效，有望如期治愈湿滞胞宫、带下眩晕等症。如愿正常妊孕，足月顺生，母子平安，则须医患两家共同努力。

若属血虚，面色萎黄，皮肤失润，形体偏弱，精神欠佳，月经量少色淡或滞后，时感头晕目眩，舌质偏淡，舌苔薄白，脉象细弱的，当益肾养血，用养精种玉汤（方见宫寒不孕），随症加减，患者需要加强自我调养。

导致不孕的原因远不止宫寒、湿滞、血虚等数种。但归纳起来，大致可分为两类，一类是生理缺陷，一类是病理现象。属于生理缺陷的有螺、纹、鼓、角、脉五种，用中药治疗，效果多不理想。至于病理性不孕，常见的有下元虚寒（亦称宫寒）、痰湿、血虚等数种。病理现象引起的不孕，个人体会是，除医者对证施治，勿用克伐、杂乱之剂，总宜温养脾肾、调补气血为要之外，患者尚须清心寡欲，房事有节，心情舒畅，精力充沛，并养成良好的饮食习惯，起居有常，保暖防寒，适当运动等，方能收到满意的治疗效果。

如属男方精检总活率偏低，或时感精力不足、腰酸膝软等症的，可照内科"肾虚不育"下相关方调治，双方配合，以求如期治愈不孕不育。

带下黄稠

【脉症提要】湿热下注，带下量多，稠黏腥臭，色白或黄，甚或夹有血液，时感头眩，大便不爽，舌苔多见黄腻，脉象多见濡数。

【适证方药】**樗皮二妙散**（经验方） 盐水炒黄柏 12g，土炒苍术 18g，樗白皮（去外层栓皮，麦麸炒黄）12g，生薏苡仁 60g，车前子 30g，水煎温服。四煎宽水，煎开后先熏洗阴部，再加温泡足。功能清热燥湿止带。主治湿热下注，带下黄稠，气味较浓，时感腰腹胀痛，或伴尿黄及会阴部潮湿等症。

龙胆茯苓汤（经验方） 茯苓 18g，白芍、龙胆草、黄芩各 15g，白果仁 9g，水煎温服。功能主治同上方。三煎药渣亦可宽水再煎，熏洗阴部及泡足。

熏洗方　生樗皮（臭椿树皮）、苦楝树皮、黄柏、苦参各30g，宽水煎煮，滤净渣，趁热先熏，不烫时洗阴部，然后加热泡足。功能清热燥湿止带。用于湿热带下，黄稠气浓或腥臭，阴部瘙痒等症。

又方　土大黄60g，蛇床子、鹤虱各30g，宽水煎汤，兑入猪胆汁1个，趁热先熏阴部，1日1～2次。功能主治同上方，并治阴痒。

【临证应用】脾湿下注，郁久化热，带下量多，稠黏腥臭，色或白或黄，或夹血液，时感头重头眩，腰腹酸胀，渴不多饮，或大便溏而解时不爽，或小便黄赤，频数涩痛，舌苔黄腻，脉象濡数的，治宜清热燥湿止带，方用樗皮二妙散或龙胆茯苓汤，内服外洗；两个熏洗方亦可配合应用，以增强清热燥湿止带、杀虫止痒之功。患者需要饮食清淡，勿熬夜饮酒，勤换内裤，保持清洁，心情平和，劳逸适度，此患虽较缠绵，亦能如期治愈。

【施治体会】此患较为常见，治愈不难，但易复发，多较缠绵。虽属湿热下注，用药不可过于寒凉及止涩太早，当以清热燥湿为主，兼以收敛止带，内服加外洗，疗效明显比单一治疗要好。加以注意饮食等，方可减少复发，乃至治愈。

白带清稀

【脉症提要】带下清稀色白，几无腥臭气味，面色㿠白，四肢不温，偶或两足浮肿，尿清便溏，舌质淡，苔白润，脉象多见缓弱。

【适证方药】**龙牡附桂煎**（经验方）　煅龙骨、煅牡蛎各30g，鹿角霜18g，炮附子、肉桂各9g，文火缓煎，空腹温服。四煎宽水，煎开后先熏后洗阴部，然后加热泡足。功能温肾助阳，涩精止带。主治胞宫虚寒，带下色白清稀，腰腹冷痛等症。

白术扁豆饮（经验方）　焦白术60g，炮姜15g，炒山药30g，白扁豆、白芷各15g，服用法同上方。功能温中祛寒止带。主治脾胃虚寒，寒湿下注，食少倦怠，带下色白气淡清稀，几无腥臭气味。

参芪莲肉饮（经验方）　人参15g，炙黄芪30g，焦白术、煅牡蛎、白莲子各30g，炙五味子9g，水煎温服。功能健脾益气，涩精止带。主治脾肾两虚，纳差倦怠，带下清稀等症。

【临证应用】饮食不节，或劳力过度，损伤脾阳，运化失常，精气不能上输而为荣血，反变为湿浊下流，故见带下色白无味，面色㿠白，四肢不温，偶或双足浮肿，尿清便溏，精神疲倦，舌质淡，苔白润，脉象缓弱的，治宜健脾益气，除湿止带，方用参芪莲肉饮为主；如肾阳不足，四肢不温，腰腹畏寒，带下清稀如注，舌质淡白，舌苔白滑，脉象沉细或迟的，治宜温肾收敛，方用龙牡附桂煎为主；脾胃偏于虚寒，食少倦怠，苔白，脉缓的，治宜温中健脾止带，方用白术扁豆饮为主，均可随症加减。

【施治体会】 带下清稀量多，甚或量大如注，多见于老年脾肾两虚，亦称老年白崩，青壮年较为少见。治法速当益气温阳，收敛固涩，龙牡附桂煎、参芪莲肉饮二方为数十年屡用皆验之方。40 岁左右脾肾不足者，带下日久，甚则清稀如注，面色萎黄或㿠白，舌质偏淡，脉象细弱的，此二方亦为常用，可谓少有无效者。待如崩如注之带下止住，尚需续调脾肾，以防旧疾复作。曾治多例老年白崩及 40 岁左右脾肾两虚带下患者，即使是大医院治疗效果不佳的，亦未超过三五剂药带下即止，止后调养得法，明显反弹的不多。但此治法仅限于带下日久，或老年白崩，或带下如注，而属于脾肾两虚者。虚实夹杂，湿盛夹热的，此法忌用，以防止涩滞邪。

赤白带下

【脉症提要】 白带中夹杂血液，赤白分明，称为赤白带，多为湿注下焦，郁久化热，热盛伤络，故而白带杂血而下，腰腹胀闷，舌质多见暗红，舌苔多见黄腻，脉象多见滑数。

赤白带下日久，湿热症状已不明显，唯见赤白带下不多而绵绵不绝，舌脉亦无一定之体，可因人对证用药。

【适证方药】樗皮二妙散（方见带下黄稠） 加酒炒生地黄 30g，藕节 60g，水煎服。功能清热燥湿，凉血止带。主治湿热偏盛，带下赤白。

凉血止带饮（经验方） 酒炒生地黄 24g，牡丹皮、龙胆草、黄芩各 15g，煅海螵蛸（乌贼骨）、血余炭各 15g（布包煎），水煎温服。功能清热凉血止带。主治湿热偏旺，赤白带下。

止带方（《验方新编》） 白术 15g，茯苓 6g，车前子 3g，鸡冠花 9g，水煎服。治赤白带下，无论久近皆验（原方言"其效如神，百发百中"，有些夸张）。赤带用白鸡冠花，白带用赤鸡冠花。

又方（《验方新编》） 贯众 1 个，去皮毛，以好陈醋泡透，慢火烧熟为末，每服 6g，空腹米汤下。治赤白带下，诸药不效，年久不愈，此乃湿热也（方下亦有"百发百中"字眼，临证用之，有一定疗效）。

红白圆方（经验方） 红白圆（草药名，亦名红白二丸、一点血、岩丸子、鸳鸯七等）6～15g，研细末，分2～3次服，赤带用白砂糖15～30g，温开水融化送服；白带用红糖等量，温开水适量融化送服。水煎服亦可。功能清热活血，调经止带。主治赤白带下，或月经淋沥不净。此方老草医及民间广为使用，治赤白带下有效。用于赤白痢，也有止痢作用。

鸡冠花方（经验方） 白带用白鸡冠花花序（状如鸡冠）鲜品60～120g，干品减半，水煎去渣，加红糖适量温服；赤带用赤鸡冠花花序等量水煎去渣，加白砂糖适量化服。民间常用于治疗赤白带下，普遍反映有效。

椿树皮方（经验方） 黄白带用臭椿树白皮（去外层皮及木质），掰成小块晒干，以等量麦麸皮同炒至焦黄色，去麦麸，每用6～15g，水煎温服；赤带用香椿树内皮，用法同上，皆有止带功效。老草医常用，民间亦有使用者。经过临证观察，确有一定止带作用。

乌贼骨方（经验方） 煅乌贼骨、酒洗当归各15g，姜炭9g，醋炒艾叶12g，阿胶9g（烊冲），水煎温服。功能暖宫止带。主治血虚宫寒，带下褐色，状若屋漏，似血非血，似带非带，断续不止，面色萎黄等症。

二莲方（经验方） 朱砂莲（红药子）、白莲子各30g，煎服法及主治同上方。此方药味虽少，但治赤白带下日久不愈者，常获显效。

【临证应用】赤白带下，湿热偏旺，心烦口苦，腰腹胀闷，尿黄或兼大便解时不畅，舌质暗红，舌苔黄腻，脉象滑数的，治宜清热燥湿，凉血止带，方用樗皮二妙散加味，或用凉血止带饮亦可；赤白带下日久，带下量亦不多，唯见绵绵不绝，寒热虚实已不明显，舌脉亦无明显病象的，止带方及其以下7个小验方，均有止赤白带下作用，可任选应用。若见虚象的，照白带清稀下方对证选用，多有治愈者。

【施治体会】带下，古人分为青、黄、赤、白、黑5种，另有赤白带、五色带、白崩、白淫、白浊等，都归于带下之中。但临证常见的以白带、黄带为多，赤白杂下亦时而有之，单纯的赤带、青带、黑带则极为少见。至于白崩、白淫，治法基本与白带相同，白浊则不是妇科特有的疾患。

带下是妇女的常见疾病，故有"十女九带"之说。此患影响妇女健康，尤其在将绝经的时段，如长时间带下过多，或夹杂异色，或伴有恶臭，须防险恶之症，应及早检查防治。

年轻女子及月经初潮的少女亦多有带下者。究其原因，多为嗜食辛辣油腻，或者不避寒凉，或者缺乏生理卫生常识，个人卫生做得不到位等，受寒受热受湿，影响冲任正常功能，而致月经失调，甚或带下。

总之，带下的原因有脾虚湿盛、痰湿下注、湿郁化热、肾气不固等，而脾虚湿盛较为多见。治法以健脾化湿为主，配合疏肝理气。痰湿下注的宜燥湿祛痰，湿热偏重的宜清热除湿，气虚较甚的宜补气升阳，肾气不固的宜补肾固涩。但用药时需加注意，清热不宜过于苦寒，除湿不宜温燥，以免损伤阴血。至于虚证，亦不宜过早温补、峻补，以及过早固涩，须防滞湿留邪。

妊娠恶阻

【脉症提要】身体素弱，脾胃偏虚，或有痰饮，或中焦郁热，或肝胃失和，孕后呕不能食，食则呕更甚，倦怠无力，或大便不实，舌质淡，苔白润，脉无力。

【适证方药】小安胃饮（经验方） 漂白术（无则用焦白术）12g，陈皮 6g，黄芩、砂仁（后下）各 9g，黄小米 9g，1 剂药连煎 2 次，药汁混合一处，分多次少量温服，1 日尽剂。保持心情平和，动静结合，勿久坐、久睡及过度活动，注意保暖，谨防感冒，勿强行进食荤腥油腻之物，以五谷为主，可口蔬菜为辅，容易消化吸收为要，最好气味以清香宜人，勿近腥秽气浊之物。功能和中清热止呕。主治受孕后无论时间长短，时欲呕吐，身体倦怠等症。

白术微苦燥湿，甘温补脾，和中、止呕、安胎；黄芩泻中焦实火，除脾家湿热，解渴安胎；陈皮调中快膈，理气导滞；砂仁和胃醒脾，调中安胎；粳米甘凉，和胃补中，除烦止渴。5 味合用，以成健脾醒胃、和中止呕之功。用于怀孕后时欲呕吐，甚至水米难进，倦怠无力等症。此方服之，多能呕吐渐止，胃口恢复，续进饮食，恢复正常孕育。

胃热烦渴者加竹茹、麦冬各 6 ~ 12g；腰腿酸痛者加续断、杜仲各 9 ~ 15g；气虚自汗者加生黄芪 15 ~ 24g，人参 6 ~ 12g；血虚失荣者加熟地黄、当归各 9 ~ 12g，余随症加减。唯独不用半夏者，因其辛温燥散有毒，虽为降逆止呕之上品，但"孕妇忌之"，亦为诸多本草所记载。且我亲眼所见有人用半夏治恶阻呕吐而致堕胎，故不可轻易使用。父辈从不用半夏治恶阻，余亦临证五十余年，治恶阻亦未用过本品，而呕吐亦都得以平息，身体逐渐恢复正常，孕育足月而生，母子平安。并非偏执，乃出于用药安全。勿嫌本方药味少而平淡，和胃止吐，用之逾半世纪安全有效，尚未见有无效者。

妊娠期中，无论调治何病，都必须步步顾及胎孕。治疗恶阻大法，总以安中止呕、益肾安胎、不碍胎孕为要。故而凡属峻下、滑利、破气、行瘀、燥热、耗津等味，以及一切有毒之品，均要慎用或禁用。即使病情需要，也要根据"衰其大半而止"的原则，严格控制剂量，以免伤及胎孕。

近三五年中，不少受孕后恶阻呕吐，甚至水米不进，正气羸弱，以致身瘦如柴，甚至需要打胎保大人者，应用此方，皆得调理痊愈，足月生产，母子平安。如一刘姓31岁孕妇，素体偏胖，婚后数年不孕，试管妊孕不足2个半月，即感脘痞，呕哕，甚至饮水即吐。因其同学32岁试管受孕后恶阻呕吐，身体难以支撑，无奈引产保大人，其后悲伤之状，而使刘某十分恐惧。即用此方2剂，诸症逐渐平息，恶阻治愈。后剖宫产一男婴，母子平安。此类案例甚多，余临证五十余年中，尚无一例恶阻治之不愈。

参术茹芩饮（经验方） 人参9g，白术12g，砂仁（后下）6g，竹茹、黄芩各9g，黄小米15g，文火缓煎2次，药汁混合一处，分多次少量温服。功能益气和中，清热止呕。主治怀孕后脾虚胃热，时欲呕吐，饮食少进，倦怠微烦等症。此患虽小，但影响至大，审慎用药，亦不难治愈。但呕吐日久，饮食难进，势必影响胎儿孕育，亦影响到孕母身体健康。故不可拖延时日，以防母子俱伤。起初呕吐，即用白术、砂仁各6g，粳米9g，水煎至米化，去渣，分五六次服，1日尽剂，多可及时止住呕吐。保持情绪稳定，心情平和，加以温和可口而有营养的饮食调之，治愈者屡见不鲜。

【**临证应用**】妊娠恶阻，身体不虚，症状较轻而不影响正常饮食、精神的，一般不服药即能自愈。症状较重，如呕而不能饮食，进食则呕吐的，个人治法多以和胃安中为主，配合清热、益气、安胎之品，用较少的药物，如喂婴幼儿法，少量多次服用，一般都能在3天左右治愈。凡苦寒、燥热、辛散、沉降、泻下、峻补之味，皆在慎用、禁用之内。只用平和王道之法，如小安胃饮、参术茹芩饮二方为主，随症加减，治疗妊娠呕吐五十余年，即使是呕吐水米不进，身瘦如柴，大医院欲引产保大人的，亦不过数日调治而安。

怀孕后时欲作呕恶食，进食则呕甚，身体素弱，或胃失和降，胸脘痞闷，倦怠乏力，或大便不实，舌质偏淡，舌苔白润，脉象细滑，重按无力的，先用小安胃饮1剂，待呕逆渐缓，续用参术茹芩饮，或在小安胃饮方中加人参6～12g，文火缓煎浓汁，多次少量温服。多3剂药左右治愈妊娠恶阻，饮食、身体逐渐恢复正常。若能保持心情平和，饮食温和而有营养，动静适度，防寒保暖，一般不会再度出现呕吐症状，正常孕育至生产，母子平安。

【施治体会】不复杂的病症，即用不复杂的方药。加之服法贴切病情与身体状况，此患未有不能治愈者。但若死板教条，生搬硬套，不考虑古人、今人的禀赋差异、饮食习惯、正气盈亏等，用药失当而造成流产、引产保大人的，亦不为鲜见。教科书上说的仅可作为一般依据，更重要的是要因人对证，结合实际，灵活应用，这也是古圣先贤所提倡的。故而有"熟读王叔和，不如临证多"的说法。治验案例胜于雄辩。我只求治病安全有效。能够保全胎儿、孕母安然无恙，正常孕育，足月生产，母子平安，就是最好的结果。

胎动不安

【脉症提要】时感腰酸腹痛而不甚，但觉小腹下坠，或兼下阴少量出血，偏于血热者，血色鲜红，面赤唇红，或手心发热，口渴尿黄，舌质深红，舌苔黄糙，脉象滑数。

偏于血虚，面色萎黄或㿠白，头晕心悸，腰膝无力或酸胀，或下阴滴沥出血，舌质淡，苔薄白，脉象细滑无力。

跌仆闪挫，小腹不适，胎动不安，甚或下阴出血，舌质乏泽，脉滑无力或兼微弦。

【适证方药】凉血安胎饮（经验方） 生地黄 18g，白芍 15g，续断、桑寄生各 18g，阿胶 9g（烊冲），黄芩 12g，水煎温服。清热凉血安胎。主治素禀血热，或嗜食辛辣燥热之物过多，或外感时邪化热，热伏冲任，胎动不安，迫血妄行。

胶芪地黄饮（经验方） 阿胶 9g（烊冲），炙黄芪 24g，熟地黄 18g，当归身、桑寄生、续断各 15g，大枣 5 枚，水煎温服。功能益气养血安胎。主治妊娠期中腰酸腹坠，自感胎动不安，面色萎黄，或兼耳鸣等症。气虚甚者，酌加人参 9 ~ 15g；肾虚腰酸，偏于肾虚的，酌加制菟丝子、杜仲各 9 ~ 18g；或兼气郁胁痛的，酌加乌药、醋制香附各 6 ~ 9g，余随症加减。

小品苎根汤（《沈氏尊生书》） 生地黄、苎麻根各 30g，当归、白芍、阿胶、甘草各 15g（原方量已减半），水 3 升，煮取 2 升，入胶化之，分 2 次服。治损动胎气，腰腹疼痛，胎动下血（本方小品苎根汤为《外台秘要》方加味）。

胎漏饮（经验方） 生地黄 18g，当归 12g，续断、桑寄生各 15g，苎麻根 18g，水煎温服。治跌仆伤损，少腹疼痛，腰酸下坠，胎漏下血。

固胎煎（引自《成方切用》） 黄芩、白术、当归各 9 ~ 12g，砂仁、陈皮各

3 ~ 6g，白芍 6 ~ 12g，水煎温服。治肝脾多火多滞，而屡堕胎不育者。

安胎饮（引自《成方切用》） 人参、白术、熟地黄、续断、桑寄生各 9 ~ 15g，阿胶 9 ~ 12g（烊冲），水煎温服。治脾肾两虚，气血不足，怀孕后时而漏血，时感腰酸，甚则胎动不安，屡堕不育。

【临证应用】时感腰腹酸胀或轻微疼痛，小腹下坠，下阴少量出血，血色鲜红，咽干唇红，或兼手心灼热及尿黄等症，即是血热引起的胎动不安征兆，舌质深红，苔黄乏津，脉象滑数的，治宜清热养血安胎，方用凉血安胎饮为主，亦可随症加减。孕妇一定要清心寡欲，饮食偏于清淡，保障睡眠，谨防外感，动静适度，方保无虞。

偏于血虚，面色失华、萎黄或倦怠，时感头晕心悸，小腹下坠，胎动不安，或有下阴出血等症，舌质淡，苔薄白，脉明显虚弱的，治宜益气养血安胎，方用胶芪地黄饮为主，如有兼症偏虚，即照方下加减。

妊娠期间，偶因跌仆闪挫，伤及胎气，而致腰胁小腹等处不适或疼痛，甚至下阴出血，脉滑无力，或兼微弦的，治宜养血安胎，方用小品苎根汤或胎漏饮，随症加减。

素体脾肾不足，气血偏虚，不能正常孕育，甚至屡堕小产的，治宜补益脾肾，益气养血安胎，可用经验方安胎饮为主，随症加减。孕妇能够保持心情舒畅，饮食温和，动静适度，保暖防寒，劳逸适度，即可避免胎动不安或者滑胎不育；加之医者用药审慎，胎动不安或者屡堕不育的，绝大多数都能转危为安，保住胎孕正常发育，直至产后母子平安。

【施治体会】妊娠期中如感胎动下坠，或轻微腰酸腹痛，或伴下阴少许出血，即为胎动不安。如上述症状加重，出血增多，腰酸腹痛加剧，则是小产征兆（妊孕 3 个月以内为堕胎，3 个月以上为小产，亦称半产）。如堕胎或小产后，下次受孕又如期或超前堕胎的，称为滑胎，滑胎 2 次以上的称为屡堕不育，亦称习惯性小产。无论是何种原因引起的滑胎或中途停止发育 2 次以上的，次数越多，保胎难度也就越大。虽然本人也曾治愈过连续滑胎 8 次的，但是难度之大，回忆起来仍心有余悸。故而胎动不安常是堕胎、小产的先兆，应及时治疗，并加强自我调养，最好不出现第二次堕胎或小产。再者，妊娠期中如下阴不时少量下血，点滴淋沥不绝，或下淡黄汁液，腰腹无明显不适的，称为胎漏或漏胎，如日久不止，亦可引起堕胎或小产，不可大意或认为正常。其治法用药与胎动不安基本相同。若用以上诸方调治，不能完全获安的，前书《回眸治验方》或《传世碎金方》的保产无忧方、泰山磐石散等方，对证施治，绝大多数都能保住胎孕，足月生产，且母子平安健康。

妊娠腹痛

【脉症提要】子脏受寒，小腹畏寒或冷痛，背部微微怕冷，或有发热等症，舌淡，苔白，脉象滑迟微弦。

气郁不舒，胸胁胀痛，心烦易怒，或兼嗳气肠鸣，食欲不振等症，舌苔薄腻，脉象多见弦滑。

气血两虚，腹痛绵绵，面色萎黄，或见微肿，心悸气短等症，舌质淡，苔薄或花剥，脉象虚细微滑而无力。

【适证方药】**胶艾汤**（《金匮要略》） 干地黄 18g，醋炒艾叶、当归各 9g，川芎、阿胶（烊冲）、白芍各 12g，甘草 6g，水煎服。治妇人漏下，半产后续下血不绝，或妊娠下血，或腹中痛，为胞阻，此方主之。

苏梗饮（经验方） 紫苏梗 15g，砂仁（后下）9g，煨姜 3 片，炙甘草 6g，大枣 3 枚，水煎温服。功能散寒和中安胎。主治妊娠期间受寒腹痛，或兼有脘痞欲呕等症。

芎乌汤（经验方） 川芎、乌药、香附、当归、白芍各 15g，水煎温服。功能调气和血止痛。主治妊孕期间气滞不舒，时感腹痛等症。

益气养血汤（经验方） 炙黄芪 30g，人参、白术、当归身、熟地黄各 15g，炙甘草 9g，大枣 9 枚，文火缓煎，分多次温服，1 日半尽剂，缓服有利于吸收。功能补气养血。主治素体气血不足，妊娠期中腹痛绵绵，面色萎黄，食少倦怠，甚则眩晕气短等症。

【临证应用】妊娠期间，身体偶受风寒，或饮食寒凉，寒邪侵袭胞中，与血相搏，而致腹痛绵绵，或时有发热，背部微感怕冷，舌淡苔白，脉象弦滑的，治宜散寒温中，和胃安胎，方用苏梗饮调治。症状不重者，一般都能速愈；症状较重，或兼腹痛下阴出血的，方用胶艾汤为主。

情志不舒，或肝胃气滞，失于条达，而致胸胁不舒，甚或腹痛胁痛，嗳气肠鸣，食欲不振，舌苔薄腻，脉象弦滑或微迟的，治宜调气行滞，方用芎乌汤为主，随症加减。

气血两虚，胞宫失养，妊娠期中腹痛绵绵，面色萎黄或浮肿，肢体倦怠，甚则头晕眼花，心悸气短，舌质淡，苔薄或花剥，脉象虚细无力的，治宜补气养血，方用益气养血汤为主。同时饮食需要温和而有营养，保持心情平和，节制性生活，动静适度等，即可痊愈身安。

【施治体会】引起妊娠腹痛的原因较多，能够针对病因调治，此患不难治愈。假若腹痛同时腰痛，谨防导致胎动不安，甚则引起堕胎、小产。一般因于受寒或者心情不舒气滞的，小方调之，即可获安。受孕后能够保持心情平和，动静适度，节制性生活，谨防感冒，饮食温和有营养等，多可避免此患的发生。素体虚弱，气血不足的，更应加强自我调养，尤其是清心寡欲，节制性生活，饮食勿进过于辛辣、寒凉之物，保障睡眠，动静适度，等等，都是不可忽略的。

如出现胎动不安征兆，应预先服用泰山磐石散、胎元饮、保产无忧方等对证方剂，以防堕胎、小产（方见《回眸治验方》或《传世碎金方》）。

胎死腹中

【脉症提要】妊娠期间，胎儿停止发育，胎动停止，腹部不再增大，反而缩小，有时见阴道出血，或出现恶臭；若在临产时，除胎动停止外，并有腹满急痛，胸闷喘急等反应，舌质或见瘀青，脉象多见弦涩。

【适证方药】脱花煎（《景岳全书》）　川芎 9 ~ 15g，当归 9 ~ 18g，肉桂 3 ~ 9g，川牛膝 9 ~ 18g，红花、枳实各 9 ~ 12g，水煎，加入黄酒适量，空腹温服，多数服 1 剂，甚至服 1 次死胎即可自下。下后当以正常产后调理，以恢复身体元气，修复冲任受损，以防再次出现胎儿停止生长，胎死腹中。

功能行瘀下胎。主治确属胎动停止，腹部不再增大，反而缩小，并有腹满胀急等症，确认胎死腹中，孕妇口臭呕恶，阴道下血，或流出赤豆汁状液体，脉象弦涩等反应时，方可用此方下之。但不可用峻厉之味攻伐，以防伤及孕妇正气。并在半年内不得再次怀孕，以防再次出现胎死腹中（因为经常遇到这种情况，甚至有连续 3 次者）。必待心情、身体调理好之后，适时再孕。

妊娠期中，要接受首次胎儿停止生长的教训，比如是否性生活频繁？饮食是否失度？以及睡眠、精神、动静等方面是否有失常之处？等等。能够保持心情平和，饮食温和，起居有常，动静适度，禁止性生活，远离日用化学品如染发、美甲、化妆品、塑料袋装食品放冰箱过久，等等，这些都需要引起注意，食物要新鲜、安全。还要尽量避免跌仆闪挫、暴怒气逆、思虑愤郁，以防触动胎气，乃至再次引起胎死腹中。

作为一个传统中医，而且是个"杂家"，并非专事妇科医者，能够认识到引起胎死腹中的诱因及中肯提示的也只有这些，仅供参考。

佛手散（引自《成方切用》） 当归、川芎各等份研末，每服 9～15g，温黄酒送服。治胎死腹中，服此即下。亦治产后血虚头痛、胎动下血，催生亦效。

【临证应用】引起胎死腹中的原因，多与孕妇身体虚弱，气血不足，不能正常孕育；或情志不舒，精神抑郁，气失和畅，胎气受阻；或因跌仆伤损、劳累颠簸；或因饮冷食寒，过食辛辣油腻；或因衣着单薄，风寒侵袭；或因房事不节，等等，都可导致妊孕受阻，胎儿停止发育，胎死腹中。已经证实胎儿不再发育，如腹部不再增大，反而缩小，阴道出血或恶臭，小腹急痛，面色瘀青等症，脉象弦涩的，而又不愿手术取出者，即用脱花煎或佛手散，水煎温服，便可下死胎。死胎下后，除按正常产后调理外，半年内最好避孕，并用中药因人对证调治，以免再度出现妊娠期间胎儿停止发育。

【施治体会】下死胎容易，避免下次再度出现胎儿不发育则难。除患者需要有好的心态，精神减压，饮食温和，注意保暖，劳逸适度，房事有节外，医者则当因人对证用药，以调理心、肝、脾、肾为要。盖心主血、肝藏血、脾统血、肾系胞宫妊孕，气血旺而肾不虚，方能根基稳固，得以正常孕育。

临床见到过不少患者把引产不当回事儿，上午处理，下午上班，饮食等方面基本和平常一样，令人暗暗摇头！这将随意引产当小事，给以后真正需要生育时带来颇大的麻烦。在我五十余年来治疗各种原因引起的不孕不育症的无数案例中，不明原因或随意处理掉第一胎的几乎占过半有余。所以争取怀第一胎不出意外，能够正常孕育至生产，母子皆平安健康的，我始终定位为最好结果，而且以后再生育，多较顺利。诚望能够听进去我的忠告！医者用心调治，患者一定要注意自我调养。

胎衣不下

【脉症提要】产后胎衣不下，精神疲倦，腹部胀痛，舌淡，口和，脉象虚弱或沉涩。

【适证方药】加参生化汤（《傅青主女科》） 人参 9～18g，川芎、当归各9～15g，炙甘草 12g，桃仁 10 粒，炮姜 3～6g，大枣 3～9 枚，水煎，少加红糖、黄酒为引温服。功能补气养血，扶正祛瘀。主治身体素虚，正气不足，或临产用力过度，产后乏力，胎衣不下。

外用法（经验方） 用较大酒盅覆于产妇肚脐正中，大拇指按酒盅底部，适度用力，并让产妇同时用力，胎衣即可顺利而出。费时不过1分钟，简便易行而稳验。余3个子女产后胎衣不下，皆用此法下之，并无任何不适。酒盅最好暖温，不要用冰凉的，也不要太热烫手的；用力切要适度，不可用力过大。

【临证应用】产后胎衣不下，多因素体虚弱，或产时用力过度，或产中受寒，气虚血滞，以致小腹或胀或痛，恶露不行或滴沥量少，甚则腹痛欲呕等症，舌质偏淡，舌苔薄白，脉象细弱或沉弦而涩的，治宜益气行滞，方用加参生化汤为主，水煎，加老红糖30g冲服；并配合外用手法，胎衣多可顺利而下。身体不甚虚的，单用手法即下。胎衣下后，注意调养。

【施治体会】胎衣不下亦不是大患，但不下产妇颇感不安，因为腹胀腹痛，恶露不行，甚至心烦，眩晕，气短。即使是产妇气虚体弱，亦不能纯用峻补，因为胎衣不下，恶露未行，纯补滞邪，瘀阻胞宫，小腹更痛。故用加参生化汤，以益气和血，扶正祛瘀，屡用皆验，胎衣下而恶露行，且不伤正。产中受寒胎衣不下、恶露不行的，此方亦良。

恶露不行

【脉症提要】恶露不行偏于血虚，恶露色淡而少或不下，小腹空坠，眩晕神疲，舌质淡，苔正常，脉象细弱。

恶露不行偏于气郁，腹胀而痛，连及腰胁，舌质淡红，舌苔或腻，脉多细弦或微迟。

恶露不行偏于血瘀，恶露极少，甚至点滴不下，小腹疼痛拒按，痛处有硬块，舌质乏泽，或有瘀斑，脉象多见沉涩。

【适证方药】独行散（《云岐子保命集》） 五灵脂（半生，半炒）6g，研为细末，用温黄酒一次调服。同时用铁器烧红，淬入陈醋，趁热熏产妇鼻，促使恶露下行。并用银针刺产妇眉心出血，待神识清醒后再对证调理。功能散瘀止痛。主治产后恶露不下，小腹阵痛拒按，渐至心下急满烦躁欲呕等症。

以下二方，均为产后恶露不行名方，俱可对证选用，以行其恶露。

失笑散（《太平惠民和剂局方》） 蒲黄、五灵脂（醋炒）等份研为细末，儿枕骨痛加山楂，每服6~9g，用黄酒或陈醋煎取汁去渣，温服。功能散瘀止痛。主治产后恶露不行，瘀血上冲包络，下阻腹中，闷痛或刺痛难忍，甚则血晕等症。气虚神疲气短等症，用人参9g，炙黄芪18g煎汤送服；血虚恶露色淡，耳鸣心悸等症，用当归、川芎、熟地黄各15g煎汤送服；夹寒小腹畏寒冷痛等症，用炮姜 9g 煎汤，冲入老红糖 30g，送服失笑散；气郁胁痛等症，用乌药、香附各 9g 煎汤送服。无明显气虚、血虚、气郁、血瘀、夹寒的，即用本方以红糖水或老黄酒适量送服，剖宫产或产中用过抗生素的，勿用酒下。

生化汤（《傅青主女科》） 当归 24g，川芎 9g，桃仁 14 粒（研碎），炮姜、炙甘草各 2g，共研粗末，每服 6～9g，用黄酒、童便各半煎服。功能祛瘀止痛。主治产后儿枕骨痛，以及恶露不行，血块腹痛。加山楂 9～12g，止痛效果更佳。

【临证应用】身体不虚，仅为产后恶露不下，腹痛胁痛，舌象、脉象亦无异常的，即用独行散黄酒或童便适量调服；偏于血瘀，恶露不行，甚则点滴不下，小腹疼痛拒按，舌质或暗，舌苔或腻，脉象沉涩或微弦的，治宜活血行瘀，方用生化汤，水煎温服；产后恶露不行，瘀血上冲，下阻腹中，小腹闷痛或刺痛，甚则血晕等症的，即用失笑散为主，对证加减，煎汤送服。

【施治体会】产后恶露停滞胞内，不能排出或排出量极少，称为恶露不行、产后恶露不下，可引起血晕、腹痛，甚至形成癥瘕积聚、闭经等病症，故应及时调治。此患多与素体血虚，更加产时消耗，如失血过多，精神紧张，肝气不舒，或产中受寒，恶血为寒所凝，等等，均可阻碍恶血正常运行而下，导致恶露不行。能够因人对证，及时治疗，此患亦属极易治愈之疾。但是，产妇切要心情舒畅，注意保暖，饮食温和而有营养，不可过早接触寒凉水湿及过度劳累，这对产后恢复元气、保障婴儿哺乳等都至关重要。

产后腹痛

【脉症提要】偏于血虚，产后小腹绵绵作痛，头晕耳鸣，腰部坠胀，四肢不温，舌质淡，苔薄白，脉象多细迟无力；偏于寒凝，面色青白，小腹冷痛，四肢不温，舌质暗淡，舌苔白滑，脉象多沉紧；伤食积滞，食欲不振，嗳气吞酸，腹胀腹痛，便溏酸腐，舌苔厚腻，脉象弦滑；偏于血瘀，脉证治法同恶露不行。

【适证方药】当归生姜羊肉汤（《金匮要略》） 个人用法为当归 90g，生姜 150g，羊肉 500g，用净水约 6 斤（3000mL），可少加桂皮、大茴香、食盐等调料，文火煮至羊肉烂熟，去当归、生姜等配料，均分 6 等份，1 日 2 次，3 日尽剂，连汤带肉温食之。当归甘温养血；生姜辛温散寒；羊肉甘热，补虚劳，益气血，壮阳道，开胃增力；少加以上调料，可以改善口味，且有温里祛寒、行气、益肾、宣导药效等功。用于产后小腹绵绵作痛，得热减轻，头晕耳鸣，腰部坠胀，四肢不温，舌质淡，苔薄白，脉象细迟者，此方调之，效果甚佳。

加味当归补血汤（经验方）　当归身 18g，炙黄芪 60g，大枣 9 枚，肉桂 3g，水煎温服。以补气生血，祛寒止痛。加以饮食调理，即可治愈。

加减香桂丸方（经验方）　当归、川芎各 15g，桂心、附子、沉香各 9g，水煎温服。功能活血散寒，行气止痛。主治产后寒凝小腹冷痛，四肢不温等症。

加味异功散（《医宗金鉴》）　党参 18g，白术、茯苓各 15g，炙甘草 6g，陈皮 9g，炒神曲 12g，煨姜 5 片，水煎温服。功能健脾行滞，和胃止呕。主治产后脾虚，伤食积滞，脘腹胀痛等症。

【临证应用】产后血虚夹寒，小腹绵绵作痛，四肢常感不温，头晕耳鸣，腰部坠胀，甚或面色青白，小腹冷痛，舌苔薄白，脉象沉紧或细弱的，治宜温养气血，方用当归生姜羊肉汤为主；寒甚者用加减香桂丸方，气虚加人参 15g，血虚加熟地黄 18g。

产后脾虚，复伤于饮食，脘腹胀痛，甚或哕气吞酸，便溏酸腐，舌苔厚腻，脉象弦滑的，治宜健脾行滞，方用加味异功散调治。

偏于血瘀，如产后小腹剧痛，扪之有硬块，按之痛甚，恶露不行或量少，面色紫暗，胁腹胀满，或大便色黑，小便自利，舌质乏泽，脉象沉涩者，治法同产后恶露不行，失笑散或生化汤调治即愈。

【施治体会】产后腹痛绵绵，或伴头晕耳鸣，倦怠无力，腰部坠胀，手足不温，舌质偏淡，舌苔薄白，脉象细弱的，多为血虚偏寒，故用当归生姜羊肉汤为主调治，即可痊愈。寒凝、积滞，皆因产后疏于自我调养，如饮食寒凉或暴饮暴食、不慎感受风寒等所致。能够对证施治，都不难治愈。至于产后血瘀腹痛，临证不为多见。偶或因于恶露不净或不行的，照恶露不行治之，亦都能速愈。但产后身体多虚，在饮食、衣着、情志等方面，均须倍加注意，自我调养得当，自可避免产后腹痛的发生。

恶露不净

【脉症提要】产后半月，依然滴沥出血不止，称为恶露不尽。偏于脾肾不足的，气短腰酸，小腹空坠，食少倦怠，恶露色淡稀薄，舌质淡，脉缓弱。

偏于血热，恶露不尽，色红，或气味较浓，或腰腹胀闷，面红唇干，舌质红，苔微黄，脉多细数。

偏于血瘀，色暗夹块，小腹疼痛拒按，或有潮热心烦，或便秘色黑，小便自利等症，面色暗青，舌质瘀暗，脉多沉弦。

【适证方药】**止漏饮**（经验方） 人参 9 ~ 18g，白术、熟地黄、当归身、续断各 12 ~ 24g，炮姜炭 6g，水煎温服。四煎宽水煎开后，加陈醋 3 两，适温泡足。功能益气养血止漏。主治产后恶露逾期不止，腰酸腿软，倦怠无力。气短甚者加炙黄芪 30g；腰痛甚者加桑寄生、杜仲各 30g；纳差食少加陈皮、砂仁各 9g；面色萎黄加阿胶 9g（烊冲），余随症加减。

丹栀凉血饮（经验方） 牡丹皮、栀子各 9 ~ 15g，仙鹤草、酒炒生地黄、茜草根各 15 ~ 30g，当归 9 ~ 15g，水煎温服。功能清热凉血止漏。主治恶露不净偏于血热，色红气浓，腰腹胀闷，面红唇干。

桃红饮（经验方） 桃仁、红花各 6g，当归、川芎、赤芍各 15g，三七粉 6g（分 2 次吞服，用温黄酒适量送服），水煎温服。功能活血祛瘀。主治恶露不净夹瘀，色暗有块，小腹时痛，或兼潮热小烦，面青舌暗。便秘加酒大黄 9g，以利为度；三七粉用黄酒送服则活血，温开水送服止血。

止血验方（经验方） 崩漏下的断血流、红药子等方，用之对证，止血甚速。夹有瘀滞者慎用。

【临证应用】产后一般 7 天至半月恶露即无，逾期不止，淋沥不绝的，即为恶露不尽或恶露不绝。偏于脾肾不足，气短腰酸，食少倦怠，小腹空坠，恶露色淡清稀，舌质色淡，脉象细缓无力的，治宜温养脾肾止漏，方用止漏饮为主，随症加减。

恶露不尽偏于血热，色红气浓，或夹有血块，腰腹胀闷或痛，面红唇干，舌质红而或有瘀点，舌苔微黄或腻，脉象细数的，治宜清热凉血止血，方用丹栀凉血饮为主。

恶露不尽夹瘀，色暗有块，小腹疼痛拒按，痛处或有硬块，大便或秘，小便自利等症，面色暗青，舌质乏泽，或有瘀点，苔白或微黄，脉象沉弦的，治宜活血行瘀，方用桃红饮以行之，便秘加酒大黄（后下）9g，以大便顺畅为度。

若恶露不尽并无偏虚、偏热、偏瘀脉证，或者恶露淋沥日久不止，崩漏下的断血流、红药子等方，用之多可速愈。

【施治体会】产后恶露不行或恶露不净，治之皆不为难。但能对证用药，多可 3 剂药左右治愈。但若用药不对证，或不注意自我调养，往往缠绵时日，影响身体复原及婴儿哺乳。曾治愈多例产后恶露不尽，时间竟达 3 个月之久，身体、哺乳都有一定影响，对证施治，用药也都不过三五剂痊愈。但产后恶露不行或不尽，即使是夹滞、夹瘀、夹热、夹寒等，虽有虚者补之、留者行之、热者清之的治法，但不可忽略产后多虚的因素，用药中病即止，不可过于寒凉、温燥、行瘀、泻下，谨防造成重虚；亦不可过早使用峻补、止涩之剂，以免留瘀滞邪。易愈之患，但能辨证施治，审慎用药，加以患者注意调养，恶露不净拖延时日不愈者极为少见。

产后风痉

【脉症提要】产后不慎感受风邪，发热，头痛，项强，继而身体强滞，甚则牙关噤闭，双目直视，语言不出，四肢抽搐，舌淡苔白，脉象浮紧，或强或弱，或因抽搐而脉无定体。

湿痰偏盛，产后发痉，口噤神昏，胸脘痞闷，四肢拘急，喉间有痰鸣声，呼吸迫促，或兼发热，或恶露不尽，苔黄或腻，脉多弦滑。

产后失血过多，骤然发痉，四肢抽搐，项背僵直，牙关噤闭，两眼微开，面色苍白或萎黄，舌质淡红无苔，脉细而劲。

【适证方药】当归散（《全生指迷方》）　当归、炒荆芥穗各 15g，加全蝎 9g，天麻、防风各 15g，黄芪 30g，水煎，黄酒为引温服。或为粗末，水、酒各半煎，灌下。治产后风痉，头项强痛，身痛腰痛，畏寒发热，甚至四肢强直抽搐，牙关噤闭等症。血虚面色苍白或萎黄的，加熟地黄、当归各 15g。

羚羊角饮子（《全生指迷方》）　羚羊角 3g（锉细末，分 2 次汤药调服），防风、羌活各 9g，桂枝 6g，柴胡 9g，大黄（后下）9g（药味、分量略有加减），水煎温服。功能解表清里，息风镇痉。主治产后风痉，表热未罢，里热复炽，热甚生风，大便秘结，四肢抽搐等症。分量可根据体质、病情加减。

豁痰镇痉饮（经验方）　胆南星、姜半夏各 9g，橘红 15g，天麻、钩藤各 18g，石菖蒲 15g，水煎温服。功能豁痰息风。主治湿痰偏盛，产后风痉，四肢抽搐，呼吸迫促，喉间有痰鸣声，神识不清等症。

参芪归地饮（经验方）　人参 9 ~ 15g，黄芪 15 ~ 30g，当归、熟地黄各 9 ~ 18g，天麻、钩藤各 9 ~ 15g，水煎温服。功能益气养血，祛风镇痉。主治产后气血两虚，突发风痉，四肢抽搐，面色苍白或萎黄，两目微开，舌质偏淡或无苔，脉细而劲。

【临证应用】产后感受风邪，发热头痛，继而身体强滞，甚则牙关噤闭，双目直视，四肢抽搐，舌苔薄白或微黄，脉象浮紧或兼数，或因抽搐而无法切脉、脉无定体的，治宜疏风镇痉，方用当归散为主。

表邪已减，里热复盛，身热口渴，面色潮红，握拳抽搐，神识不清，大便秘结，小便黄赤，舌质红，苔薄黄，脉象弦数的，治宜清热息风，方用羚羊角饮子，随症加减。

产后发痉，湿痰偏盛，胸脘痞闷，四肢拘急或抽搐，喉间有痰鸣声，呼吸迫促，或兼发热，或恶露不尽，苔黄或腻，脉象弦滑的，治宜豁痰镇痉，方用豁痰镇痉饮为主。

产后风痉，因于产中失血过多，骤发四肢抽搐，项背僵直，牙关噤闭，两目微开，面色苍白或萎黄，舌质淡红或无苔，脉细而劲的，治宜益气养血息风，方用参芪归地饮为主，或加防风、荆芥穗、僵蚕各 9g。

【施治体会】治疗本病，应注意产后失血阴虚为本，外感风邪或痰湿阻遏为标，治法以养血为主，镇痉为辅，根据病情，佐以祛风、豁痰之味；兼有气郁的，辅以理气之品；产后多虚，若为素体虚弱，复因产劳或失血过多的，又当以温补气血为主，兼以疏风镇痉等味，用药对证，一般都能迅速平息抽搐，大多都两三剂药治愈。如遇牙关噤闭，目瞪直视，握拳蹬脚，语言难出，病情危急的，则急需采用外治法，如指掐人中、颊车等穴；如不应，续用针刺手足十宣、百会、涌泉等穴；如仍不应，抽搐症状不减，即用麝香线蘸香油干湿得宜，点燃焠人中、颊车、地仓、百会等穴，此法用治多人，未有不能平息抽搐者；继而对证施治，用药多一二剂痉愈。但用药切记勿过于辛燥疏散、耗阴劫液之味，以免复伤气血。

遇到产后风痉，切不可一概认为是"破伤风"，轻言"难治""不治"，更不可有丝毫拖延，必须在数分钟内平息四肢抽搐、牙关噤闭等症状，继而对证施治，个人未见有不能治愈者，治愈者亦未见有任何后遗症。

小便不通

【脉症提要】产后小便不通，偏于气虚的，精神委靡，言语无力，腹胀不安，舌淡苔薄，脉多细缓而弱。偏于肾虚，少腹肿满而痛，腰部酸胀，坐立不安，精神倦怠，或兼大便不实，面色晦暗，舌质淡，苔白润，脉多沉细而迟。偏于气滞，腹胀而甚，郁闷不安，甚则烦乱谵语，舌质瘀暗，舌苔灰腻，脉多弦迟或涩。

【适证方药】通脬饮（《女科辑要》）　个人常用量为黄芪 15 ~ 30g，麦冬 9 ~ 15g，通草 3 ~ 9g，水煎温服。功能补气润肺行水。主治产后气虚，气化无力，小便不通，胀急不安，言语无力，舌淡苔薄，脉象缓弱。

五苓散（《伤寒论》）　茯苓、猪苓、白术、泽泻各15g，肉桂6g，水煎温服。功能温肾化气。用治产后小便不通，小腹胀满，腰部酸痛，便溏神疲等症。

舒郁通淋饮（经验方）　佛手、香附各12g，茯苓15g，通草9g，甘草节6g，水煎温服。功能舒郁通淋。主治产后情志不舒，胞闭不通，小腹胀急等症。

盐灸法（经验方）　食盐90g炒至温热，加入麝香少许（约0.1g）和匀，置于脐中，另用葱白10根切碎置于盐上约一指厚，再用陈艾绒放葱白上灸之，觉热气入腹难忍时方止，小便即通。气虚夹热者慎用。

熏蒸法（经验方）　紫苏、荆芥各30g，艾叶15g，香葱30根，宽水（用水不少于2500mL）煎，倾入净马桶或其他干净桶（勿用塑料制品）中，趁热坐桶上熏之，功用同上方。

【临证应用】治疗本病以调气化气为主，不宜过于通利，以防耗阴伤津。如产后小便不通因于气虚的，多见精神委靡，言语无力，腹胀不安，舌淡苔薄，脉来细缓而弱的，治宜补气润肺，佐以行水之味，方用通脬饮为主，随症加减。

产后小便不通，偏于肾虚，少腹胀满而痛，腰部酸胀，坐立不安，精神倦怠，或兼大便不实，面色晦暗，舌质淡，苔白润，脉象沉细而迟的，治宜温肾化气行水，方用五苓散为主。

产后小便不通偏于气滞，腹胀而甚，郁闷不安，甚则烦躁谵语，舌质瘀暗，舌苔灰腻，脉来弦迟或涩的，治宜理气行滞，方用舒郁通淋饮内服；外用盐灸法或熏蒸法，即可小便通利。

【施治体会】产后小便不通，少腹胀急疼痛，甚则烦躁不安，或昏闷不醒等症，称为产后小便不通。引起本病的原因大致为脾肺气虚，清阳下陷，闭塞膀胱；肾气不足，不能化气行水；或产后情志不舒，气机郁滞，而致脬闭不通等，故而治法总宜调理气化为主，不宜过于通利，以免产后本虚，复伤津液。

乳汁缺乏

【脉症提要】产后乳汁不行，因于气血两虚，乳房不胀，面色萎黄或苍白，食少气短，舌质淡，苔薄润，脉象多见虚缓。

因于肝气不舒，乳房胀痛，甚或发热胁闷，大便不畅，舌苔白腻或黄厚，脉象多见弦迟。

【适证方药】**通乳丹**（《傅青主女科》）　人参、生黄芪各30g，当归（酒洗）

60g，麦冬（去心）15g，木通、桔梗各 9g，猪蹄（去爪壳）2 个，清水同药煮至猪蹄已烂，去渣，食猪蹄及汤。功能补气益血发奶。主治气血两虚，产后乳汁不行，或乳汁偏少，乳房不胀。

疏肝通乳汤（经验方） 瓜蒌皮、丝瓜络、青皮、生香附、通草各 12g，川芎 15g，当归身 18g，水煎，加入老红糖适量（约 30g）和服。功能舒郁通乳。主治产后乳汁不行，乳房胀痛，或兼胸胁不舒等症。

发奶单方 黄花菜或黄花菜根适量煎浓汁，兑入老黄酒、红糖各适量温服（剖宫产用过抗生素的 1 周内忌用酒），有发奶作用，民间广为使用。

发奶验方 炙穿山甲 6～9g，王不留行 9～18g，水煎浓汁，兑入老黄酒适量温服。同时加强营养，亦可发出乳汁。

又方 鲫鱼、鳜鱼、猪蹄、黄豆芽等，任选一味煎汤，加黄酒、红糖各适量温服，亦为常用小验方，服之均有一定发奶作用。

温补气血饮（屡验方） 人参 15g，炙黄芪 60g，当归身、川芎各 15g，炙穿山甲、肉桂各 9g，文火缓煎浓汁，饭后半小时温服。功能温补气血，发乳通乳。主治气血虚寒，乳汁缺乏或不通，时感气短畏寒等症。

参术山甲饮（屡验方） 人参 15g，焦白术 18g，砂仁（后下）9g，当归身 15g，炙穿山甲 6g，王不留行 15g，大枣 9 枚，水煎温服。功能健脾醒胃，养血发乳。主治产后食欲欠佳，食量偏小，气血不足，乳汁亏乏。乳汁乃饮食营养所化，脾虚纳差，生化之源何来？此为临证常见。故以健脾醒胃为先，加以养血发乳之味辅之，常能发出乳汁，满足婴儿食量。

【临证应用】产后乳汁不行或很少，产妇气血两虚，面色萎黄或苍白，甚或皮肤干燥，头晕耳鸣，饮食少思，乳房不胀，舌质偏淡，舌苔薄白，脉象虚缓的，治宜益气养血通乳，方用通乳丹为主，随症加减。

产后乳汁不行，乳房胀痛，甚或发热胁闷，情绪不宁，大便不畅，舌苔白厚或灰腻，脉弦或沉涩的，治宜舒郁通乳，方用疏肝通乳汤为主。

气血虚寒，或身体素弱，产后乳汁不行，乳房不胀，面色萎黄或㿠白，精神疲倦，畏寒懒言，舌质淡白，脉象细弱的，治宜温补气血通乳，方用温补气血饮；脾虚气弱，食少倦怠，产后乳房不胀，乳汁少而清淡或无乳汁，面色萎黄，舌淡苔白，脉象缓弱的，治宜益气健脾发乳，方用参术山甲饮为主，随症加减。

身体无明显虚象，饮食亦基本正常，仅产后乳汁不行的，3 个单验方用之，亦多有发出乳汁的。

【施治体会】此患治法，以通络行滞为主，虚者补而行之，郁滞者舒而通之，乃是最为常用之法。因产妇不按时哺乳，或过早操劳，亦可引起乳汁缺乏，能够劳逸适度，调养得法，按时哺乳，乳汁多可自然顺畅，无须药物治疗。如饮食正常，调养到位，半月后乳汁依然不行或量少或清淡的，则需对证施治，以上诸方，用之多验。本人临证五十余年，治疗乳汁缺乏或不行者无数，总共不超过10人效果不佳或未完全达到目的。当然，不愿哺乳者例外。

不评说人乳与其他"营养品"的优劣，但人乳喂养起码有三利：有利于婴幼儿的生长发育；产妇及家人省却许多烦劳；1个月至少省却数千元的开支。所以常常劝说产妇及其家人不要嫌麻烦、怕吃中药，更不要吝啬花几十元、几百元发乳。能够用中药发出乳汁，无论对婴儿及产妇，都是有益无害的。

不需哺乳

【脉症提要】产后某种原因不能或不需要哺乳，以及哺乳到一定月份需要断奶的，身体、脉证均无异常，或已断奶而乳房胀痛的。

【适证方药】**断乳方**（《医宗金鉴》）　炒麦芽90g（亦有用生麦芽或生熟麦芽各半的），水煎，当茶饮。用于不需要哺乳时断奶者。方药简单，屡用皆验。

【临证应用】不能哺乳或欲断奶的，即用断奶方水煎服，一般1剂药乳汁即回，如感胀或痛的，加陈皮、丝瓜络各9～15g同煎，胀痛便可消除。

【施治体会】治法可谓简单且稳验，回乳后亦无任何不适。

乳汁骤停

【脉症提要】哺乳期不明原因乳汁全无或极少，俗称"吹乳""踩奶"，乳房或胀或不胀，身体无明显不适，偶有乳母身发寒热，但非外感发热，故而舌脉多无病象。

【适证方药】**单味鹿角方**（经验方）　一味鹿角，木炭火上烘烤，刮细末3～6g，用大曲老黄酒适量，加热送服。1日1～2次，于餐后半小时服下。功能咸温行血，散热消肿。用于俗称婴儿吹乳，乳路猝然不通，乳房胀痛，甚则身发寒热，近似乳痛之状，此方及时服之，多可速愈。屡用屡验，切勿轻视。

瓜络山甲饮（经验方）　丝瓜络30g，炙穿山甲6g，蒲公英、生黄芪各24g，当归、川芎各15g，水煎，加老黄酒适量温服。功能活血通络，消肿止痛。主治乳路不明原因突然不通，乳房胀痛，乳汁不出，甚或身发寒热等症，近似乳痛初起者，此方及时服之，胀痛即消，乳汁即通。

若上方服之效果不佳者，应考虑已成乳痈（急性乳腺炎），可用外科门仙方活命饮加减治之，多能在三五日内治愈。此法已经治愈近百例，未有一例不愈者。初起治之，其效更速。

【临证应用】凡不明原因乳汁骤停或极少，俗称"踩奶"或"吹乳"的，即用鹿角方服之，一般服一二次，乳汁即恢复正常。若有乳房胀痛或身发寒热症状的，方用瓜络山甲饮服之，初起即治之，大多数都能胀痛消而乳汁行。

【施治体会】乳汁骤停或突然很少，俗称吹乳、踩奶，民间认为与"突见陌生人"或"闻到异常不洁净气味"，以及产妇生气郁怒或悲啼、不慎饮食寒凉等有关，有的有一定道理，有的可能荒诞。用以上二方调治，尚未见有不能治愈者。二方皆有温通血脉及发乳功效，故用之皆验。

乳汁自出

【脉症提要】产后元气大伤，气虚不能摄纳，乳汁自出或终日不断，或未产而乳汁自出，乳房不胀，气短神疲，面色㿠白或萎黄，舌淡苔薄，脉象多见缓弱。

或因暴怒伤肝，肝火上逆，血随火升，乳胀乳汁自溢，甚或乳房胀痛等症，舌红苔黄，脉多弦数。

【适证方药】加减八珍汤（经验方）　炙黄芪 24g，人参、白术、当归身、熟地黄各 15g，炙五味子 6g，煅龙骨 30g，炙甘草 6g，水煎温服。功能益气养血收敛。主治气血不足，产后或未产时乳汁自出，乳房不胀，面色㿠白，心悸气短，神疲眩晕，四肢不温，食少便溏等症。

黄芪小麦饮（经验方）　黄芪、芡实各 30 ~ 60g，白术、小麦各 15 ~ 30g，水煎温服。功能主治同上方。

加减逍遥散（经验方）　柴胡、当归各 15g，生地黄、白芍各 18g，牡丹皮、栀子各 15g，生甘草 6g，水煎温服，三煎药渣宽水，煎开后加陈醋 3 两，适温泡足。功能散郁凉血。主治气逆火升，头昏胁闷，乳房胀痛，乳汁自出，大便不畅，小便黄短等症。

丹乌饮（经验方）　丹参 30g，黄芩、栀子、乌药各 15g，香附 9g，水煎温服。煎服法及功能主治同上方。或加薄荷 15g，鲜竹叶 30g，无鲜竹叶用淡竹叶 15g，以清热舒郁，而治胸胁不舒或胀痛，心烦尿黄，乳汁自溢等症。

【临证应用】产后气血两虚，摄纳无力，乳汁自出，甚或终日不断；或未产而乳汁自出，乳房不胀，气短神疲，四肢不温，食少倦怠，便溏尿频，面色㿠白或萎黄，舌淡苔薄，脉象缓弱的，治宜益气养血，方用加减八珍汤为主，黄芪小麦饮亦可配合应用。

或因暴怒伤肝，气逆火升，乳房胀而乳汁自溢，甚或乳房胀痛，面色暗青，头昏胁胀，烦躁不宁，大便不畅，小便黄短，舌红苔黄，脉象弦数的，治宜清热解郁，方用加减逍遥散为主，随症加减，丹乌饮亦可配合应用。

患者一定要清心寡欲，情绪安定，饮食勿进辛辣上火之物，保障睡眠，劳逸适度，治疗方能显效而速愈。

【施治体会】乳汁自出的治法，仍以"虚者补之，逆者平之，热者清之"为大法。但产后多虚，即使是气逆夹热，亦不可降逆、泄火过度，以免复伤元气。尚未产而乳汁自出者，亦多属虚，对证用药，皆不难治愈。治愈后疗效巩固，以保障婴儿正常哺乳，尚须乳母心情平和，劳逸适度，保障睡眠，谨防感冒，饮食温和而有营养等，这都至关重要。

脏躁易惊

【脉症提要】妇女无故悲泣，或哭笑无常，呵欠不休，饮食时多时少，或不欲饮食，舌红苔少，或舌中心花剥，脉象弦细或大或小，迟数无常。

【适证方药】**甘麦大枣汤**（《伤寒论》） 甘草30g，小麦240g，大枣10枚，宽水煎汤，不计时频服。功能滋养津液，调和心脾。主治妇人脏躁症，因于忧郁思虑，情志不舒，或突受惊吓，以致悲泣不止，或哭笑无常，喜怒不定，频频呵欠，食少倦怠，有时安卧，有时不寐，或大便干燥，舌红苔薄，或舌中心花剥无苔，脉象细弦，或大或小，或迟或数，而无定见者。

淡竹茹汤（《产科心法》） 人参、茯苓各9g，制半夏6g，麦冬18g，甘草6g，竹茹12g，生姜3片，大枣3枚，水煎温服。功能益气豁痰，养液和中。主治脏躁夹痰，气阴不足，胸痞倦怠，心悸气短，烦躁易惊，恶心干呕，或时吐稠痰。

桃花茶（《本草备要》） 桃花干品6～15g（鲜品加倍），水煎当茶饮。本品性味苦平，能下宿水，除痰饮，消积聚，利二便，疗风狂。痰饮泻而滞血除，故治情志失常，状似脏躁，悲喜无定等症。经治数例病情不重者，疗效较佳。

清心宁神饮（经验方） 麦冬15～30g，朱灯心3～6g，朱连翘9～15g，大枣 3 ~ 9 枚，水煎服。功能清心除烦。用于心火偏旺，营血不足，心烦咽干，小便黄短，夜寐惊惕，心神不宁等症，病情不重者，服之即安。

合欢远志饮（经验方） 合欢花、首乌藤各 18g，龙齿 30g，琥珀、远志各 15g，炙甘草 9g，水煎温服。功能安神宁志。主治心神不宁，夜寐多梦，近似于脏躁症者。

【临证应用】 此患多因忧思恚怒，情志不舒，或突受惊吓，心血阴津不足，心火上亢，脏腑功能失调所致。故而症见悲泣不止，或哭笑无常，呵欠不休，寝食不安，或兼大便秘结，心悸气短，烦躁易怒，舌红苔薄，甚或舌中心花剥无苔，脉细或弦，或大或小，迟数无常的，治宜和中养液，方用甘麦大枣汤为主。

夹痰而见恶心干呕，或时吐稠痰，舌苔白腻或微黄，脉象细数而滑的，治宜益气豁痰，方用淡竹茹汤为主，随症加减。

脏躁悲泣或哭笑无常等症，脉无定体，亦无其他兼症的，桃花茶饮之，亦多有效；心神不宁，甚则心烦口渴，尿黄咽干，舌红苔少，脉象沉数的，治宜清心泻火，方用清心宁神饮；夜寐惊梦，睡眠不实，神志不宁，脉无定体的，治宜安神宁志，方用合欢远志饮多效。

【施治体会】 此患多因情志抑郁，或突受惊吓，以致心阴耗伤，心血亏虚，津液不足，心阳上扰，脏腑失和，而见悲泣郁闷或哭笑无常等症。治法总宜滋阴养血、调和脏腑、宁神益智为要。不可过用苦寒泻火，亦不可峻补热补，以防阴阳气血更乱，而使不难治愈之患成为缠绵时日之疾。除对症治疗外，患者则须心情平和，饮食勿偏于温燥及寒凉，总以温和为要，如此方能治愈后不再反弹。

用桃花茶及甘麦大枣汤二方配合应用，治疗多例脏躁症，有的时日较长，有的病程数月，甚至已经确诊为抑郁症、烦躁症、精神分裂症（较轻者），用以上二方治之，亦都有较好疗效。如一七旬余妇女，因为和家人怄气，不久心神恍惚，不由自主地啼哭，住过三家医院，确诊为精神抑郁症及烦躁症，中西医治之，不见明显好转，我用以上二方调治，病情得以基本稳定。由此可见，药味不在多少，亦不在贵贱，要在对证方效。

阴部瘙痒

【脉症提要】 湿热偏盛，阴内或外阴瘙痒，甚或痒痛兼有，时流黄水，心烦口苦，小便黄短，或有黄带，舌苔黄腻，脉多滑数。

肝火湿热，烦躁易怒，口苦咽干，或兼胁胀胁痛，大便不畅，小便黄赤，阴痒灼热，黄带时下，舌质红，苔黄腻或黄糙，脉多弦数或滑数。

【适证方药】加味二妙散（经验方）　苍术、黄柏各 9 ~ 15g，樗白皮、苦参各 6 ~ 9g，生薏苡仁 60g，水煎温服。三煎药渣宽水，煎开后加陈醋 3 两，趁热先熏后洗阴部，不温时加热泡足。饮食尽量清淡，保持心情平和，勤洗内裤，勿坐湿地。

加减龙胆泻肝汤（经验方）　龙胆草、黄芩、栀子、黄柏各 9 ~ 15g，生地黄 15 ~ 30g，千里光 30 ~ 60g，煎服法同上方。功能清肝泻火。主治肝火过旺，口渴心烦，阴部内外瘙痒或肿痛等症。

蛇床子洗方（《疡医大全》）　蛇床子 30g，蜀椒、明矾各 9g，煎汤熏洗阴部。功能燥湿杀虫止痒。主治阴痒。口苦可内服龙胆泻肝丸，以清泻肝胆湿热，内外兼治，可明显提高疗效。

淜痒汤（《疡医大全》）　鹤虱 30g，苦参、威灵仙、当归尾、蛇床子、狼牙各 15g，水煎，滤净渣，贮盆内趁热先熏后洗。临洗先加猪苦胆二三枚，公猪胆汁更效。功能清热燥湿，杀虫止痒。主治妇女阴部内外瘙痒症。

熏洗验方（经验方）　土槿皮、苦参、黄柏各 30g，枯矾、雄黄各 3g，冰片 1g（研细粉，临洗时加入），宽水煎汤去渣，趁热先熏后洗阴部。功能清热燥湿，杀虫解毒。主治同上方，兼治痒痛交加，外阴湿热毒疹，抓破流黄水奇痒，或兼有黄带时下等症。

又方（经验方）　臭椿树皮、苦楝树皮（根皮苦寒燥湿、杀虫止痒作用较强）鲜品各 60g（干品减半），百部 30g，明矾 15g，雄黄 6g，宽水煎开取汁，先熏后洗阴部，1 日 1 ~ 2 次，注意个人卫生。功能清热燥湿，杀虫止痒。主治湿热下注，带下色黄腥臭，阴部瘙痒。内外兼治，可明显提高疗效。湿热黄带下诸方，亦可对证选用，内服外洗。

【临证应用】妇女阴内或外阴瘙痒，属于湿热偏盛，痒痛兼有，时流黄水，心烦口苦，坐卧不安，小便黄短，或有黄带，睡眠不宁，舌苔黄腻，脉象滑数的，治宜清热除湿，方用加味二妙散为主，内服外洗，痛痒交加甚者，三煎药渣合熏洗验方同煎，熏洗外阴并坐浴，其止痒及治黄带效果显著。

肝火湿热并盛，阴道内外瘙痒不堪忍受，甚则外阴红肿疼痛，坐卧不宁，烦躁易怒，口苦咽干，或兼胁胀胁痛，大便不畅，小便黄赤灼热，黄带时下，舌质红，苔黄腻或黄糙，脉象弦数而滑的，治宜清泻肝火，方用加减龙胆泻肝汤为主内服，三煎药渣合外洗验方，用法同上方。淜痒方、蛇床子洗方均可外用熏洗，黄带下诸方亦可对证选用，以提高疗效。

【施治体会】妇女下阴内外瘙痒，甚至外阴红肿，时流黄水，痛痒不止，坐卧不安，心烦不宁，或兼尿黄便秘等症，称为阴痒，通称阴道炎。引起此患的主要原因，多为脾湿偏盛，积久化热，湿热蕴结，注于下焦所致；忧思恚怒，肝郁化火，肝火湿热并盛而下注，故见心烦口渴，尿黄便秘，下阴内外痒痛交加，甚至红肿疼痛，缠绵不休。欲治疗显效，如期治愈，除用药必须对证、内服外洗之外，患者应当清心寡欲，心情愉悦，饮食偏于清淡，注重个人卫生，保持阴部清洁（包括性生活前后），勿坐潮湿不洁之地，身体劳逸适度等，方能确保疗效。治愈后继续注意，便可减少复发。

此患亦为临证常见，症状不重者单用外洗方亦可治愈。4 个外用方对证选用，每日坚持熏洗 1 ～ 2 次，加以个人注意调养，多能速见疗效，乃至治愈。但若疏于个人养护，则此患极易复发。

阴挺不收

【脉症提要】脾肺气虚，中气下陷，阴道下坠，甚者外出不收，大如鹅卵，气短神疲，舌质偏淡，舌苔薄白，脉象多见浮虚或细缓。

脾虚湿陷，郁久生热，阴道有物坠出，外阴部肿痛，黄水淋沥，小便黄赤涩痛，口苦心烦，舌质红，苔黄腻，脉象多见滑数。

【适证方药】补中益气汤（方见内科门中气下陷） 功能益气升陷，用于一切清阳下陷，心悸气短，气虚不能举元，脱肛、子宫下垂等症，脉大而虚者。

加减龙胆泻肝汤 龙胆草、黄芩各 9 ～ 15g，酒炒生地黄、金银花各 15 ～ 30g，当归 9 ～ 15g，赤茯苓 15 ～ 24g，生甘草 3 ～ 9g，水煎温服，药渣亦可宽水再煎，去净渣，微温洗阴部，其余泡足。功能清肝泻火，解毒消肿。主治阴挺肝火过旺，外阴肿痛，时流黄水淋沥，小便赤热，尿道涩痛，心烦口渴。

金樱子方（经验方） 金樱子 30g，煎 3 次，药汁混合，分三服，早、晚及午后半饥时各服 1 次。治阴挺不收。

升麻方（经验方） 生升麻、生白术各 9g，益母草 15g，煎 3 次，药汁混合，分 3 次饭后服。主治同上方。

当归槐花方（经验方） 当归 9 ～ 15g，槐花 6 ～ 9g，生地黄 15 ～ 30g，葛根 9 ～ 15g，甘草 3g，煎服法同上二方。

三方皆为治阴挺肿痛的小验方，作为辅助治疗，均有一定功效。但要注意个人卫生，保持心情平和，饮食偏于清淡，节制性生活，劳逸适度。

外洗方（经验方）　五倍子、金银花、生黄芪、紫草、黄柏、龙骨各 15 ~ 30g，宽水煎汤去渣，趁热先熏后洗阴部。功能清热解毒，收敛水湿。主治阴挺不收，时流黄水，淋沥不净，糜烂痒痛等症。

外擦经验方（经验方）　田螺 20 个，白砂糖 30g，将田螺洗净去盖，放入白砂糖，待融化成水后，加冰片研细粉少许，用此液反复涂擦脱出部分，1 日 2 ~ 3 次。功能消肿止痛。主治阴挺红肿疼痛，时流黄水等症。

【临证应用】阴挺不收，甚则脱出数寸，大如鹅卵，小腹重坠，腰部酸胀，心悸气短，精神倦怠，尿清频数，或有白带清稀，舌淡苔薄，脉象浮虚或细缓的，治宜补气升陷，方用补中益气汤为主，加服金樱子方，以促进阴挺上收，外洗、外擦二方，亦可配合应用。

阴挺肝火湿热偏盛，外阴红肿疼痛，黄水淋沥，小便热赤，尿道涩痛，心烦口渴，舌质红，苔黄腻，脉象滑数的，治宜清泻肝火，利湿解毒，方用加减龙胆泻肝汤，内服外洗，金樱子方等 5 个小验方均可对证配合应用，以提高疗效。

在内服外洗、涂擦治疗的同时，患者需要清心寡欲，饮食温和偏于清淡，劳逸适度，谨防感冒，保持外阴清洁，禁止性生活，以配合如期治愈此患。治愈后继续注意调养，以免反弹。

【施治体会】治疗此患，应本着"陷者举之"的治则，以益气升提为主，同时视其兼夹不适症状，辨证施治，如兼外阴红肿疼痛，时流黄水，心烦易怒，尿黄便秘的，即为肝火湿热并旺，用药即应以去标实湿热火邪，继而治虚升提，并可配合针灸及外治法，则疗效更速。在治疗过程中，患者能够注重如上所述自我调养，则多能速愈并可预防复发。

卷四　儿科病症简便廉验方

初生拭口

婴儿初生瞬间，尚未哭出声时，首先准备好消毒棉签，或右手食指裹一层消毒细纱布，待其张口时，速将舌上所含瘀血样垢积轻轻清除出口外，以防咽下，以后可少生胎毒之患如雪口、马牙、毒疮等。这是历代儿科名家的要求，我3个孩子都是这样做法，胎毒疾患未见明显出现。操作者需要心专、手巧，切勿伤及婴儿口腔黏膜。手法必须轻、快、准，否则，哭声一出，瘀血样积垢即刻咽下。先人做法，仅存参考。

胎粪不下

【脉症提要】 胎粪不下，亦称"锁肚"，即婴儿出生2天后，仍无大便排出，或见面赤唇红，口燥舌干，小便色黄，不时啼哭，甚至腹胀不乳，乃是胎毒壅结所致。并须检查肛门，看有无脂膜遮蔽，或过于狭窄，甚至"无肛"等，以便于针对性治疗。

【适证方药】一捻金（《医宗金鉴》）　酒炒大黄、炒黑丑、炒白丑、人参、槟榔各等份，共为细末，每服0.3～1g，用温开水适量，分2～3次调服，以胎粪下、能吮乳为度（有中成药出售）。功能荡涤秽浊，驱除积滞，扶正通便。每用些许服之，以胎粪下、腹胀消、哺乳正常为度，不可多服、常服。

蜜煎导法（《伤寒论》）　白蜜30g，微火煎熬，候浓稠可做丸，即捏做锭，如小指大，每用1锭纳入肛门，导便外出。

一味大黄方（经验方）　酒炒大黄1～2g，水轻煎取汁，每服一二滴（温服）。功能清热通便。主治胎粪不下，婴儿面赤尿黄，烦躁啼哭。

若属生理缺陷，肛门特别狭窄，不能排便的，即俗称"无肛门"者，则须西医手术处治，用药无效。

【临证应用】婴儿出生 2 天后，胎粪依然不出，面赤唇红，尿黄腹胀，烦躁啼哭，甚至不乳，乃是胎毒壅结所致，治宜清热通便，方用中成药一捻金，见效甚速；蜜煎导法及一味大黄方，用之皆有显效。如属脂膜遮蔽，或肛门过于狭窄，甚至"无肛"的，服药治疗无效。

【施治体会】婴儿在妊孕期间受热，以致热毒蕴结于大肠，则大便不行，故而出生 2 天后胎粪不出，面赤唇红，烦躁不宁，腹胀啼哭。排除生理缺陷如肛门狭窄、无肛等，中药治疗见效甚速。提防以后小儿便秘，乳母饮食切勿过于辛辣燥热。

小便不通

【脉症提要】婴儿出生后小便不通，亦是胎热蕴结所致，严重的会出现胁腹胀满，喘促神昏，甚至抽搐，不及时治疗，可导致夭亡。

【适证方药】导赤散（《小儿药证直诀》） 个人常用量为生地黄、木通、淡竹叶各 3g，灯心草、甘草各 2g，水煎，多次少量温服。功能清热利尿。主治初生婴儿小便不通，面赤唇红，烦躁不安等症。

利尿饮（经验方） 赤茯苓、黄芩、车前草、滑石各 3g，甘草 1g，煎服法及功能主治同上方。

又方（经验方） 朱灯心 3g，车前子 6g，水煎，细纱布过滤净药渣，服法及功能主治同导赤散。

豆豉膏（《医宗金鉴》） 淡豆豉 3g，田螺 19 个，葱白 10 根，共捣极融，以芭蕉汁调厚糊敷脐上，有利尿作用。

葱饼贴（《验方新编》） 连须葱头 7 个，生姜一大块，淡豆豉、食盐各 9g，同捣作一饼，烙大温掩肚脐上（温度勿过高，谨防灼伤皮肤），带扎良久，小便自通。治婴儿小便不通。

【临证应用】婴儿在母腹中胎热蕴结，出生后小便不通、无尿，面赤烦躁的，应速用导赤散等三方中任选其一，水煎去渣，多次少量微温频饮，必须在半日内小便通利；如效果欠佳时，可加用豆豉膏或葱饼贴外敷（葱饼贴较豆豉膏容易配制，疗效基本相同），以尽早排出小便，以免出现危象。凡能及时治疗，多可迅速小便通利，出现危象者几无。"不怕十日不大便，就怕一日不小便"之说，无论成人、婴儿，临证都有参考意义。

【施治体会】初生婴儿小便不通，能够及时治疗的，多可在 1 日内小便即通，面赤唇红消退，神志亦安，即可避免出现危象。胎热不重者，单用鲜竹叶（淡竹叶亦可）或灯心草、赤茯苓、木通、栀子等，任选一味约 3g，水煎去渣，少加白砂糖融化，少量多次温服，大多都能在 1 天内小便通畅，热退身安。

初生不乳

【脉症提要】婴儿出生后数小时内即能吮乳，但为照顾母子产后休息，一般在 6 ～ 12 小时以后开始喂乳。若婴儿不能吮乳，应对证治疗。

【适证方药】匀气散（《医宗金鉴》）　陈皮、桔梗、炮姜、砂仁各 2g，木香、炙甘草各 1g，水煎浓汁，多次少量温服。治产中受寒，气滞腹胀，因而不吮乳者。

独参汤（《伤寒大全》）　人参 3g，清水半杯，隔水清炖，每用少量，时时服之，以大补元气，平息危象。主治元气虚弱，或难产、早产，元气受伤太甚，面白神衰，气息微弱，或昏睡不醒，乳食不进等症。

理中汤（《伤寒论》）　人参 2g，焦白术 3g，干姜、炙甘草各 1g，文火缓煎浓汁，分多次少量温服。功能温中祛寒扶正。主治脾胃虚寒，面色青白，四肢不温，口鼻气冷，或冷汗自出，胎粪清稀者。

【临证应用】婴儿不乳，多因胎孕秽浊郁积，出生后呕吐或腹胀，或面赤烦躁，大便不通的，治宜除秽去浊，方用一捻金（方见胎粪不下）。

肠胃虚寒，面色青白，四肢不温，口鼻气冷，大便清稀的，治宜温中散寒，症状轻者用匀气散，重者用理中汤；元气虚羸，面色苍白，气息微弱，或昏睡不醒的，宜速速大补元气，方用独参汤救治；或人参 3 ～ 6g，大枣 1 枚，煨姜 3g，文火缓煎浓汁，少量多次喂服，以大补元气，和营温阳。

【施治体会】婴儿出生 6 小时后仍不吮乳的，便是病象，除口腔疾病如鹅口疮、脐风、胎赤、胎黄等病外，即用以上诸方调治，并注意保暖、防暑，精心呵护，多可在半天左右恢复正常吮乳。

脐风抽搐

【脉症提要】婴儿出生 3 ～ 7 天内，出现精神烦躁，经常啼哭，吮乳口松，或不时喷嚏，或腹部膨胀的，即是脐风先兆症状，进而唇青、口噤、牙关噤闭，表情苦楚，甚则四肢强直，角弓反张，即为脐风明显症状，已成脐风之候，故有

"三七风""四六风"之说。此为婴儿危候之一，且预后多不良，夭亡率极高，必须及早救治，以尽医者之天职、父母之爱心。

【适证方药】撮风散（《证治准绳》）　蜈蚣 1 条（炙），钩藤 7.5g，朱砂（水飞）、蝎尾各 3g，麝香 0.3g，僵蚕 3g，为末，每次服 0.3 ~ 0.6g，1 日服 3 ~ 4 次，用竹沥调下。功能疏风通窍。主治脐风撮口抽搐等症。

脐风锁口方（《证治准绳》）　蜈蚣 1 条，蝎梢 1.5g，僵蚕 7 个，瞿麦 1.5g，为细末。每用 0.3g，吹入鼻中，有反应而啼哭的，可用薄荷 1g 煎汤调服药末 1g，以息风镇痉。

灯火灸法（《幼科铁镜》）　囟门、眉心、人中、承浆、少商（双）各一燋；脐轮六燋；脐带未落的于带口一燋，已落的可于落处一燋，共十三燋。操作法：用大米粒粗细灯芯，蘸麻油干湿得宜点燃，手法轻灵、准确、迅速，点烁上述穴位，不可灼伤皮肤太甚，以免瘢痕引起化脓，发生不良后果。此法若用预先配制好的麝香棉线点烁，其疏风镇痉之功，与灯芯点灸相比，效果明显为好。

祛风镇痉饮（经验方）　防风 2g，黄芪 3g，僵蚕、蝎尾、天麻、钩藤各 2g，人参 3g，甘草 1g，文火缓煎浓汁，少量多次温服。功能疏风镇痉。主治初生婴儿脐风，俗称三七风、四六风，吮乳口松或不能吮乳，微热惊搐，面色暗青。此症历称难治或不治，夭亡者居多。但尚有一息，即应尽力治之，绝非皆不能治愈。余曾治数例，大医院已经放弃，仅存奄奄一息，面色淡青，四肢微微颤动，口松不能吮乳，即用以上诸方稍作加减，皆得救活，之后身体健康，智力正常。可见世无绝对之事，要在竭力而为之。医者已经尽力，即使不能救活，亦是问心无愧。

以上皆为治标缓急之法，若能平息抽搐，口开吮乳，面色由青白或青黑转为红黄而润者，则为转危为安之兆，随用调补脾胃、滋养元气为主，对证调治，救人一命，胜造七级浮屠，切不可尚有一息之气而弃之！

【临证应用】婴儿在出生后的数日内，若发现体温、表情、吮乳等方面异常，如神情不宁，吮乳口松，表情苦楚，或发热腹胀等症时，即应考虑脐风的征兆，速用祛风镇痉饮与服；已经出现脐肿，唇青、口唇收缩、口噤舌强，牙关噤闭，面容苦楚，呕吐白沫，甚则角弓反张，撮口不开，面青唇紫，呼吸急促的，已是脐风危候，急宜灌服撮风散或脐风锁口方，同时用灯火灸法，最好用麝香线点烁上述穴位，以尽力抢救，力争救活。待脐风症状平息，续用健脾柔肝之剂调理，以恢复元气。

【施治体会】脐风现已基本消失。以往多因老法接生，断脐不当，用具不洁，或剪脐太短，结扎失当，以致风寒秽浊侵入脐中，而成此患；或因护理不当，浴儿时触动脐带，风寒水湿侵入；或脐带脱落过早，脐部受伤，护理不慎，风寒侵入等，皆可导致脐风的发生。

此患当出现先兆症状时，即对症治疗，加强护理，疗效则较已经出现危候时治疗，明显为好。即使是已经出现危候，甚至大医院已放弃治疗，患儿已是奄奄一息，面色青白或灰黑，双目半睁，眼珠不动，乳食不进的，只要患儿家人有求，权当"死马当活马医"，作为医者，应当尽力救治。20 年前曾治数例已经"判为死刑"的婴儿，我也明明知道自己难有回天之力，但看着尚有一息的生命，岂能仅为保全自己名声而放弃！况且患儿家人表示："治好了积德，死了不怪您。"好生之德，人皆有之，而我为医者，岂能见死不救！庆幸的是，天道酬勤，所治数例脐风危候者，皆都活了下来，而且心身健康，事业有成。事在人为，不可人言亦言，知难而退。留下遗憾，会终生内疚的。

脐湿脐疮

【脉症提要】脐带脱落后，脐部浸淫水湿，或肤色微红，甚则糜烂，严重的身发寒热，神昏抽搐。前者为脐湿，后者为脐疮。往往脐湿未能及时治愈，而后发为脐疮。

【适证方药】棉絮龙骨粉（经验方） 无污染的陈旧棉絮适量（烧制成细灰）、煅龙骨（研细粉）各等份和匀收贮备用。用时以微温淡盐开水洗净脐部，以药粉适量干撒患处，1 日 2 次，至多三五日即愈。愈后当细心护理，谨防水湿浸渍。功能收敛水湿。主治婴儿脐部水湿浸淫，甚至引起脐疮秽浊，皆因护理不当，或脐带尚未干燥，脱落过早，或洗浴不慎，感染秽浊不洁所致。若有红赤秽浊，可少加麝香、冰片，以清热解毒，消肿止痛，收敛愈疮。此法治愈多例脐带脱落后水湿浸淫，不能干燥收敛，效果稳妥。无麝香、冰片，不用亦可。

渗脐散（《医宗金鉴》） 枯矾、煅龙骨各 6g，麝香 0.2g，共研细粉，干撒脐中。功能收敛水湿，消肿止痛。主治婴儿脐带脱落或水湿浸淫，甚至红肿糜烂，脓水流溢，身发寒热等症。

当归方（《验方新编》） 当归焙干研细末，频掺脐中，久之自愈。治初生洗浴不慎水湿入侵，或尿湿浸脐，遂成脐疮。

【临证应用】脐湿和脐疮，都是初生婴儿脐部护理不当而致，临证较为常见，一般容易治愈，预后良好。但若脐疮日久不愈，或感染秽浊之气，须防诱发脐风，故而虽属小患，应当早日治愈，加强护理，谨防水湿浸伤，浴儿时要特别注意；亦不能尿液浸渍，保持清洁干爽为要。一旦发现水湿浸淫，即用棉絮龙骨粉如法扑撒，大多都能速愈；若已成脐疮，则用渗脐散治之，轻者用当归方即愈。在使用外撒药前，最好用生黄芪15g煎汤去渣，微温洗净脐部，然后撒以适量药粉，则疗效较佳；脐疮用金银花15g煎汤，微温洗患处，然后掺以当归方或渗脐散，加以精心护理，一般都能迅速治愈，出现危候者几无。

【施治体会】此患以外治为主，一般不需内服药，仅用以上诸方调治。能够精心护理，勿使风寒水湿侵袭，保持清洁干爽，大多都易治愈，预后良好。

小儿脐突

【脉症提要】婴儿脐带脱落后，脐部鼓包，甚至状如成人食指粗细，鼓起2～3cm高，柔软如气球状，婴儿啼哭时鼓起，嬉笑宁静时收缩，多无身热表证及其他不适。

【适证方药】黄柏方（《验方新编》） 黄柏、百草霜、血余炭各等份，共研细末。脐湿则干撒，脐干则麻油调敷。治脐突，脐忽赤肿，或虚大光浮。

五粉方（《验方新编》） 牡蛎粉、川贝粉、云母粉、生甘草粉、陈壁土粉（改用龙骨粉）各等份研匀，掺脐中，立愈。

纱布块按压法 此患注意脐部清洁、干爽、温暖，勿使婴儿过度啼哭，用纱布块盖住脐突，轻轻按下，适当固定，续用数日，一般不用药物治疗，亦可痊愈。

【临证应用】婴儿无其他不适，仅是脐部鼓起如气球状，亦无水湿浸淫及糜烂，即用纱布块按压法，保持脐部干爽清洁，勿令婴儿烦躁啼哭，一般连用数日，即不再鼓起。或用黄柏方、五粉方如法治之，即可痊愈。如有水湿浸淫或糜烂，婴儿不时啼哭，是为脐湿、脐疮，可照脐湿、脐疮方治之。

【施治体会】此患为婴幼儿所常见，有出生3个月后，脐部仍然鼓起，粗如拇指，高约3cm，平时收缩，啼哭时即鼓起，当气虚、气滞治疗，均无效果。我用纱布块压法，并呵护好婴儿，勿使烦躁啼哭，保持脐部清洁干爽，7日后即不再鼓起。若属脐湿、脐疮的，照治脐湿、脐疮方调治，皆多速愈。保持脐部清洁干爽，勿使小儿啼哭，即可减少复发。

初生胎黄

【脉症提要】婴儿出生后 2～5 天，皮肤面部出现鲜明光润的微黄色，精神正常，无其他兼症，3～7 天后可自行消退，不作病论。如遍体、白睛色黄，或身热微烦，大便不通，小便深黄，乳食少进，是为禀受母体湿热，发于皮肤，而成胎黄。

【适证方药】**茵陈蒿汤**（《伤寒论》） 茵陈 3g，栀子、酒大黄各 1g，加赤茯苓 2g，灯心草 1g，冷水煎开后，小火再煎 15 分钟，1 剂药煎 2 次，药汁混合一处，分多次少量温服，1 剂药可喂服 1 日半至 2 日，如茶饮。个人用此方五十余年，治愈胎黄无数，一般一二剂药即痊愈，超过 3 剂药的极少。即使延误时日，亦未有超过三五剂药不能治愈者。本方的 3 味药不能少，可因人随症加减，其效更为稳妥。功能清热利湿退黄。主治新生儿双目白睛色黄、肤黄、尿黄，三五日不能自行消退，甚至大便秘结，腹胀烦躁，或不欲吮乳等症。

腹胀呕吐因于脾胃虚弱或初生受寒者，加白术 3g，陈皮 2g，生姜 1 片，以健脾行滞止呕；早产或形体消瘦虚弱者，加人参、白术各 3g，以燥湿益气补脾，余随症加减。

地黄汤（《证治准绳》，略有加减） 酒炒生地黄、赤茯苓、泽泻、茵陈各 3g，甘草 1g，水煎温服。功能清热利湿退黄。主治胎黄色泽较深，五七日不退，小便黄短者。

茵陈赤苓饮（经验方） 茵陈 5g，灯心草、赤茯苓各 3g，水轻煎，少量多次喂服。功能清热利湿退黄。常用于婴儿胎黄，病情轻者，喂服一两日其黄即退。亦可少加白砂糖，婴儿较易接受，不影响疗效。

加减茵陈术附汤 茵陈、白术各 3g，干姜 2g，煎服法同上方。功能健脾温中退黄。主治婴儿胎黄色泽不鲜亮，近似于阴黄，尿清，乳食消化不良，大便清稀等症。四肢不温可加熟附子 2g（先煎）。

或单用茵陈、藤梨根、灯心草、赤茯苓等，用其中一味 3g，水煎，少量多次温服，均有利湿退黄功效。胎黄易退，用药不可杂乱，亦不可苦寒太过。

【临证应用】婴儿胎黄治法与成人黄疸相似，肤黄色深，尿黄便秘，微烦不宁，舌苔厚腻或微黄，指纹淡紫的，治宜清热利湿退黄，方用茵陈蒿汤为主，随症加减；湿热甚而小便色黄量少，甚至黄赤，指纹暗紫，舌苔黄腻的，治宜清热凉血退黄，方用地黄汤为主。身热烦躁加水牛角片 3g，黄芩 2g。茵陈赤苓饮及单味验方亦可配合应用。

脾虚腹胀,乳食少进,面色萎黄乏泽,白睛淡黄,小便微黄,精神倦怠,舌苔薄白,指纹偏淡的,是为脾阳不足,近似于成人之阴黄,治宜温中健脾退黄,方用加减茵陈术附汤为主,气虚加人参3g;四肢不温加附子2g(先煎);小便淡黄量少加车前子3g;呕吐加砂仁、陈皮各2g。

【施治体会】婴儿胎黄,多因禀受母体湿热熏蒸,郁积于脾胃,出生后输泄不及,湿热蕴蓄,发于皮肤,而成胎黄。胎儿肤色淡黄而鲜亮,精神、哺乳正常,胎粪已下,小便淡黄而利的,一般都能不治自愈,5天左右其黄即退;色黄较深,精神微烦,或兼胎粪不下,或下而不畅,小便色黄不利,5天左右胎黄不退的,用茵陈蒿汤小剂量煎汤当茶饮,多可在3天左右治愈。症状较轻的,用单验方喂服二三日,大多都能黄退;若时延日久,肤色、白睛、小便淡黄,乳食少进,精神不佳,甚至四肢不温,乃是脾虚湿滞,中阳不振,方用加减茵陈术附汤调治,亦三五日即可治愈。

胎黄不难治愈,但用药切不可过于寒凉、通利、克伐,更不可杂乱、量大,以防伤及婴儿稚嫩之阳,处处顾及脾胃,不可稍存疏忽。我治此患无数,即使是因为误治、失治,或用药杂乱克伐,以致胎黄不退,乳食少进,精神倦怠的,亦未超过6剂药即完全治愈。初生胎黄,更易治愈,大多都在3天左右黄退,乳食、二便、精神等同时恢复正常。未见有一例缠绵时日者。

初生胎赤

【脉症提要】胎赤,多因孕妇过食辛辣燥热之品,热毒蕴伏胎中,以致出生后血热壅滞皮肤而赤红,状若涂丹;或因出生后骤与外界接触,娇嫩的皮肤出现鲜红色斑,数日后自行消退的,一般无需治疗。

赤游风,多因护理不当,风毒外袭,客于腠理,搏于气血,蒸发于外,而致发热、烦躁、啼哭不宁,甚则抽搐、惊惕,继而局部皮肤出现红晕,色赤焮热,状若涂丹,先发一处,渐及全身,游走不定,流行甚速。从胸腹部流于四肢的易治,从四肢流于胸腹的难治。若内流胸腹,而见胸腹胀满、神志昏迷、气促鼻煽、双目直视等症,则是热毒入内,病势危急。

【适证方药】败毒饮(经验方) 金银花6g,玄参、僵蚕、连翘、薄荷各3g,甘草2g,水煎2次,药汤混合一处,分多次适量温服,三煎药渣宽水,煎开后去渣,微温轻轻擦洗胸腹等红赤处。功能清热凉血解毒。主治婴儿胎赤,皮肤红赤，状若涂丹，烦躁不宁。乳母一定要饮食清淡数日，以助胎赤早退。

清热解毒汤（《医宗金鉴》） 生地黄6g，黄连2g，金银花5g，薄荷2g，连翘3g，赤芍3g，木通3g，甘草2g，灯心草1g，水煎，分多次少量喂服。三煎药渣宽水，煎开后待微温，轻轻擦洗皮肤。功能清热解毒退赤。主治胎赤，由于孕妇过食辛辣油腻上火之物，以致热毒蕴伏胎中，婴儿出生后头面或肢体皮肤发赤，状如涂丹等症。

白玉散（《小儿药证直诀》） 滑石9g，寒水石15g，共研细粉，冷开水调敷。治胎赤皮肤红赤。

凉血化毒饮（经验方） 水牛角片、生地黄各6g，紫草、板蓝根、赤芍各3g，甘草2g，水煎温服。四煎药渣宽水，煎开后去渣，微温轻轻擦洗红赤处。功能凉血解毒。主治赤游风皮肤红赤，状若涂丹，患儿烦躁不宁。

胎赤丹毒方（《验方新编》） 朴硝、大黄、青黛各等份，共研极细末，凉开水调敷。或用芭蕉根捣取自然汁涂之，干则再涂。冬月怕凉稍温调涂，极效。

蚯蚓粪方（《验方新编》） 韭菜地内蚯蚓粪适量，净瓦片木炭火上煅，待冷透研细粉，以麻油调敷即愈。或加冰片少许研细粉和匀调敷。或用芹菜去净杂质洗净，甩去水气捣汁，少加冰片少许（约1g）、青黛适量（约15g）调匀，涂敷红赤皮肤亦良。治小儿热毒赤游风，皮肤红赤焦痛等症。

加味玉露散（经验方） 霜木芙蓉叶（经过一次霜采摘，去净杂质、叶梗，阴干）、青黛各30g，黄柏、大黄各9g，冰片2g（另研细粉和入群药），共研极细粉收贮备用。用时冷开水兑入蜂蜜少许，调和药末为稀糊。先用金银花适量煎汤去渣，微温洗净赤游风红赤处，续以药糊涂敷，1日3～4次，干则以冷开水洒之，保持湿润。功能清热凉血解毒。主治赤游风皮肤红晕赤热，状若涂丹等症。

【临证应用】胎赤治法总宜清热和血为要，内服败毒饮或清热解毒汤，外用白玉散或胎赤丹毒方，以治孕妇过食辛辣燥热之品，热毒蕴伏胎中，致出生后血热壅滞，皮肤赤红，状若涂丹，患儿烦躁不宁等症。

赤游风治法基本与胎赤相近，以清热凉血解毒为主，内服凉血化毒饮，外用加味玉露散，以治出生后护理不当，风毒外袭，客于腠理，搏于气血，蒸发于外，皮肤出现红晕，色赤嫩热，状若涂丹等症。

胎赤数日后自行消退的不需治疗。赤游风应当及时治疗，以防发生危象。

【施治体会】胎赤为胎儿禀受母体热毒，出生后皮肤红赤，轻者数日后即自行消退，不治自愈；重者状若涂丹，婴儿烦躁不宁，则应及时治疗，以防缠绵时日。

赤游风除禀受母体热毒外，亦有出生后皮肤娇嫩，骤与外界接触，感受时邪，出现鲜红色斑，若5日后不能消退，肤色赤红，先发一处，渐及全身，游走不定，流行迅速，从胸腹部流于四肢的易治，从四肢流于胸腹的难治，若内流胸腹，而见胸腹胀满、神志昏迷、气促鼻煽、双目直视等症，则是热毒入内，病势危急，当速以清热、凉血、解毒为主，内服凉血化毒饮，外用加味玉露散，内外兼治，以防出现胁腹胀满、神志昏迷、气促鼻煽、双目直视等危象。若是医技、经验不足，或不知赤游风变化机理，应速送大医院儿科救治为妥，切不可不懂装懂，以免出现意外。

经治无数例胎赤、赤游风小儿，虽然皆都顺利治愈，但仍不敢稍存懈怠，总是细心谨慎地面对每一个小患者，尤其是赤游风患者。令人不解的是，不少胎赤、赤游风小患者，医者竟然作"湿疹"治疗，本来易愈之患，结果小患者全身犹如严重烫伤，肤色红赤干焦，瘢痕累累，甚至流渗血水、黄水，患儿烦躁不安、啼哭不止，令人骇然、揪心！看看以上所用方药，岂不都是寻常之味？为何初起的、治坏的，都能一一治愈？用心也。

盘肠气痛

【脉症提要】寒气搏结，气机失畅，盘踞肠间，发为腹痛，故名盘肠气痛。多因出生后护理不当，为寒气所侵，搏结下焦，寒凝气滞，而致突发腹痛，弯腰屈背，干哭无泪，面色青白，或额上汗出，甚至口吐涎沫等症。

【适证方药】**木香苏梗饮**（经验方） 木香、青皮各2g，白豆蔻、苏梗各3g，煨姜1片，水煎，多次少量喂服，不痛即可停药。功能顺气散寒止痛。主治婴儿盘肠气痛，痛时四肢蜷缩，不愿吮乳等症。此患多因产中不慎受寒，伤于阳和，肠中气滞，故而腹痛。及时治之，绝大多数都能迅速治愈。若有危候征兆，切不可麻痹大意，须速到医院儿科诊治。

温中祛寒汤（经验方） 人参、焦白术各3g，陈皮、乌药、干姜、吴茱萸、甘草各2g（1～3个月婴儿个人常用量，余皆同），水煎温服。功能益气温中，散寒理气。主治婴儿盘肠气痛，弯腰屈背，面色青白，甚则口吐涎沫等症。

熨脐法（《医宗金鉴》） 香豆豉、生姜各6g，葱白5茎，食盐30g，共捣烂如泥，炒热布包，温熨脐上，以婴儿能忍受为度。有散寒行滞止痛作用。若病情严重，出现唇黑肢冷，下利清粪，哭声如鸦鸣的，已现危候，应速到专科医院救治。

【临证应用】出生婴儿脏腑娇嫩，突受风寒，气机凝滞，以致突发腹痛，干哭无泪，弯腰屈背，甚则二便不通，口吐涎沫，治宜温中散寒，理气止痛，方用木香苏梗饮水煎温服，病情轻者，一般 1 剂药服下即愈；若脾胃虚寒，复感寒气，突发腹痛，四肢蜷缩不温，口吐涎沫，面色青白，胎粪清稀，治宜益气温中，祛寒理气，方用温中祛寒汤煎浓汁，多次少量频服；四肢逆冷加附子 2g（先煎）；加用熨脐法，并加强护理，保暖防寒，大多数都能服药即验，至多一两天即愈。但若 1 剂药调治 1 天时间内，症状不见明显减轻或腹痛平息的，谨防出现唇黑肢冷，二便皆闭或下痢清粪，哭声如鸦鸣，呕吐胆汁、粪便等危候，应速到大医院救治，不可稍存懈怠。

【施治体会】盘肠气痛不属难治之患，加以护理得当，一般都能服药见效，至多一两剂药治愈；但若认证不准、用药不能对证，加上护理失当等，谨防出现如上所述危候。小儿机体状若初生嫩芽，既生机蓬勃，又脏腑未坚，气血未充，阴阳稚弱，故而保育稍有不善，则易受伤害，这就是小儿生理的主要特点。

出生后一旦生病，则多"易虚易实"，故而用药不可杂乱，以精准对证为要，中病即止，不可过之，更不可"杂乱无章"，以免伤及"无辜"，有损稚嫩之阳。又小儿病虽然多较单纯，但变化迅速，故又当谨防发生不测，出现意外。能够"见微知著，料事于预"的医者，即使是变化迅疾之患，亦能运筹帷幄，遇险不惊。所以勿忽于大、必谨于微之说，对于医者，尤为重要。

婴儿夜啼

【脉症提要】婴儿日间安静，夜间啼哭不宁，每晚如是，似有规律，故称夜啼，俗称"闹夜"。有因胎热、心火偏旺而烦躁夜啼的，面赤唇红，小便黄短，大便多秘，口中气热；有因脾寒，面色青白，四肢常蜷曲或不温，屈背啼哭，不吮乳，便溏；或因惊吓，夜间时现惊惕不宁，阵发啼哭。

【适证方药】蝉花散（《医宗金鉴》）　蝉蜕 1 只（去掉头、足）研末，薄荷 1g 煎汤送服，1 次 1g；或用蝉蜕 1 只，洗净泥土，去头、足，水煎服。多能止住夜啼。多种儿科书有记载，不明原因夜啼，用之多验。

加味导赤散（经验方）　生地黄 3g，木通 2g，甘草 1g，淡竹叶 2g，朱灯心 1g，大便秘结加酒大黄 1 ~ 2g，水煎，多次少量喂服。功能清热除烦，通利二便。主治小儿夜啼不宁属于心火偏旺者。

加味理中汤（经验方） 人参、焦白术、茯神各3g，干姜、炙甘草、木香各2g，煎服法同上方。功能健脾温中，祛寒理气。主治婴儿脾寒腹痛啼哭，哭时倦卧屈腰等症。

加减安神汤（经验方） 朱茯神、琥珀、龙齿各3g，炒枣仁、炙甘草各2g（3个月大婴儿常用量），1剂药水煎2次，药汁混合一处，多次少量喂服，1日半尽剂。功能镇惊安神。主治小儿受惊吓而致神情不宁、夜寐啼哭等症。

清心安神饮（经验方） 龙齿3g，朱连翘2g，煎服法及功用主治同上方。病情轻者，本方治之即安。或用朱麦冬3g，朱灯心2g，煎服法同上方，亦可清心宁神止啼。

小儿夜啼方（《验方新编》） 牵牛子2g研细末，水调敷脐上，即止。治小儿夜啼。

【临证应用】小儿不明原因夜啼，乳食、体温、精神正常，白天多睡，夜间啼哭，即俗称"闹夜"，一般用蝉花散或单用蝉蜕1只（去头、足）煎汤服之，大多有效；若属胎中受热，心火炽盛，面赤唇红，口中气热，眵泪较多，小便短赤，或大便秘结，夜间仰面而啼，烦躁不宁的，则用加味导赤散煎服即愈。

中焦虚寒，尿清便溏，夜间阴盛气滞，腹痛夜啼，面色青白，四肢蜷曲，四肢不温，不吮乳，便溏，屈背而啼的，治宜温中健脾，理气止痛，方用加味理中汤为主，多能一二剂药治愈。

婴儿神气怯弱，偶受异声、异物触动，惊吓过度，而致睡中时现惊惕不安，阵发啼哭的，治宜安神定惊，方用加减安神汤为主；轻者用清心安神饮即愈；腹胀夜啼，用牵牛子敷脐，另用木香、砂仁各2g，水煎温服，疗效亦良。

【施治体会】小儿夜啼除以上治法外，尚要注意是否有口疮、伤乳食、发热、断奶，以及夜间喜见灯光习惯，或因环境改变而哭闹等引起夜啼，则需要针对性处理，方能有效治愈。俗语云："小儿不装病"，除有规律夜啼，哺乳、精神、体温等都正常外，必有其他原因引起身体不适而啼哭，所以找到原因治疗，方能用药有效，较快治愈。

婴儿容易受到惊吓，若因惊吓啼哭，夜寐不宁，时发惊惕啼哭，或感触异声异物，以致睡眠不安，不时啼哭的，用安神汤治之即愈。受寒腹痛，亦为小儿常见，加味理中汤调治，一般1剂药即可治愈。心火偏旺，面赤尿黄，甚或大便秘结的，加味导赤散加大黄2g，包括小儿口疮，也都较为容易治愈。断奶前数日啼哭，为小儿常有反应，调理好饮食，多加呵护，即可恢复正常。

小儿雪口

【脉症提要】口腔舌上生满白屑，状如鹅口，故名鹅口疮，亦称雪口。多发于 2 岁以内小儿，初生婴儿更为多见。如能及早治疗，一般预后良好。轻者舌面上生白屑，迅速蔓延于牙龈和两颊内侧等处，白屑周围绕有赤色红晕，互相粘连，状若凝固的牛乳块膜，随拭随生，不易清除；重者伴有身热烦躁，口舌糜烂疼痛，啼哭不休等症；严重的白屑蔓延至咽喉，如雪花迭迭，壅塞喉关，甚至波及鼻孔，引起乳食不利，呼吸困难，面色青紫，喉中痰鸣等危候。

【适证方药】**清热泻脾散**（《医宗金鉴》） 栀子 3g，石膏 5g，黄连 2g，生地黄 5g，黄芩 2g，茯苓 6g，灯心草 1g，水一碗，煎至半碗，分次温服。功能清脾泻火。主治胎儿感受母腹热毒，蕴积心脾，熏蒸于口舌，而成鹅口疮。

冰硼散（《外科正宗》） 冰片 2g，硼砂 15g，玄明粉、朱砂各 2g，共研极细粉，每用少许，加蜜糖适量，调成糊状，涂敷患处，1 日 5 ~ 6 次。涂敷此药前，先用生甘草 3g 煎水，以棉签蘸甘草水，轻轻擦拭口内白屑，或用净淘米水（米泔水）棉签蘸水擦拭白屑，或用金银花 9g 煎水，用法同米泔水、甘草水，然后涂敷冰硼散；配合吴茱萸贴足心，以引热下行，可提高疗效。

引热下行方（经验方） 吴茱萸 3g 研末，陈醋调，贴两足心，过夜去之，以引热下行，而治小儿多种口疮。

【临证应用】雪口较轻者，初起即用米泔水或金银花、甘草煎水擦拭，乳母饮食需要清淡，方可显效，乃至治愈。白屑拭去复生，小儿烦躁不宁，或兼有身热、尿黄的，即速用清热泻脾散或导赤散（方见小便不通）加生薏苡仁 3g，水煎内服，外以冰硼散涂敷，大多都能速愈，预后良好。

【施治体会】此患发生危候，甚至夭亡的，本人尚未见到。但口舌白屑厚积，患儿啼哭不宁，影响乳食的，临证不为少见。能够及时对证治疗，加以精心呵护，乳母一定要饮食清淡，谨防患儿感冒，多喂温开水，则较容易治愈，治愈后再复发的亦极少见到，故而预后多良好。若万一遇到身热烦躁，啼哭不休，甚至白屑蔓延至咽喉，波及鼻孔，出现呼吸困难、面色青紫、喉中痰鸣等危候的，当速送大医院儿科治疗，以免发生意外。

重龈马牙

【脉症提要】重龈：牙龈肿胀，状如水疱，婴儿啼哭，不吮乳。

悬痈：喉间上腭部肿起水疱如痈，婴儿舌难伸缩，口开难合，不能吮乳，甚则阻塞咽部，不能啼哭。

马牙：牙龈出现白色小疱粒，甚则红肿，妨碍哺乳。

三症皆是新生儿口腔内常见疾患，都是由于胎中受热，热蓄于胃，胃火上炎，熏发于口所致，或因口腔不洁引起，性质基本相同，故而合并调治。

【适证方药】凉心散（《医宗金鉴》）　青黛、硼砂、黄柏、黄连、煅人中黄各6g，风化硝（玄明粉）3g，冰片1g，研极细粉，用时以少许涂患处。功能清热解毒，消肿止痛。用于小儿（半岁以下婴儿为多）重龈、悬痈、马牙等症。

针刺法　用药棉卷长针留锋，将疱刺破。如为重龈或悬痈，即可流出青黄赤汁，马牙则流出恶血。刺破后均须拭去汁液或恶血，再用淡盐汤拭口，续以凉心散涂敷，病情较重的可内服清胃散。

清胃散（《医宗金鉴》）　生地黄6g，牡丹皮3g，黄连、当归各1.5g，升麻1g，石膏4.5g，灯心草1.5g，为粗末，水半碗，煎至三分，分多次温服。功能清胃泻火，解毒消肿。主治小儿重龈、悬痈、马牙病情较重者。在哺乳期间，乳母需要饮食清淡数日，有利于此患的顺利治愈。

外洗法（《验方新编》）　薄荷、黄连、甘草各3g，煎水去渣，用棉签蘸药水将口内白点洗去，再将口涎洗净，总以白点尽净为妙。续将上药汤适量，磨好陈墨，遍涂满口，勿令吮乳，待睡片时，无不立愈。治小儿初生及百日内外齿（外侧牙龈）有白点白疱，状若粟米，小儿马牙。

马牙外用方（《验方新编》）　黄连30g，硼砂、胆矾各3g，冰片0.2g，共研细粉，搽之。治走马牙疳。

又方（《验方新编》）　黄柏、黄连、硼砂、胆矾、青黛各等份，共研极细末，搽患处，立愈（治马牙）。

【临证应用】无论重龈、悬痈、马牙，均可用清胃散内服，凉心散外涂，并用针刺法刺破马牙白点及悬痈，外洗法洗去毒液。因其病因病机基本相同，故而合并调治。此类疾患，大多都以外治为主，胃热甚而毒重，烦躁尿黄，啼哭不宁的，内服清胃散或加减导赤散（方见雪口），便秘加酒大黄2g。此三症较易治愈，但不能及时治疗及对证用药、乳母饮食过于荤腥油腻辛辣、失于调养、感受风寒的，须防病情缠绵，引起其他疾患。

【施治体会】此患早治速愈为要。医者用药轻清对证，内外兼治，尽早清除胎热，消除龈肿、腭疱、牙龈白点，婴儿吮乳正常，神情安宁，二便和顺，身无发热的，即为临证痊愈。但继续精心呵护，乳母饮食偏于清淡数日，谨防外感风寒等，都至关重要。

小儿口疮

【脉症提要】小儿口疮，舌尖偏红，甚则红赤起疱、溃破，延及小舌、咽部等处，啼哭不休，烦躁不宁，小便黄短而热，或兼大便秘结，烦渴欲饮等症，多为心火胎热过旺引起。

【适证方药】玄麦导赤散　玄参、麦冬各 3g，金银花、生地黄各 5g，木通、甘草各 2g，鲜竹叶卷心 3g（3 个月至 1 岁小儿常用量），水煎温服。功能清热解毒，消肿利咽。主治小儿因于心火胎热偏旺，口舌生疮，烦躁尿黄，口渴欲饮，啼哭不休等症。便秘加酒大黄 2g（后下）。

口疮不能吮乳方（《验方新编》）　密陀僧研细末，用生米醋调涂两足心，愈即洗去（口疮治愈，即洗去涂药）。治小儿口疮不能吮乳。

口疮方（《验方新编》）　玄明粉、硼砂、冰片末、朱砂、明雄黄、青黛、黄连、黄柏各 1g，共研极细末，搽少许于口角、舌上即愈。治小儿口中热毒，诸种口疮。

【临证应用】小儿心火胎热偏旺，舌尖红赤生疮，口水偏多，烦躁不宁，口渴欲饮，尿黄而热，影响乳食，指纹暗红，舌苔黄腻的，治宜清心泻火解毒，方用玄麦导赤散为主内服；外用口疮方或冰硼散（方见雪口下）涂抹，大多都能速愈。但哺乳期乳母饮食宜清淡几日，有利于清热解毒，迅速治愈小儿口疮。

病情轻者，用鲜竹叶 3g，薄荷、灯心草各 2g，水煎，少加白砂糖融化，代茶少量多次饮；外用棉签蘸新鲜米泔水（最好用冷开水淘米）轻轻擦拭患处，无需外涂药，亦能治愈。

【施治体会】小儿口疮治法基本与大人口舌生疮同。但小儿口疮用药切不可过于苦寒，更不可大方剂乱投，以防本来易愈之患反致缠绵难愈，甚至变生他疾。病情不重者，用小单方如灯心草或鲜竹叶、车前草、金银花等其中一味适量（3 ~ 6g），开水冲泡加白砂糖适量饮，气味不苦，小儿容易接受，有清热利尿解毒功效，加用米泔水涂擦法，大多都能治愈。

麻疹常候（顺证）

【脉症提要】麻疹的发病过程大致分为初热、见形、收没三个阶段。临证观察，初热期的前数日，多有困倦、喜睡、纳差、喷嚏、呵欠、咳嗽、流涕、伤风等较轻先兆症状。当流行期间出现上述症候，常可诊断为麻疹。

初热期：一般发热三四天，亦有一二天或长达六七天的。这个时期的症状与感冒相似，如恶寒发热，头身热而手足稍冷，鼻流清涕，喷嚏咳嗽，眼睑红赤，眼泪汪汪，可见嗜睡，唇红腮赤，食欲不振，或兼吐泻，咽干溺赤，口颊内有淡白色小斑点，耳冷、尻冷、手足乍冷乍暖，灯火照之，遍身皮下隐隐色红，两耳根下连颈项脊背以下至腰间常有三五红点（古人称为麻疹的"报标"），舌苔多薄白，脉象多浮数，指纹多浮露红赤。

见形期：麻疹由出现疹点到透发完毕，称为见形期。时间大约三四天，期间体温较高，而且四肢俱热，疹随热出，向外透发，先见于耳背、发际、项部，继而颈部、颜面，再而肩背、胸腹、四肢及手足心等处，以顺序逐渐透出，疹形匀净，颜色鲜活，全身出遍，无其他兼症的，是为常候顺证。此阶段舌质多偏红，舌苔多黄，脉象多数，指纹微沉色红。

收没期：疹点透发三四天以后，热退身凉而痊愈，称为收没期。疹出齐后，无并发症，身热便退，胃纳渐旺，精神清爽，咳嗽烦渴等症逐渐消失，疹点亦逐渐隐没，出疹部位糠秕样屑脱落，留存褐色斑痕，10天左右完全消失。

【适证方药】升麻葛根汤（《医宗金鉴》宣毒发表汤方，略有加减） 升麻3g，葛根5g，柴胡3g，桔梗2g，防风、荆芥穗、蝉蜕、薄荷、牛蒡子各3g，甘草1g，1剂药煎2次，分4次温服。功能辛凉透表。用于麻疹初期，以促使疹毒外透，使其内蕴热毒从肌表透发。同时用以下单方外洗，以助透疹。

赤桎柳细根或嫩枝、芫荽（即香菜，苗、子均可）任选一种，量30～60g，水煎，趁温擦洗全身。需要注意保暖，切勿感受风寒。二味均有协助透疹功效，常被广泛使用，有较好透疹作用。

当归红花饮（《麻科活人全书》，用量有加减） 当归尾3g，西红花（冲焖）2g，葛根、紫草根、大青叶、连翘、牛蒡子各6g，黄连（酒炒）、甘草各2g，水二碗，煎八分，多次少量温服，1日至1日半尽剂。功能清热解毒。用于麻疹发热三四天，疹点出现，体温较高，四肢俱热，疹随热出，向外透发，先见于耳背、发际、颈项，继而颜面、肩背、胸腹、四肢，以及手足心、眼睑、口唇等处，顺序逐渐透出，以灯火照之，疹形匀净，色泽鲜活，全身出遍，无其他兼夹症的，是为常候而顺。但因内热炽盛，煎灼肺胃，故应清热解毒，兼以活血通络，此方主之。加减：疹色鲜活正常者，可去当归尾，加金银花 3g；疹色紫暗，壮热烦渴，舌苔黄燥者，酌加石膏、知母、赤芍、牡丹皮、紫草、麦冬、玄参等一二味；咳嗽剧烈，痰涎壅盛的，去当归尾，加桑白皮、浙贝母、天竺黄、苇茎等味，余随症加减。

沙参麦冬汤（《温病条辨》） 沙参、麦冬、玉竹各 6g，桑叶、天花粉各 5g，生扁豆 3g，甘草 2g。煎服法同当归红花饮。功能养阴润燥。用于麻疹出透后，患儿形体消瘦，唇舌干燥，烦渴欲饮，或肤色干糙。麻疹为阳邪热毒，热毒燔灼，最易伤阴，气血俱损，故见唇舌干燥、烦渴欲饮等症。此方甘凉养阴，麻疹出透后肺胃津液耗伤者主之。加减：潮热不退的，可加地骨皮、小石斛、知母等（个人常用量为 1 岁以内 3g 左右）；中气不和，胃口呆滞的，去玉竹、天花粉，加炒鸡内金、陈皮、炒神曲、炒谷芽等；脾虚气弱的，加人参、漂白术、炒山药等，余随症加减。

以上三方为麻疹基本用方。临证观察，一般在初热的前几天，多有困倦、嗜睡、纳呆、喷嚏、呵欠、咳嗽、流涕、耳后潮红等类似伤风感冒的较轻先兆症状。若遇麻疹流行期出现这些症候，加上出生后尚未出过麻疹，或者未打过麻疹疫苗的，常可初步诊断为将发麻疹，应及早引起重视，并隔离认真治疗。

紫草三豆饮（《麻疹治法》） 紫草根 3g，绿豆、黑豆、赤小豆各 9g，用水两碗半，煎至半碗，分多次温服，隔日服 1 剂，连服 5 剂。功能清热凉血解毒。用于预防麻疹，可以减轻热毒。

【临证应用】本病能够精心护理，如环境安静，空气流通，勿过于干燥，但要温暖，切勿忽冷忽热，勿随意到室外，以防感触风寒；室内光线不宜过强，更应避免阳光射目；饮食宜清淡，忌荤腥油腻，并注意口腔清洁，以防伴生咽喉疾病，适当补充水分和滋润之品，以养津液；切忌秽浊、室内不洁，以及食品、饮料、洗涤、化妆、服饰等含有异常气味，以免影响麻疹的正常透发、收没。能够做到这些，医者辨证无误，即按初热、见形、收没三个阶段，用药顺其麻疹热毒之性，以辛凉透发、清热解毒、甘寒养阴之法调治，多数都能在 10 天左右顺利治愈本病，且遗毒留下后患的极少。

【施治体会】麻疹为小儿常见疾病，多流行于冬春季节。以患儿遍身发出红色疹点，稍见隆起，扪之碍手，状若麻粒，故名麻疹。患儿以半岁至 5 岁为最多，绝大多数患过一次后，极少再发。

麻疹的病因，古人认为是由内蕴胎毒，外感天行，内外相感，因而发病。所谓"胎毒"，是指先天禀受的热毒；"天行"是指感受时令不正之气。外因引动内在热毒，遂发此患。王肯堂说："出痘疹者，虽曰胎毒，未有不由天行者，故一时传染，大小相似。"由此可见，麻疹的发生，天行传染是主要诱因。

治疗麻疹的辛凉透发、清热解毒、甘寒养阴三大法，必须按辨证施治的原则，因人对证，灵活运用，如透发须防耗伤津液，解毒勿犯寒凉冰伏及苦寒伤脾，养阴切忌滞毒遗患等，方为善法。

麻疹兼症（逆证）

【脉症提要】由于患儿禀赋及毒邪轻重不同，以及调治、护理得当与否，其症候有顺逆区分。顺证是按正常程序如麻疹常候透发、见形、收没，症状轻快；逆证多违反常规程序，出现兼症、重症，甚至危候。归纳如下：

发热：麻疹借发热以外透，故欲出之时先发壮热，透出之后身热渐退，疹不再发，便是顺证；若热极而疹不出，或疹出而热乍退，或疹已回而热仍不解，或身壮热而疹乍收，皆是逆证。

疹点：麻疹为阳邪，疹点应先出现于身体的阳部，而后及于阴部，同时，疹点由疏到密，头、面、背、四肢外侧等阳部较密，胸、腹、四肢内侧等阴部较疏的是顺候，尤以疹点畅密于面部为最顺，相反的便为逆候。

疹色：初期应鲜活红润，颗粒分明，渐次增多，由红转赤是顺证；若疹点紫暗，或形成斑块，便是热毒炽盛，邪向内攻；如疹色苍白，则为元气虚弱，不能托毒外达；又或疹出而收没太早，或中途隐没，或逾期不收，身仍壮热而兼夹他病，乃是逆证。

兼喘逆：麻疹最忌复感风寒，壅塞肺气，以致壮热喘逆，鼻翼煽动，甚则口唇青紫，乃是麻毒攻肺的险症。亦有由于先后天不足，正不胜邪，面色㿠白或发绀，气促，自汗，四肢逆冷，脉象沉微，乃是正气衰脱的逆候。不少哮喘屡治不愈者，多由此而来。

兼泄泻下痢：麻疹固然不宜大便闭结，又忌泄泻下痢。肺移热于大肠，每至下痢赤白脓血，里急后重，甚至壮热烦渴，津液枯竭，或下痢日久不愈，耗损真气，身体渐趋衰弱，变成疳积。

疹毒内陷：亦称邪毒内陷，麻毒炽盛，壮热烦渴，舌绛起刺，是邪毒窜入营血。如见神昏谵语，惊厥抽搐，是邪毒窜入心包，病情尤为危重。

尚有麻毒上攻清窍，发生咽喉肿痛，声音嘶哑，或口舌生疮，齿龈溃烂，而成走马牙疳；或目赤弦烂，甚则生翳；或耳中流脓，甚则耳聋，或诱发白喉、百日咳等。这都是麻疹后遗毒患，均足以影响健康，皆应引起注意。

【适证方药】犀角地黄汤（《千金要方》）　犀角（用水牛角片代）3g，生地黄6g，赤芍、牡丹皮各 3g，水一碗半，煎至六分，分 3 次服。舌红绛起刺，渐欲神昏者，加连翘、玄参、麦冬、金银花各适量；肺胃热盛烦渴者，加石膏、知母各适量。治邪毒窜入营血，热盛神昏谵语等症。

安宫牛黄丸（《温病条辨》，中成药）　牛黄、郁金、犀角、黄连、朱砂、梅片、麝香、珍珠、山栀子、雄黄、黄芩，金箔为衣。每服 3g，分 4 ~ 5 次服。金银花 3g，薄荷 1g，煎水送服。治热入心包，惊厥抽搐等症。

至宝丹（《太平惠民和剂局方》，中成药）　犀角、牛黄、金箔、朱砂、琥珀、玳瑁、麝香、冰片、安息香。1 ~ 3 岁小儿，每丸 3g，分 3 ~ 5 次服。治高热神昏，惊厥抽搐等症。

养血化斑汤（《证治准绳》）　人参、当归各 3g，生地黄 9g，西红花 2g（冲焖），蝉蜕 2g，水一碗，煎至五分，分 3 次服。气虚毒陷，加黄芪、升麻、连翘、金银花各适量。治麻疹正不胜邪，气血两虚，不能托毒外透。

麻疹合并症如肺热咳喘、泄泻、痢疾等较为常见。治疗麻疹过程中，如出现以上兼夹症时，可参照相关病症，及时处治，以免影响麻疹的顺利治愈。

【临证应用】麻疹在发病、治疗过程中发生逆证的，应按不同的症候及时处治，以免影响麻疹的正常透发及顺利治愈。

如麻疹正出时，或因护理不慎复受风寒，或室内不洁、异味浊气侵袭等，疹出突然隐没，肤色变暗，神识不清，甚或惊厥抽搐的，应立即用赤桎柳细根或芫荽或芫荽籽适量煎汤，内服少许，适温擦洗全身，室内要温暖避风，续用透发方升麻葛根汤与服，以迅速透出麻疹为要，疹出即安。疹出不畅或收没过早的，此法亦当续用，总以疹出顺畅、身热渐退为要。

若疹色紫暗，或形成斑块，是毒盛内攻，是为元气不足，无力托毒外达所致，宜速用养血化斑汤为主，随症加减。热盛神昏，疹色郁暗或如斑成块的，用犀角地黄汤为主，随症加减。疹毒内陷，壮热烦渴，舌绛起刺，是邪毒窜入营血。如见神昏谵语，惊厥抽搐，是邪毒窜入心包，则病情危重，应速用中成药安宫牛黄丸或至宝丹适量与服，以迅速清营退热，平息惊搐。危候平息后，续按麻疹治法，务使疹毒透出。

麻毒上攻清窍，咽喉肿痛，声音嘶哑，或口舌生疮，齿龈溃烂，甚则发生走马牙疳，在治疗麻疹的同时，可照口舌生疮及牙疳等小儿口腔病治法，兼以调治；出现其他病症如咳喘、泄泻、痢疾等，无论在麻疹过程中或麻疹结束后，治法仿此。而其中咳喘、脾虚纳差、身体消瘦，甚至出现脾疳、肝疳的较为多见，均宜及早调治，以免以后留下宿疾，影响健康。

【施治体会】 前人有"生儿不出麻，不是你家娃"的说法。说明麻疹是小儿的一大"关"，此关不过，总为"隐忧"。麻疹近三四十年来未再出现流行，这是国家积极预防的功绩。缘何复将麻疹治法方药再次整理？是因为前人留下的珍贵文献不能忘记。加以个人以前治疗过许多顺证、逆证麻疹案例（前书已有记述），亦值得回眸。尤其是逆证中的极危证如肤色紫暗、惊厥抽搐、头倾不语、呼吸迫促、喘逆胸高、目瞪直视等症，由于他医的误诊、漏诊，或滥用激素、抗生素、苦寒冰伏药、温热发散药等，而出现上述诸症，甚至致死，在 20 年前偶亦有之。无论有心、无心，都是血的教训，不可不引以为戒！

麻疹后遗患最多的莫过于咳喘，其次为脾虚体弱，甚至出现脾疳，亦或有之。故治疗麻疹时，除运用辛凉透发、清热解毒、甘寒养阴三法辨证施治外，如出现疹毒内陷，正虚不能托毒外出，合并咳喘、泄泻、痢疾等症的，又当及时给予对证处治，消除兼症，方能顺利治愈本病。

在发病或流行期间，必须严格避免麻疹患者和健康儿童接触，尤其是要防止幼儿、体弱有病者感染麻疹。预防与护理都十分重要。麻疹虽是易于传染流行的疾病，但能做好防护，正确治疗，是可以减少流行和提高疗效的。

水痘清澈

【脉症提要】 水痘，1～4 岁小儿为多，发过一次，多不再患。初起与感冒相似，发热不高，咳嗽，喷嚏，流涕，发热一二日后，于头面、发际处出现形如米粒大小的红疹，摸之碍手，继则躯身四肢亦渐次出现，四肢较少，疹点中央有一小水疱，疱疹迅速扩大，大的如豌豆，小者如米粒，大小不一，多呈椭圆形，内含澄清液体，不化脓，根围有红晕，三四日后即逐渐干枯，结薄干痂而脱落。

出疹先后不一，此起彼落，疱疹与干痂并见，有痒感，不慎抓破，容易引起其他皮肤病。有较轻的传染性，较麻疹为轻，一般预后良好。

【适证方药】简易解毒汤（经验方）　连翘 3g，金银花 6g，赤芍 3g，薏苡仁

9g，甘草 2g，水二碗，煎至半碗，分多次温服（3 岁小儿常用量）。功能清热利湿解毒。主治小儿水痘清澈，根脚有红晕，或有痒的症状。

绵茧散（《证治准绳》） 蚕蛾绵茧若干个，以生白矾捣碎入茧内，将茧放在木炭火上煅炼，待矾汁尽后，取出研末，放冷透后 3 日去火毒，备用。功能祛湿收敛。主治水痘溃破后水湿浸淫，皮肤湿烂赤痒等症。先用生黄芪或金银花适量煎水，去净渣微温洗净患处，再以此药末撒之，以燥湿收敛。

【临证应用】初起近似感冒，但发热不甚，或伴有咳嗽、喷嚏、微烦、纳差等症，一二日后见有面部等处出现疹粒，根脚有红晕，疹中间有清澈水疱，舌苔薄白，脉象浮数，指纹淡红而浮的，治宜疏风清热，利湿解毒，方用简易解毒汤为主。有表证如风热、喷嚏等症的，加荆芥穗、防风各 6g；咳嗽加杏仁、桔梗各 3g；纳差加白术、陈皮各 3g；尿黄加灯心草 2g，车前子 3g；便秘加酒大黄 2g；微痒小儿抓挠的，加僵蚕 3g，余随症加减。

有少数患者，或因用药失当，或因护理不慎，或因瘙痒患儿抓破，患处水湿浸淫，不能干燥脱痂收敛的，用生黄芪或金银花适量煎水，洗净患处，以绵茧散撒之，多可速愈。

【施治体会】不复杂的疾病，治法方药亦应简单。个人即用简易解毒汤一方为主内服，有兼症者随症加减；遇到水湿浸淫不能收敛的，以绵茧散撒之，病程较长的，亦能三五天痊愈，且预后多良好。

水痘虽属轻症，但也须注意护理。首先隔离，以防传染。发病期间，勿用未煮沸过的水洗浴。饮食勿进辛辣油腻之物，居处安静、清洁，谨防感冒，切忌用指甲抓破疱疹，以防并发其他皮肤病。

小儿积滞

【脉症提要】小儿伤于乳食，或食后腹部受凉，或平素脾胃虚弱，运化无力，乳食不化，以致腹痛，腹胀，嗳气，甚或呕吐宿食、乳块，身热或无热，口渴，或泻下酸臭，或便秘便溏，舌苔厚腻，脉象滑数。

脾虚积滞，面色萎黄或㿠白，食少形瘦，精神欠佳，腹部虚胀，泻下完谷不化，气味腥臭，苔多白腻，脉多缓弱，指纹色淡。

【适证方药】简易消食方（经验方） 炒莱菔子、炒麦芽、炒山楂各 3g，焦白术 6g，陈皮 3g（1 岁小儿常用量），水煎温服。功能消食导滞。主治小儿乳食所伤，腹胀吐酸，不思饮食，甚或泻下酸腐。乳食不消加炒草果 2g；潮热加醋炒鳖甲、青蒿各 2g；腹痛加木香 2g；大便秘结加酒炒大黄 2g；心烦、尿黄加朱灯心 2g；发热加柴胡 3g，黄芩 3g。

平胃散（《太平惠民和剂局方》） 制苍术、姜厚朴、陈皮各 5g，甘草 2g，姜 1 片、枣 1 枚为引（2 岁小儿个人常用量），水煎温服。治小儿饮食停滞，或宿食不消，腹胀腹痛等症。

保和丸（中成药） 山楂肉、炒神曲、茯苓、半夏、陈皮、莱菔子、连翘。功能和胃消食。主治乳食停滞，腹痛泄泻，脘痞吐酸等症。

健脾丸（中成药） 焦白术、人参、麦芽、陈皮各 60g，山楂肉 45g，枳实 90g，共为细末，神曲糊为丸。2 岁小儿每服 3g，日服 2 次，用稀粥送服。功能健脾消食。主治脾虚气弱，食少消瘦，甚或饮食不消，烦躁腹痛等症。脾胃虚弱者，此方宜之。

姜米饮（经验方） 煨姜（煨熟去皮）3g，黄小米 6g（半岁至 1 岁小儿常用量），水煎至米化，去姜取稀粥，少量多次温服。功能温中散寒，和胃止呕。主治小儿脾胃虚寒，呕吐乳食，腹痛啼哭等症。成人加量用，亦可温中和胃止呕。胃热者忌用。腹痛啼哭加木香 2g；腹泻加乌梅、肉豆蔻各 3g；积滞腹胀加炒莱菔子 3g；腹胀便秘加酒大黄、枳壳各 2g。所加之药，均用纱布包紧同煎，以免粥中混入药渣，不利小儿服食。或煎成后滤净药渣，用粥汤调服。病情轻者，只用煨姜、黄小米即可。

健脾止吐方（经验方） 焦白术 3g，姜半夏、丁香、砂仁各 2g，黄小米或粳米 3g，煨姜 1 片，水煎至米化，去净药渣，喂服稀粥。功能健脾和胃止吐。主治小儿脾胃虚弱，消化不良，时欲呕吐等症。

消食导滞方（经验方） 炒麦芽、炒山楂、焦白术、炒莱菔子各 3g，煎服法同上方。功能健脾消食。主治小儿伤于谷食或肉类，停滞不消，腹胀肠鸣等症。或单用炒莱菔子 3 ~ 6g，研末用黄小米稀粥调服，亦有消食导滞作用，脾胃不虚者，用此即可治愈。

止吐方（《验方新编》） 白豆蔻、净砂仁、炙甘草各等份，共研极细末，常搽入儿口中，或涂抹乳头上。若吐乳甚者，食下即吐的，可用炒麦芽 6g，橘红 3g，丁香 1g，水煎，分多次适量温服，其吐即止。

【临证应用】小儿乳食不节，或多食甘肥、油腻、生冷，或喂养失当，而致乳食停滞，脾胃运化受阻，腹胀嗳气，或吐乳食，或泻下酸腐，或大便秘结，舌苔厚腻，脉象滑数的，治宜消食导滞，方用简易消食方或平胃散为主，随症加减；脾胃虚弱，经常消化不良的，用上方调至腹胀或呕吐消除后，续用健脾丸调治，并注意乳食有节，冷暖呵护，即可减少伤食积滞的发生。

脾胃不虚，偶尔伤于乳食或寒凉，呕吐腹痛的，速用姜米饮与服，即可温中散寒止吐；脾胃素虚，复伤乳食、寒凉，腹胀呕吐的，即用健脾止吐方或消食导滞方，随症加减，止吐方亦可配合应用，病情轻者多可及时治愈。加强乳食、冷热的呵护，即可避免反复积滞，影响小儿健康。

【施治体会】小儿积滞，腹胀腹痛，或呕吐、泄泻，多为乳食失度，暴饮暴食，或乳食后脘腹受凉等，以致肠胃运化受阻，健运无力，而成积滞。症见脘腹胀闷，甚或嗳气吐酸，腹痛泄泻等症。若屡屡出现，且每次都用消食导滞之味，而忽略饮食注意、扶脾健运的治法，即使是治之速效，亦不为良法。因为肠胃屡伤，脾虚不健，运化吸收岂能正常？故而首要是饮食注意，以温和容易消化吸收且营养均衡为要。不能"拔苗助长"，一味追求补这补那，而忽略能否运化吸收。这些看来是寻常小事，其实关系到孩子未来身体的强弱。消而健之，在消除乳食停滞之时，同时兼顾到健脾和胃，加以饮食调养，则可减少积滞反复出现。此亦是消补兼施、标本兼顾之义。

小儿积滞是常见病症，个人一贯主张针对病因，先用小方如姜米饮、止吐方等，如在夏暑季节，即用藿香叶、陈皮各 3g，生姜 1 片，水煎服，或用一味炒莱菔子 3g，以黄小米煮粥调服，也都能迅速消肿止吐；单纯食寒饮冷，腹痛呕吐的，即用生姜 3 片，水煎温服，亦能止痛止吐，甚则用中成药保和丸适量服之，也不难治愈。若为反复积滞，小方平息呕吐或泄泻腹胀腹痛后，续用健脾丸调治，即可减少积滞的发生。切不可随意用一味二丑研末，大剂量频服、常服，以免消克太过，反伤脾胃运化功能，积滞屡犯，形体瘦弱，影响健康。

积滞虽为小儿常见的肠胃疾患，但若病情迁延日久，或治疗不当，须防转为疳积，所以古人有"积为疳之母"及"无积不成疳"之说。积滞日久，脾胃屡伤，往往导致小儿食少消瘦，身体不健。故而治法用药与家人的呵护都至关重要。作为医者、家人，都不可因为是常见小病而"小视"之。

小儿脾疳

【脉症提要】断奶过早，或喂养失当，或长期饮食积滞，或胀或泻，反复出现，以致营养不良，气血两虚，面色萎黄，头发稀疏干枯，头大颈细，肚腹胀大，肢体消瘦，神疲喜睡，食少或嗜食不厌，大便腥臭，或如米泔，时有吐泻，或大便下虫，舌有齿痕、质淡，舌苔多见白润，脉象细弱无力，指纹淡或微青。

【适证方药】**健脾消疳汤**（经验方） 人参、焦白术、炒薏苡仁各 6g，炒使君子仁、肉豆蔻、木香各 3g（2 岁小儿个人常用量），水煎温服。功能健脾除湿，消疳下虫。主治小儿脾虚湿滞，腹大形瘦，大便不实，时有腹痛。兼有手足心热，潮热盗汗的，酌加醋制鳖甲、龟甲、地骨皮各 3g；食少纳差加陈皮、砂仁各 3g；胃热善消，嗜食不厌者，加石斛、玉竹各 6g，余随症加减。

集圣丸（《证治准绳》，有中成药） 芦荟、五灵脂、夜明砂、砂仁、广木香、陈皮、莪术、使君子肉各 6g，川黄连、川芎、干蟾蜍（酥炙）各 9g，当归、青皮各 4.5g，共为细末，猪胆 2 个取汁和炒熟面粉为糊做丸（绿豆大），每服约 3g，米饮送服。功能消积行滞驱虫。主治脾疳积滞，大便腥臭，尿如米泔，腹胀腹痛，时见大便有虫，甚至肚大青筋暴露，或手足心热。

肥儿丸（《医宗金鉴》，有中成药） 人参 9g，白术 15g，茯苓 9g，川黄连 6g，胡黄连 15g，使君子肉、炒神曲、炒麦芽、炒山楂肉各 12g，芦荟 9g，炙甘草 6g，共为细末，黄米煮糊为小丸（莱菔子大），每服二三十丸，米饮化下。

【临证应用】乳食失节，或恣食甘肥，或喂养失当等，而致脾胃运化失常，无力生化气血，营养不良，阻碍发育，而出现面色萎黄，身体消瘦，腹大颈细，精神委靡，大便腥臭或如米泔，食少或嗜食不厌，舌质淡，有齿痕，舌苔白腻或少苔，脉象细缓无力或微弦，指纹淡或微青。正气不足的，治宜先健脾胃，续消疳积，方用健脾消疳汤为主，随症加减；待饮食、二便基本正常时，续用集圣丸以消其疳积；若形体偏瘦，正气不足的，方用肥儿丸，以消补兼施。总以培补脾胃、消补兼施为主，视其体质虚实，斟酌先补后攻，或先攻后补，或寓消于补，或寓补于消等治法，以达到疳积消而正气恢复的目的。

【施治体会】脾疳（肝疳、心疳、肺疳、肾疳未纳入，因为脾疳最为常见）常时日缠绵，病久体虚，故而清热勿过苦寒，消积勿过攻伐，调补勿过温峻。凡此数点，均宜注意。以上健脾消疳汤，健脾消疳；集圣丸，消积除虫；肥儿丸，消补兼施，健脾消导兼驱虫，三方可因人对证应用，以健脾、导滞、驱虫，在于医者辨证施治，灵活应用方效。明白本病的致病原因，家人即应注意饮食调养，不可乳食失度，更不可恣食甘肥，还要冷暖呵护得体，如此方能避免此病的发生，已患此病，亦易治愈。治愈后续加注意呵护，复发者极少。

疳，以脾胃虚弱，形体消瘦，腹大颈细，缠绵难愈为主证。前人对"疳"字的解释，有两种说法：一说"疳"有"甘"的含义，是指小儿恣食甘肥，脾胃受伤，渐成积滞，日久不愈，耗伤形气，酿成疳积；一说"疳"有"干"的含义，是指"疳"由于脾胃虚损，不能化生气血，长养肌肤，渐而形体干枯消瘦，酿成疳症。所以医者用药，总宜健脾为主，消积为辅，不可过于苦寒，亦不可太过温峻，方为切中病机，用药对证。家人的调养呵护同样重要。

小儿咳喘

【脉症提要】 偏于风寒，或兼有表证，恶寒发热无汗，或有头痛，鼻塞，呼吸急促，喉中有痰，喘嗽声重，舌苔白腻，脉象浮紧或浮滑。

肺火郁热，寒轻热重，或但热无寒，汗出，口渴，胸燥，咳喘鼻煽，声音沙哑，舌红少苔，或苔薄而黄，甚则神昏烦躁，唇甲青紫，脉象滑数，指纹青紫暗滞。

痰饮壅盛，面色青白，气急鼻煽，喉间痰鸣，咳逆喘促，胸高胀满，泛吐痰涎，舌苔白腻，脉象弦滑，指纹淡白暗滞。

肺气不足，面色㿠白，气喘短促，声音低微，甚则额上汗出，四肢不温，脉多虚软无力，指纹色淡，或带青紫，少苔光滑。此为邪盛正虚，谨防正气衰竭，出现危候。

【适证方药】华盖散（《济生方》）　麻黄 2g，桑白皮 5g，甘草、紫苏各 2g，杏仁、橘红、赤茯苓各 3g，水煎温服。功能温肺散寒平喘。主治风寒束肺，痰喘咳嗽，较麻黄汤证轻者，冬日宜之。三拗汤只用麻黄、杏仁、甘草，功能散寒平喘，主治同本方。

麻杏石甘汤（《伤寒论》）　炙麻黄、杏仁各 2g，生石膏 5g，甘草 1g（1 岁小儿个人常用量），水煎温服。功能辛凉开肺，止咳平喘。主治小儿咳喘属于肺热，即所谓"寒包热"，咳喘口渴，胸高气促，舌质红，苔黄糙者，此方为主。痰多加川贝 3g，海浮石 5g；肺热加黄芩、鱼腥草各 5g；热盛神昏，烦躁不宁的，加羚羊角粉 1g，分 2 次用汤药调服；甚则间服中成药紫雪丹或安宫牛黄丸适量，以平息热盛惊厥等症。

千金苇茎汤（《千金要方》）　苇茎 30g，生薏苡仁 60g，桃仁 12g，冬瓜仁 15g，水煎温服。功能清热泻肺。主治温邪化燥，咳逆上气，咯痰带血等症。

泻白散（《小儿药证直诀》）　桑白皮 5g，地骨皮 3g，甘草 2g，粳米 3g（1 岁小儿个人常用量），水半碗，煎至六分，分多次温服。治温邪化燥，咳逆上气，咯痰带血等症。

苏葶丸（《医宗金鉴》）　炒苏子、炒葶苈子各等份，共为细末，蒸枣肉为丸，如麻子大，每服 5～7 丸，用淡姜汤送服。功能泻痰降逆。主治痰饮证面色青白，喉间痰鸣等症。

小青龙汤（《伤寒论》）　麻黄、桂枝各 2g，细辛 1g，干姜、五味子各 2g，芍药 3g，甘草 2g，半夏 3g，水煎温服。功能行水发汗，止咳平喘。主治心下有水气，干呕发热而咳或喘。

人参五味子汤（《普济本事方》）　人参 6g，白术 5g，茯苓 6g，五味子 2g，麦冬 5g，炙甘草 2g，生姜 2 片，大枣 2 枚，水煎温服。功能补土生金，健脾益肺。主治脾肺两虚，面色㿠白，气短喘促，汗出，脉虚。

止咳平喘方（经验方）　炙麻黄、杏仁各 3g，黄芩 5g，炙桑白皮、炙枇杷叶各 6g，甘草 1g，水煎温服。功能清肺止咳平喘。主治小儿肺热咳喘。

祛痰止嗽方（经验方）　茯苓 5g，姜半夏、橘红、川贝母各 3g，炙款冬花 6g，甘草 2g，水煎温服。功能祛痰止咳。主治小儿咳嗽痰多，甚或喘嗽。咳嗽日久者，可加炙五味子 2g。

【临证应用】风寒感冒，发热无汗，鼻塞流清涕，咳吐清稀痰涎，喘嗽声重，舌苔薄白微腻，脉象浮紧或浮滑，指纹淡红而浮的，治宜宣肺散寒，止咳平喘，方用华盖散为主，随症加减。

外寒里热，寒轻热重，或有汗出，咳嗽而喘，甚或烦躁口渴，舌红少苔，或苔薄而黄，脉象滑数，指纹青紫暗滞的，治宜辛凉开肺，止咳平喘，方用麻杏石甘汤为主，随症加减。

痰饮壅盛，面色青白，气急鼻煽，喉间痰鸣，咳逆胸高，泛吐痰涎，舌苔白腻，脉象弦滑，指纹淡白暗滞的，治宜清热泻肺，方用千金苇茎汤为主，对证加减，如桃仁换杏仁，加川贝母 3g，或加海蛤粉 5g，葶苈子（纱布包煎）2g，余随症加减；或用苏葶丸、小青龙汤对证应用。

脾肺气虚，面色㿠白，气喘短促，气息微弱，甚则额上汗出，四肢不温，脉象虚细，或虚软无力，指纹色淡，或带淡青，苔少或薄润，此为正虚邪恋，治宜补脾益肺，纳气平喘，方用人参五味子汤为主，对证施治，谨防正气续虚，咳喘日久不愈。

止咳平喘方乃是临证应用最多之方，咳喘因于外寒内热者颇多，个人依此方为主，随症加减，常获显效。即使是延误时日不愈者，亦多服药即验，较快治愈。痰多咳喘者，常以祛痰止嗽方为主，随症加减，亦多显效，乃至治愈。二方皆宜随症加减，如有表证发热无汗或有汗的，看是外感何邪，风则疏之，寒则温之，燥则润之，火则泻之，暑湿则化之，湿痰、寒痰则燥之、祛之，肺热则清之，脾虚则健之，肺虚则益之，余可类推。但能熟谙药性，知病进退，把握病机，随症加减，扶正祛邪，即不难治愈。

【施治体会】咳喘是小儿常见病症，多并发于感冒、麻疹、顿咳（百日咳）等病，年龄愈小或体质虚弱的，病情变化愈速、愈重，甚至可引起咳喘不止、呼吸急迫等严重症候。

感受风寒、风温等，以致痰热闭郁肺经，壅遏气道，或其他时行疾病如麻疹、风疹、流感等，外邪蕴伏不解，久而化火伤津，熏蒸肺胃，痰热互结，肺络闭阻，清肃失职，发为咳喘。症状较重的，咳嗽喘急，痰涎壅盛，呼吸困难，鼻翼煽动，甚或痰中带血，胸高气壅，张口抬肩，面青唇紫，神识昏迷，等等。

治疗大法，总宜宣肺、开闭、通窍、除痰为先，肺气通畅，咳喘便可平息。但应辨证施治，对证用药，服下方效。如风寒证治宜辛温开肺，华盖散当首选；火热证治宜辛凉开肺，麻杏石甘汤为主；温邪化燥，咳逆带血，治宜清热泻肺，千金苇茎汤合泻白散加减；痰气壅盛，高热惊厥，速用中成药安宫牛黄丸或紫雪丹、万氏牛黄清心丸之属，以速平痰热惊厥；痰饮证面青痰鸣，泛吐痰涎，治宜泻痰降逆，苏葶丸、小青龙汤为主；脾肺两虚，气喘短促，声微脉虚，治宜补土生金，人参五味子汤正对其证，这即是对证施治。但要因人加减，对证方效。家人用心呵护，如注意保暖，谨避风寒，饮食温和，勿饮冷食寒，尤其是小儿睡觉爱踢被子，要特别注意勿让胸背受凉，等等。如此方能用药显效，乃至于痊愈。治愈后继续加强呵护，便可减少咳喘的复发。

顿咳日久

【脉症提要】咳嗽阵发，日久不愈，故名"顿咳""百日咳"。又因咳时伸长颈项，并有回声，故又名鹭鸶咳。多发于冬末春初，患儿以 1～6 岁为多。初起 1～2 周，症状与感冒相似，咳嗽，喷嚏，发热；中期一般 3～6 周，咳时气逆上冲，连续不止，日发十余次，咳时面部通红，舌向外伸，弯腰屈背等；末期经过二三周，咳嗽等症状逐渐减少，病情趋向痊愈。

各期症状，当辨别寒热，如面色青黄，唇色淡白，舌苔白腻，痰稀色白，口不干不渴，鼻流清涕，是为偏于风寒；面赤唇红，苔黄舌绛，咳声嘶哑，痰黄而稠等症，是为偏于痰火过旺，皆当细辨。

【适证方药】止嗽散（《医学心悟》）　紫菀、百部各 6g，桔梗 5g，白前 6g，陈皮 2g，荆芥 3g（1 ~ 2 岁小儿个人常用量），水煎温服。功能辛温散寒，开肺豁痰。主治顿咳初起偏寒，咳嗽喷嚏，鼻流清涕。风寒束肺，咳嗽气逆的，可加麻黄 3g，紫苏梗 5g；身无发热的，去荆芥，加川贝母、杏仁各 5g。

二冬川贝饮（经验方）　天冬、麦冬、川贝母、黄芩各 5g，桔梗 3g，甘草 2g（1 ~ 2 岁小儿个人常用量），水煎温服。功能清热润肺止咳。主治顿咳偏于肺热，声哑痰黄，面赤唇红等症。

清肺化痰汤（经验方）　麦冬、瓜蒌皮、浮海石、川贝母、知母各 6g，甘草 2g（2 岁小儿个人常用量），水煎 2 次，药汁混合一处，分多次少量温服。功能润肺化痰止咳。主治顿咳（百日咳）痰多色黄，久咳不愈。

鸡苦胆方（1958 年 6 月《中华儿科杂志》，527 页）　鸡苦胆 1 个取汁（民间认为白公鸡苦胆佳），加入白糖适量，1 岁以内，3 天服 1 个；2 岁以内，2 天服 1 个；2 岁以上，1 天服 1 个。可作为辅助治疗，有一定止咳功效。

【临证应用】鼻流清涕，咳嗽痰稀，口不干不渴，面色青黄，口唇色淡，舌苔白润，脉象浮迟，指纹浮红的，治宜辛温散寒，开肺豁痰，方用止嗽散为主，随症加减。

咳声嘶哑，痰黄稠黏，面赤唇红，苔黄舌绛，脉象滑数，指纹紫滞，痰火偏旺的，治宜降火清金，润肺止咳，方用千金苇茎汤合泻白散加减（二方俱见咳喘下），或用二冬饮、清肺化痰汤、鸡苦胆方配合应用。其余证型可按咳喘辨证用药。

【施治体会】本病以咳嗽为主症，病程较为缠绵，故名百日咳。由于小儿脏腑娇嫩，表卫不固，受到风寒等时邪侵袭，阻于肺窍，内蕴痰火，以致清肃无力，气道壅遏不畅，故而发为剧烈阵咳。除本病咳嗽阵发较剧为其特征外，其余辨证治法及用方大致与小儿咳喘相近。能够辨证无误，用药对证，加以精心呵护，注意保暖，谨防感冒，乳食温和适度，即可早日治愈，以免影响小儿健康。

小儿疫痢

【脉症提要】多为外感暑湿，或天行疫痢传染，内因饮食不节，脾胃受伤，运化失职，湿热内蕴于肠胃，而成本病。

病情轻者：身发微热或无热，大便次数略增，兼有脓血，或仅有黄白黏冻，腹痛而里急后重不甚，乳食基本正常，小便微黄，舌苔白腻或微黄，脉象浮数或微滑，一般五六天可愈。

病情重者：身发壮热，烦渴欲饮，腹痛伴里急后重，下痢脓血混杂，或下纯血，甚则日下二三十次，小便短赤或尿少，时有呃逆呕吐，舌苔黄腻或焦黄，脉象沉弦或滑数。

痢疾逆证：壮热骤起，唇焦舌燥，烦渴不已，甚则神识昏迷，四肢抽搐，面色青白或苍白，四肢厥逆，脉象沉细或沉伏，乃是热毒内陷，真阴告竭，危在旦夕之候。

本病如治疗得当，多在一二周内痊愈；但病势严重急剧的，可在半天内死亡；亦有因调治失当，而致缠绵不愈，续发他病，如肿胀、脱肛、口糜、营养不良等。

【适证方药】新加香薷饮（《温病条辨》）　香薷、厚朴各 3g，扁豆花 5g，金银花、连翘各 6g（1 岁小儿个人常用量），水一碗，煎至半碗，多次少量服。功能清暑化湿疏表。主治夏秋季节感受暑湿，肌肤微热，痢疾初起，大便次数增多，或兼有红白相间，乳食正常，小便微黄。下痢重坠的加黄连、木香各 2g。

白头翁汤（《伤寒论》）　白头翁 3g，黄连、黄柏、秦皮各 2g（1 岁小儿个人用量），水煎，分次温服。功能清热解毒，凉血止痢。主治邪热内盛，痢下脓血，肛门灼热，身热心烦，口渴欲饮，舌红苔黄或腻。

香连丸（《仁斋直指方》，有中成药）　酒炒黄连 3g，木香 2g，粳米 3g，水煎 2 次，药汁混合一处，多次少量温服。功能清热燥湿止痢。主治痢疾腹痛，里急后重。中成药，大人小儿均可对证应用（药店有售）。

葛根治痢方（经验方）　甘葛、车前子各 6g，金银花 3g，黄连、木香、炙甘草各 2g，水煎温服。功能清热解毒止痢。主治小儿痢下红白，腹痛下坠，尿黄口渴。脾虚纳差加焦白术 5g，陈皮 3g；外感暑湿加香薷、白豆蔻各 3g，滑石 6g。

葛粉方（经验方）　甘葛粉，1 岁小儿每用 3 ~ 6g，温开水调服。痢疾泄泻轻者，服一两日即愈。

红药子方（经验方）　红药子 3 ~ 5g，黄小米、煨姜各 5g，水煎温服。诸药治疗乏效者，此方服之显效。痢疾止后，需要因人对证调理，以求脾胃复健，运化正常。

治痢方（《验方新编》）　香菌（香菇）、红糖、白糖各 7.5g。1 岁小儿个人常用量各 3g，服用 1 天半。煎汤服，立愈（有显效）。治小儿痢疾。

【临证应用】外感暑湿，身发微热，脘腹胀闷，尿少微黄，痢下黄白黏冻，腹痛不甚，小便微黄，舌苔白腻或微黄，脉象浮数或微滑的，治宜清暑化湿解表，方用新加香薷饮，随症加减。

邪热内盛，身发壮热，烦渴欲饮，腹痛里急后重，下痢脓血混杂，小便短赤，舌苔黄腻或焦黄，脉象沉弦或滑数的，治宜清热解毒，方用白头翁汤为主，间服香连丸；葛根治痢方、葛粉方亦是常用有效验方；若泻痢日久不愈，乳食基本正常，仅是痢下红白黏冻不止，或伴较轻腹痛的，用红药子方多验，一般一二日即可治愈。治愈后续调脾胃，注意饮食调养，保暖防寒，即可巩固疗效。

若是壮热骤起，唇焦舌燥，烦渴不已，甚至乳食不进，脉象沉细或沉伏的，乃是热毒内陷、真阴告竭之危候，用药已难济事，应立即住院救治，以防发生意外。本病治疗得当，多在一二周内痊愈；但病势逆转加剧的，如上所述壮热骤起，烦渴不已，乳食不进，神昏抽搐的，谨防不救，导致死亡。或因调治失当，而致缠绵不愈，续发他病，如肿胀、脱肛、口糜、营养不良等，以及病程延长，久治不愈。

【施治体会】疫痢亦称时痢，多发于夏、秋两季。《医学纲目》指出："一方一家之内，上下传染，长幼相似，是疫毒痢也。"小儿感染此病，往往因为热毒伤阴，泻痢脱水，或肝风陡起，神昏惊搐等症，而致不救死亡，故而小儿疫痢，不可忽视。其致病原因除上所述外，尚有患其他疾病后，正虚体弱，复因饮食失度，或复感六淫等，亦易并发或诱发本病。

本人行医五十余年，治疗本病未发生过意外，亦无一例死亡，皆因步步谨慎，辨证治则，遣方用药，从不敢稍存懈怠，处处顾及正气，反复嘱咐患儿家属认真呵护。知道本病的病因病机变化、顺逆进退特性，加以辨证无误，用药无失，以及患儿家属配合，调养呵护得法，即可顺利治愈。即使是欲出现危候，亦能转危为安，有惊无险；但若"心中无数"，不知顺逆变化，只是见症治症，一次开药三五剂，而忽略病情变化、病变药亦变之理，再加上不重视家人呵护等，往往会出现逆转、危候。所以治小儿疾患，更要格外小心。"胆大心细"，可谓经典箴言。经验之谈，仅供参考。

小儿疰夏

【脉症提要】夏暑之令，小儿发热，经久不解，并有口渴、多尿、少汗等症，且只见于小儿，以半岁至5岁为多，尤以周岁前后最为常见，故称小儿疰夏。

暑邪外侵，元气内损，日久津液暗耗，症见久热不退，可持续一二个月，亦有长达三四个月的，气候越热，发热越甚，常见早热暮凉，或早凉暮热，头身热而四肢较凉，足部尤凉，口渴喜饮，尿多清长，闭汗或微汗，身体不虚的，身虽发热，精神并无大碍，往往照常嬉戏。但若缠绵日久，形体渐趋消瘦，气血亏损，肤色苍白，或夹食欲不振，大便溏稀，倦怠神疲，唇色初则干红，或伴咽干咳嗽，精神微烦，舌苔薄黄，脉象濡数，指纹浮红；唇色后转淡白，苔白或微腻，脉象多见虚数无力，指纹多见色淡。

【适证方药】白虎加人参汤（《伤寒论》）　人参 3g，生石膏 6g，知母 3g，甘草 2g，粳米 6g，水二碗，煎至一碗，多次少量温服。烦渴尿多者加麦冬、山药各 6g，五味子 1g；身热甚者加柴胡 5g，西瓜翠衣 9g。功能清热生津。主治小儿疰夏，身热不退，唇红烦渴或微汗，精神微烦等症。

荷叶饮（经验方）　鲜荷叶、西瓜翠衣各 9g，西洋参、粳米各 3g，水煎当茶饮。功能祛暑益气。主治暑热所侵，身热心烦，微汗倦怠等症。

四逆加人参方（仲景方加人参）　人参 3g，附子（先煎）、干姜、甘草各 2g（1 岁小儿个人用量），水煎 2 次，药汁混合一处，多次适量温服。功能益气回阳。主治小儿疰夏日久，甚至三四个月不愈，头身发热，四肢不温，双足逆冷，下利清谷，精神委靡，舌质淡，苔白润，脉象虚数无力者。文火缓煎浓汁，多次少量喂服，以回阳救逆，恢复元阳。

【临证应用】此症治法应以清暑化湿、生津益气为主，忌用苦寒攻伐损伤元气，尤忌辛散温补耗津助热。初起身热唇红，微烦口渴，汗出，舌苔薄黄，脉象濡数的，治宜祛暑益气，方用白虎加人参汤为主，对证加减，荷叶饮亦可配合应用。

疰夏日久不愈，头身热而四肢凉，双足逆冷，形体消瘦，肤色苍白，小便清长，大便溏稀，精神委靡，舌质淡，苔薄润，脉象虚数，指纹色淡的，治宜回阳救逆，方用四逆加人参方，文火缓煎浓汁，多次少量喂服。一般 1 剂药即可热退神清，乳食正常，四肢返温，疰夏治愈。

【施治体会】本病亦有天气转入秋凉后自愈的，预后大都良好。如兼泄泻，津液愈伤，甚则脾肾阳虚，食少消瘦，神情倦怠，但头身热，而四肢逆冷的，则又当速以回阳救逆之法，方用四逆加人参方，以免变生他患。曾治多例小儿疰夏，三四个月不愈，头身发热，四肢逆冷，乳食虽能进，但大便溏稀，形体消瘦，精神委靡，入睡双目半睁，住院、门诊治疗乏效，一般 1 剂药即愈，至多亦未超过 2 剂药痊愈。说明辨证施治，精准用药，对证即验。治愈后能够注意乳食调养，保暖防寒，身体亦可较快恢复健康。

单用四逆汤，治疗多例小儿发热不退（不分季节），热甚时体温高达 39℃ 以上，但四肢逆冷，精神委靡，大便不实，小便清长，住院、门诊、中药等治疗，而热仍不退，脉象虚数或细弱，舌质淡，苔白润，指纹偏淡，此方服之，大多都能迅速热退。屡用皆验之剂，但要辨证无误方效。如前天接诊一 7 个月大小患者，发热逾半月，门诊输液、住院治疗及中医调治皆罔效，发热甚时体温达 39.9℃，身热越甚，四肢越凉，双足尤凉，精神委靡，乳食少进，大便不实，小便不黄，"四逆证"彰显，方用四逆汤，附子（先煎）、干姜、炙甘草各 2g，水煎浓汁，少量多次冷服。服药不到 2 小时，其热即退。1 剂药尚未服到 1/3，发热治愈，乳食、精神亦恢复正常。由此可见，药不对证，罔效者多。

高热惊风

【脉症提要】小儿外感，极易化热，热盛生风，痰热内闭，清窍不宣，则易发为急惊风。症见壮热面赤，神志昏迷，双目直视，四肢抽搐，甚则突发惊叫，头项强直，角弓反张，牙关噤闭，抽搐不止等症，舌苔多见黄腻或黄糙，脉象多见浮数或弦紧，指纹多见青紫相兼。

【适证方药】**加减羚羊钩藤汤**（《通俗伤寒论》） 羚羊角细粉 1g（分 2 次吞服，用汤药调下），钩藤、僵蚕各 6g，天竺黄、胆南星、黄芩各 3g，甘草 1g（1 岁小儿个人常用量），水煎温服。功能清热息风，祛痰镇惊。主治小儿热盛生风，痰热内闭，壮热神昏，突发惊叫，目瞪抽搐等症。此方应在高热不退时即宜服之，多可防止急惊风的发生。

息风镇惊饮（经验方） 天麻、钩藤、小石斛（亦称金钗）各 5g，羚羊角粉 2g（分 2 次汤药调服），朱连翘 3g，朱灯心 2g，生白芍 3g，水煎温服。功能清热息风镇惊。主治小儿高热惊厥，神识昏迷，牙关噤闭，四肢抽搐等症。

又方 民间常用一味金钗石斛适量，煎水频服，亦有退热平息惊搐作用。较为广泛使用，有一定作用。

琥珀抱龙丸（《育婴家秘》成药。自己很难配制，仅留原方配伍备参） 琥珀 45g，朱砂 150g，金箔百片，茯神、檀香、天竺黄各 45g，枳实 30g，人参 45g，山药 500g，甘草 90g，胆南星 45g，各为细末，朱砂、金箔另研后下，为丸芡实大。每服 1～2 丸，姜汤或薄荷汤化服。治急惊风惊惕不止、神志不清等症。其同类成药如安宫牛黄丸、紫雪丹、至宝丹等，均可选其一种，对证应用。以速退高热，惊搐自止。

针刺法 针刺手足十宣穴（穴位在手足十指、趾头正中近甲处）、人中穴（鼻下人中中间）、颊车穴等处，点刺令见血即可，多能热随血解，惊搐平息。

焠灯火 灯芯蘸香油干湿得宜，点燃对准以上穴位焠之，亦是急救方法之一。或用预先配制的麝香线（用较粗的纯棉线适量，麝香少许混合于棉线中，装入小瓷瓶密封口备用）一小段，蘸香油用法同上方，其退热解痉作用更佳。

外擦法 用纱布或净毛巾蘸高度白酒或酒精，擦洗全身或敷于前额，亦可辅助退热，热退惊厥即止，但要谨避重感风寒。

《临证效为实》的"家传急惊散"方，屡用皆验，服下适量，数分钟以内即能平息惊搐。但方中的真牛黄、真麝香、赤金箔等药物，不但昂贵，而且难以买到真品，故而后来难以继续配制。

【临证应用】小儿外感发热不退，出现壮热面赤，呼吸气粗而热，神情不宁，双目窜视，舌苔黄糙，指纹青紫，脉象浮数或弦紧的，即速当退其高热，方用加减羚羊钩藤汤或息风镇惊饮水煎服，热退风息，自可避免惊叫抽搐；倘若已出现高热惊厥、牙关噤闭、四肢抽搐的，服汤药为时已晚，应速用针刺、焠灯火法，速速平息惊搐，续用琥珀抱龙丸或安宫牛黄丸、紫雪丹等中成药中的一种，适量服之，即可速平惊搐。小儿易发高热的，平时即应备其一种，以应急需。此亦"有备无患"之举，宁可备置无用，也不能偶遇惊风，措手不及。

【施治体会】小儿稚嫩之体，易受六淫侵袭，且化热极速，而致热盛生风；或因乳食不节，积滞生热，痰热相激，引动肝风；或因猝受惊吓，神气散乱，等等，多可导致高热不退，发为惊风。俗语云："急惊吓父母，慢惊吓大夫。"急惊风多因高热引起，能够及时诊治，减少高热的出现，即可避免此患的发生。对证治之，亦不难治愈，一般预后良好。

慢惊风，病因较杂，病情多重，治之较难，且预后不良者，偶亦有之。方书有培补脾胃、扶元固本的治法，亦有七味白术散、缓肝理脾汤、回阳救逆汤、逐寒荡惊汤、可保立苏汤等方。但患者嗜睡露睛，抽搐无力，时作时止，身热或无热，痰鸣喘促，或吐泻交作，甚则头痛肢冷，胸高气粗，乳食不进的，谨防是西医"乙脑""流脑"或其他脑病，以免延误最佳治疗时间，造成不良后遗症。慢惊风较急惊风为少，引起的原因多为续发于多种重病、久病之后，或又过服寒凉、攻伐药物，以致脾胃损伤，土虚则木乘之；亦有饮食失节，养护不周，而致脾胃虚弱，营养不良，气血大虚，内风陡起等，都可发为慢惊风，俗称慢脾风。因为此病症状较缓，所以称为慢惊风或慢脾风。就是因为有个"慢"字，父母多不害怕，可是此病比急惊风难治多了，稍有不慎，还会留下后患，如弱智、身体畸形等，所以"吓大夫"。早防早治，最为关要，家人的呵护调养，如乳食有节、寒温适度等，也都甚为重要。

小儿泄泻

【脉症提要】暑湿泄泻：夏秋之间，暑湿困脾，而致泄泻，偏于湿的，泄泻溏稀，腹胀微痛，身发微热，渴不多饮，小便色黄，舌苔白腻，脉多濡缓，指纹滞暗；偏于湿热，暴注下迫，泻下色黄水样臭腐，腹热而痛，日下一二十次，壮热烦渴，小便短赤，或见呕吐，舌苔黄腻，脉象滑数，甚则啼哭无泪，烦渴引饮，舌绛乏津，眼眶下陷，精神委靡，肢冷，抽搐，是为泄泻脱水，阴竭阳亡险候。

积滞泄泻：伤于乳食，泻下清稀而带渣粒，气味酸腐或腥臭，腹胀疼痛，口渴，恶食，或身发微热，小便黄短，舌苔黄垢，脉滑而实，指纹紫滞。

惊吓泄泻：小儿禀赋虚怯，神气未充，触受惊吓，引起肠胃失调，泻下色青，或青白相兼，或粪便胶黏，昼夜不安，睡卧露睛，脉无定体，指纹色青。

虚寒泄泻：脾虚泄泻，多见泻下清稀，食后即泻，或日夜多次，气味腥重臭轻，乳食少进，神疲倦怠，舌质偏淡，舌苔多白，脉象缓弱，指纹偏淡；脾肾两虚，滑泄不禁，泻下澄澈清冷，或完谷不化，色淡而白，气味微腥不臭，小便清长，倦怠神疲，面白，睛蓝，睡卧露睛，舌苔灰白，舌质色淡而暗，脉象沉细无力，指纹色淡微青，甚则闭目摇头，额汗，声微。面色晦暗，唇色淡青，四肢厥逆等症，是为脾肾虚寒之危候。治法稍有失误，用药略欠审慎，即有顷刻毙命之险！善治者，立能回阳救逆，转危为安。

【适证方药】四物香薷饮（《医方集解》）　香薷、厚朴各2g，炒扁豆6g，黄连3g（1～2岁小儿个人常用量），水一碗半，煎至半碗，分多次温服。功能解暑清热，利湿止泻。主治夏秋季节感受暑湿，渴不多饮，泄泻尿黄等症。小便量少的，可加入四苓散同煎服，或本方加车前子、生薏苡仁各3～6g，以渗湿利尿止泻。

四苓散（《瘟疫论》）　茯苓、猪苓、泽泻、陈皮各等份为末，每服3～6g，水煎去渣，取汁温服。功能渗湿利尿。合入上方以增强利湿止泻之功。

葛根黄芩黄连汤（《伤寒论》） 葛根 9g，黄芩、黄连、甘草各 3g，水煎，调入益元散（方见内科中暑下）3g 温服。功能清热利湿止泻。主治小儿热泻，壮热烦渴引饮，暴注下迫，小便黄赤，舌苔黄腻，脉象滑数。

白虎加人参汤（方见疰夏） 功能清热益气生津。用于热盛伤津，气阴两虚，烦渴引饮等症。

枳术导滞丸（《东垣十书》） 枳实 15g，白术、茯苓各 9g，泽泻 6g，大黄 30g，神曲 15g，共为细末，神曲煮糊为丸梧桐子大，每服 3g（原书为 4.5g）；或减量如枳实 3g，白术 5g，茯苓、泽泻、神曲各 3g，酒大黄 2g（1 岁小儿个人常用量），水煎服。功能行气导滞化湿。主治伤于乳食，泻下清稀夹有渣粒，气味酸腐，恶食，腹胀等症。

参苓白术散加减（《太平惠民和剂局方》） 人参 3g，茯苓、白术、炒薏苡仁、山药各 6g，白莲子（去心）、陈皮各 3g，干姜 2g，水煎温服。功能健脾止泻。主治脾虚泄泻清稀，食少神疲，气味腥重臭轻，食后即泻等症。

益脾镇惊散（《医宗金鉴》） 人参 6g，白术、茯苓各 9g，朱砂 2g，钩藤 6g，甘草 2g，共为细末，每服 3g，用灯心草煎汤送服。功能益脾镇惊。主治小儿触受惊吓，脾胃失调，泻下色青，惊惕不宁，睡卧露睛等症。

附子理中汤（《伤寒论》） 炮附子（先煎）3g，干姜 2g，焦白术 6g，人参 3g，炙甘草 2g，1 剂药煎 3 次，药汁混合一处，分多次少量微温服（亦可冷服）。功能补脾温肾，回阳救逆。主治滑泻日久，脾肾阳虚，泻下清冷，小便清长，四肢不温，甚则逆冷，睡卧露睛，食少难消，精神疲倦，身体羸弱。若属脾虚泄泻的，可用参苓白术散、七味白术散（方已见前）调治。能够辨证无误，一般一二剂药即可治愈。下列诸方，亦为小儿常见的脾虚泄泻或消瘦羸弱等症常用实效验方，均可对证选用。

赤石脂禹余粮方（《伤寒论》） 赤石脂、禹余粮各等份为细末，用生姜 1 片，大枣 2 枚，煎水调服，1 日 2～3 次（1 岁左右小儿 1 次用量 2～3g）。主治脾肾两虚，滑泄不止者，用此涩肠止泻。

止泻屡验方（经验方） 雄黄连（红药子之色黄者，无则色赤者亦可）、炮姜、黄小米各 3g，文火缓煎浓汁，去净药渣，分多次温服。功能温中散寒，涩肠止泻。主治虚寒泄泻，日久不止，此方屡用皆验。

乌梅饮（经验方） 乌梅 3g，焦白术 9g，肉豆蔻 3g，赤石脂 6g，水煎温服。

功能温中健脾，涩肠止泻。主治同上方。

石榴皮方（经验方）　石榴皮 3g，黄小米 6g，煎服法及功用主治同止泻屡验方。胃寒不渴，泻下清稀的，加干姜 3g。

【临证应用】夏秋季节，暑湿所伤，身发微热，渴不多饮，腹胀倦怠，泄泻溏稀，小便色黄，舌苔白腻，脉象濡缓，指纹滞暗的，治宜化湿利水解暑，方用四物香薷饮为主；尿少色黄，本方合四苓散同煎服，或本方加车前子、滑石各 3g。

偏于湿热，泻下色黄水样臭腐，腹热而痛，日下一二十次，甚则壮热烦渴，小便短赤，舌苔黄腻，脉象滑数，指纹紫滞的，治宜清解暑热，化湿止泻，方用葛根黄芩黄连汤为主，煎汤调服益元散 3g。

暑热偏盛，身热汗出，烦渴引饮，泻下伤津，甚则眼眶下陷，啼哭无泪，舌绛乏津，脉象滑数，指纹紫暗的，治宜祛暑益气，生津止渴，方用白虎加人参汤为主，清暑、益气、生津，以防泄泻脱水，阴竭阳亡，出现险候。

伤于乳食，积滞泄泻，腹痛腹胀，泻下不畅或带未消化乳食，气味酸腐或腥臭，恶食或身发微热，小便黄短，舌苔黄垢，脉滑而实，指纹紫滞的，治宜行气导滞化湿，方用枳实导滞丸，或改为汤剂，见效较速，可随症加减；中成药保和丸亦可考虑应用。

小儿禀赋虚怯，神气未充，即俗称"胆小"，因触受惊吓，引起肠胃失调，而致泻下色青，或青白相兼，或粪便胶黏，昼夜惊惕不安，睡卧露睛，脉无定体，指纹色青的，治宜益气扶脾镇惊，方用益脾镇惊散为主。无抽搐症状的，去钩藤，加琥珀 3g，白莲子 5g；腹痛加木香、陈皮各 2g，治之多可速愈。

泄泻日久，脾胃虚寒，泄泻多见清稀，食后即泻，或日夜多次，气味腥重臭轻，神疲倦怠，舌质偏淡，舌苔白润，脉象缓弱，指纹偏淡的，治宜健脾温中止泻，方用加减参苓白术散为主，或用中成药参苓白术丸，每服 3g，日服 2 次。

脾肾两虚，滑泄不禁，泻下澄澈清冷，或完谷不化，色淡而白，气味微腥不臭，小便清长，面色苍白，神疲倦怠，睛蓝或睡卧露睛，舌苔灰白，舌质色淡而暗，脉象沉细无力，指纹色淡微青，甚则闭目摇头，额汗，声微，唇色淡青，四肢厥逆的，是为脾肾虚寒之候。治法稍有失误，用药略欠审慎，即有夭亡之险！速以回阳救逆法，方用附子理中汤为主，文火缓煎浓汁，少量多次喂服，即可补脾温肾止泻，以治脾肾虚寒，完谷不化，久泻不止之重症；赤石脂禹余粮方及止泻屡验方亦可配合应用，以速止泄泻。

【施治体会】泄泻为小儿常见病症，尤以夏秋季节为多。泄泻太过，津液耗伤，须防脱水阴竭，发生危候。故而虽属常见病，仍需倍加注意，用药对证，护理得当，方能及时治愈，以免缠绵时日，影响小儿健康。

试图用一方一法通治泄泻始末，总以"止"之为先，不分因何而泻，只图泻"止"为快，往往造成止而复泻，反复无度，甚至时延数月，泄泻仍不能止的，屡见不鲜。小儿泄泻，审证求因，因人对证施治，无论所感何邪，亦不论病情新久，至多 3 剂药即可治愈，1 剂药治愈者亦极为常见。所以前人说治病"用心"，药乃"神验"，而神验并非药本身神验，乃用药者之妙用也。譬如止泻屡验方的红药子，虽然止泻不留邪，但也不能止之过早，多在泄泻日久，他药乏效时，水煎服一二次，泄泻即止，所以堪称屡验。待泄泻止后，尚需饮食调养适度，注意冷暖呵护，方能减少泄泻的复发，身体健康成长。

小儿便秘

【脉症提要】小儿便秘与成人相似，严重者便燥难解，甚至划破直肠而出血，造成肛裂，患儿哭闹不休，形体消瘦。究其致病原因，多为嗜食烧烤厚味，食五谷蔬菜偏少，肠胃积热，暗耗阴津，以致肠失润养，便燥难解，或伴手足心热，尿黄尿少，舌质偏红，苔少乏津，脉象沉数，指纹紫滞；或因脾胃素弱，加之乳食失节，肠胃屡伤，运化失常，送便无力，解便不畅，面色萎黄或㿠白，舌质偏淡，苔薄，脉弱，指纹多见偏淡。

【适证方药】清热润肠散（经验方） 酒炒大黄 30g，火麻仁 60g，共为细末，2 岁左右小儿每服 2g，日服 2 次，用熟蜂蜜适量调服，或用稀粥调服。功能清热润肠通便。主治小儿肠热便秘，屡治屡犯，时而口臭等症。气虚用党参 6g 水煎调服；便血用槐花、地榆各 3g 水煎调服；口渴用麦冬、沙参各 6g 水煎调服；腹胀腹痛用枳实、木香各 3g 水煎送服，余随症加用引药，煎汤送服。

滋液通便方（经验方） 玉竹、黄精各 5g，生何首乌、郁李仁、枳壳各 3g（1 岁小儿个人常用量），水煎温服。功能滋液润肠通便。主治小儿肠燥便秘，解便不爽。腹痛加木香 3g，纳差加陈皮 3g，手足心热加地骨皮 3g。

单方 酒炒大黄研细末，1 岁小儿每次 1～2g，用蜂蜜水适量调服，1 日 1～2 次，以大便顺畅为度。功能清热润肠通便。主治小儿肠燥便秘，愈而复作，反复无度。

滋润汤（经验方） 松子仁、郁李仁、核桃仁、胡麻仁、麦冬各 6g，炙甘草

3g（2 岁小儿个人常用量），水煎温服。功能滋燥润肠通便。主治小儿肠燥便秘，便燥难解，日久不愈。

益气润肠饮（经验方）　西洋参、炙黄芪各 5g，漂白术、肉苁蓉、黑芝麻、胡麻仁各 6g（1 ~ 2 岁小儿个人常用量），水煎温服。功能益气润燥通便。主治小儿气虚脾弱，肠燥便秘，无力送便，解便艰难，或面色萎黄，精神欠佳等症。

【临证应用】肠胃积热，阴津不足，大便燥结难解，甚或划破直肠出血，患儿啼哭不宁，手足心热，尿黄量少，舌质偏红，苔少乏津，脉象沉数，指纹紫滞的，治宜清热润肠通便，方用清热润肠散为主，随症加用引药，煎汤送服。

脾胃素弱，乳食少进，运化、送便无力，以致解便不畅，精神欠佳，或见面色萎黄，舌质偏淡，苔薄，脉弱，指纹色淡的，治宜益气扶脾，润肠通便，方用益气润肠饮加大枣 1 枚同煎服。

乳食、精神基本正常，仅为大便经常秘结，甚或干燥难解，日久不愈的，即用滋润汤调治，以滋养津液，润燥通便；燥结甚者，1 ~ 2 岁小儿加酒炒大黄 1 ~ 3g，少入蜂蜜和服。

断奶后饮食，切勿主辅倒置，以为肉、蛋、奶等营养价值高，而忽略五谷、蔬菜为主的合理搭配。一味荤腥油腻滋补，造成肠胃积热，暗耗津液，久之肠燥，而致便秘难解，服药治疗也都有效，然而致病原因不除，故而便秘日久不愈。所以仅靠药物治疗，往往便秘反复无度，欲其治愈后不再反弹，食物搭配合理，适当多些粗粮，少吃烧烤辛辣，津液不受耗伤，脾胃运化正常，自然消化吸收正常，大便顺畅。故而家人的日常呵护甚至比医者用药治疗还重要。

【施治体会】近二十年以来，小儿便秘者日见增多，个人体会还是吃粗粮太少、肉蛋类太多，五谷蔬菜类失于适当搭配，加之晚饭未能适当减量等，以致肠胃积热，蠕动欠佳，津液暗耗，肠失滋润顺畅，故而解便艰难，甚至划破直肠，大便带血，并发痔疮的亦有，日久不愈，影响小儿健康。

治法不可频用泻药，只图一时之快，反而耗伤津液，导致便秘反复无度，对小儿健康造成一定影响。即使是积热便秘，亦只能暂用清热通便之味，如大黄、芒硝等。而滋液之品如火麻仁、炙甘草等，则始终当用。气虚无力送便者，适当加用益气扶脾之味如人参、炙黄芪等。腹胀腹痛，少加理气行滞之味如枳壳、陈皮、木香等。因势利导，或泻下，或滋润，或行滞，或益气送便等，勿伤脾胃运化功能，加以饮食有节，寒温得体，甚至反复便秘的，亦能治愈。

小儿遗尿

【脉症提要】 小儿先天禀赋不足，或后天调养失度，以致肾气不固，下元虚寒，不能制约水道，或未能养成排尿习惯，睡梦中或白天不由自主地撒尿，故亦称尿床或尿裤子。以 1～2 岁小儿为多，亦有 10 岁左右儿童尿床的。

睡梦中尿床或白天尿裤子较为频繁，面色㿠白，畏寒肢冷，小便清长，食欲不振，或大便溏稀，形体消瘦，精神欠佳，唇色、舌质偏淡，舌苔白润，脉象多见沉迟无力，指纹多见淡白。

【适证方药】缩泉丸 (《补遗方》) 乌药、益智仁各 15g，怀山药 30g，黄酒煮山药为糊，余药共研细末，调和为丸如梧桐子大，每服 5～10 丸（3 岁小儿个人常用量），日服 2 次。或减量水煎服亦可。功能益肾缩尿。主治小儿肾气不足遗尿。

桑螵蛸散 (《千金要方》) 桑螵蛸 15g，鹿茸 9g，黄芪 30g，煅牡蛎、赤石脂各 15g，人参 9g，去厚朴，易以益智仁 9g，共为细末，1 岁小儿每服 3g，日服 2 次，用温开水送服。功能温肾缩尿。主治肾阳不足，小便清长，夜寐遗尿，甚或白昼"夹不住尿"，经常尿湿裤子或四肢畏寒等症。脾虚纳差，便溏，加焦白术 15g，砂仁、干姜各 9g，共研为末。

附地汤 (经验方) 附子（先煎）、五味子各 3g，白莲子、芡实、熟地黄各 6g，水煎温服。功能补肾助阳，缩尿止遗。主治小儿肾阳不足，畏寒遗尿。

猪尿胞方 (经验方) 猪尿胞 1 个洗净，装入益智仁、芡实各 90g，放砂锅内用净水三大碗（约 1500mL）文火煮至尿胞熟烂去渣，汤水约剩 300mL，分 6 次 3 日服之，1 日服 2 次（需要放冰箱保存，服用时加温）。功用主治同缩泉丸。亦可少加配料如食盐、生姜、桂皮等。或不加配料，入冰糖适量，以改善口感，小儿容易接受。

治小儿遗尿方 (《验方新编》) 乌梅、益智仁各 9g，怀山药 15g（均用盐水炒），桑螵蛸 6g，龙骨 6g（煅为末），或为丸或煎服均可（两三岁小儿即用以上量水煎服。小儿遗尿不难治愈，不必为丸长时间治疗）。治小儿遗尿。

【临证应用】 治疗此患以益肾缩尿为主，一般饮食、精神正常，仅是自控能力较差，经常尿床或尿裤子，舌、脉亦无病象的，治宜益肾缩尿，方用缩泉丸方调治，加以按时叫醒入厕，晚饭后不渴少饮水等，便可治愈。

若是小儿脾肾不足，面色㿠白，畏寒肢冷，小便清长，或兼食欲不振，大便溏稀，形体偏瘦，舌质偏淡，舌苔白润，脉象沉细无力，指纹淡的，治宜温肾助阳缩尿，方用桑螵蛸散为主，附地汤、猪尿胞方等均可配合应用，无论一二岁，或者 10 岁左右还在尿床，以及不由自主地尿湿裤子，明显偏于脾肾阳虚，形瘦畏寒的，皆能治愈。或者寒湿偏重，形体偏胖的，可在上方中加入苍术、薏苡仁各适量（一般 5 岁患者各 9 ~ 12g），加以家人定时呼叫入厕，晚饭少食流质食物及少饮水，亦都能治愈，且无需长时间服药。

【施治体会】小儿一二岁以后仍尿床，或不时尿湿裤子，面色㿠白，小便清长，大便仍不成形，甚或偏于怕冷，食少形瘦的，多为脾肾不足，中虚下寒，肾气不固所致，缩泉丸方、桑螵蛸散方即是屡用皆验的对证良方，可谓所治皆愈。如若形体偏胖，寒湿偏重，舌有齿痕，舌苔白腻，脉象细濡，指纹偏淡的，缩泉丸方或治小儿遗尿方中加入苍术、薏苡仁各适量（3 岁小儿一般用量各 6g）；畏寒肢冷再加炮附子（先煎）、肉桂各适量（3 岁小儿一般用量各 2 ~ 3g）。但要加强保暖，饮食勿进寒凉，定时呼叫入厕，即使是 10 岁左右儿童还时有尿床的，亦能完全治愈。

昼夜汗多

【脉症提要】小儿形体娇嫩，神气未充，表卫不固，故而容易汗出，如哺乳、精神、睡眠、体温等方面皆正常，一般不作病论；倘若昼夜出汗过多，甚至衣服、被褥汗湿，易患感冒，食少体瘦，或伴手足心热，或畏寒畏风，影响小儿健康，即应对证调治，不可视为正常。

如面色㿠白，畏寒畏风，或大便溏稀，小便清长，四肢常常不温，白昼、后半夜或天明时汗出甚者，则多见舌质偏淡，舌苔薄白，脉象虚细，指纹色淡的，为偏于阳虚自汗。如夜寐盗汗，甚至被褥汗湿，后半夜至天明及白昼汗出减少，手足心热，小便或见黄赤，大便时秘，或伴烦渴欲饮，形体偏瘦，舌质偏红，苔少乏津，脉象细数，指纹紫滞的，为偏于阴虚盗汗。二证不加以治疗，都可不同程度地影响小儿健康。

【适证方药】温阳固表汤（经验方）　黄芪、白术各 9g，附子（先煎）3g，煅牡蛎、浮小麦各 9g，炙甘草 3g（3 ~ 5 岁小儿个人常用量），1 剂药文火缓煎 3 次，药汁混合一处，分 3 次微温服，1 日至 1 日半服 1 剂，药渣宽水再煎，适温泡足。或加大枣 1 ~ 3 枚，以和营卫。功能温阳固表止汗。主治阳虚表卫不固，畏风畏寒，四肢不温，后半夜至天明及白昼自汗等症，舌质淡，苔白润，脉象虚细,指纹偏淡者宜之。

玉屏风散加味(经验方) 白术、黄芪、防风、浮小麦各 9g,麻黄根 6g,大枣 3 枚(3 岁小儿个人常用量),水煎温服。功能固表止汗。主治小儿脾虚,表卫不固,畏风自汗等症。

滋阴止汗饮(经验方) 生地黄(酒炒)9g,知母(盐水炒)、地骨皮、鳖甲(醋制)、龟甲(醋制)各 6g,北沙参 9g,煎服法及泡足同上方。功能滋阴清热止汗。主治小儿阴虚盗汗,入夜则甚,甚则汗湿衣被,手足心热,尿黄便秘,烦渴欲饮,形体偏瘦。

鳖甲青蒿饮(经验方) 制鳖甲、青蒿、知母各 6g,牡蛎 9g,炙甘草 3g(3 岁小儿个人常用量),煎服法及功能主治同上方。

【临证应用】偏于阳虚,面色㿠白,畏寒畏风,或大便溏稀,小便清长,四肢不温,白昼、后半夜或天明时汗出甚者,舌质偏淡,舌苔薄白,脉象虚细,指纹色淡的,治宜温阳固表止汗,方用温阳固表汤为主。虚寒不甚的用加味玉屏风散方调治,脾虚表卫不固者即可治愈。

偏于阴虚,夜寐盗汗,甚至汗湿被褥,后半夜至天明及白昼汗出即少,手足心热,小便色黄,或大便时秘,烦渴欲饮,舌质偏红,苔少乏津,脉象细数,指纹紫滞的,治宜滋阴清热止汗,方用滋阴止汗饮为主;阴虚不甚的用鳖甲青蒿饮即可治愈。若能随症加减,则疗效更稳。

以上二证,对证用药,都能在较短时间内完全治愈。

【施治体会】小儿本来容易出汗,但出汗过多,日夜俱甚,甚至食少体瘦,易患感冒,精神微烦,二便失常,即应对证治疗,亦不难治愈。切勿任其发展,以免影响小儿健康。

龟头红肿

【脉症提要】男童不明原因龟头水肿,有水晶样水肿,亦有红肿的,解小便不顺畅,甚则哭闹不宁,舌、脉、指纹亦无明显病象。

【适证方药】民间验方 取活蚯蚓 1 条,洗净泥土,放于净碗中,加入红糖(白砂糖亦可)适量(约 3g),待蚯蚓化为水,即用水涂敷龟头,1 日 5~6 次,龟头红肿即消。或少加(约 0.3g)冰片细粉于蚯蚓水中,其清热消肿作用更佳。主治小儿龟头不明原因红肿发亮,甚至影响排尿。或用净蚯蚓粪适量,冷开水调稀糊,用法同上方,亦可清热解毒消肿。简易小方,屡用皆验。

清热解毒方（经验方）　青黛 6g，黄柏 3g，雄黄、冰片各 1g，共研极细粉和匀备用。用时先以金银花 6g 煎汤去渣，微温洗净龟头及其周围，再将上药粉适量用冷开水调成稀糊涂敷患处，1 日 5～6 次，多数患者调治半天即能肿消，小便顺畅。

【临证应用】男童不明原因龟头水肿，甚至肿如樱桃，或红或不红，影响小儿排尿，严重的哭闹不休，舌、脉、指纹、饮食、体温等都无明显病象的，选用以上 3 方之一，按方下交代使用，多能在半天左右其肿即消，小便顺畅，精神等方面恢复正常。

【施治体会】引起男童龟头水肿的原因尚不完全清楚，但与尿液浸渍或其他污渍侵染，或手弄，或毒虫叮咬，民间称为坐湿地"蚯蚓吹气入小便"，等等，可能都有一定关系。但无论何因引起，以上 3 方用之皆有显效，预后皆良好。遇到小便黄短、心烦口渴的，是为心火移于小肠，用赤茯苓、淡竹叶、麦冬各 6g，滑石 3g，甘草 2g（3 岁小儿个人常用量），水煎服，加以上方外用，也都不超过两三天即愈。体质不弱的，单用千里光 30g 煎汤去渣，内服少许（3 岁小儿服本方量 1/10，分 2 次温服，为 1 日量），其余微温洗患处，1 日 5～6 次，亦多在 1 天左右肿消，并无任何不良后遗症。

卷五　其他病症简便廉验方

针眼眼丹

【脉症提要】针眼局限于胞睑边缘，以内眦为多，初起形如麦粒，微痒微肿，继则焮赤作痛，轻者数日内自行消散，重者溃后脓出乃愈。亦有始发于一目，或两目同时而发的，或一目肿核消后他目又起的，还有愈后复作的。风火胃热偏盛的，舌质多见暗红，舌苔多见白糙或黄腻，脉象多见浮数或滑数。

眼丹病情较针眼为重，整个胞睑漫肿，肿软下垂，痒痛并作，或伴有头痛、寒热等全身症状，甚则红肿焮痛，口渴便秘，乃属风毒外束，舌苔白糙，脉象浮数，甚则洪实有力，苔黄乏津。

【适证方药】**疏风解毒饮**（经验方）　荆芥穗、薄荷、蝉蜕各 15g，僵蚕、黄连各 9g，川木通 15g，水煎温服。四煎药渣宽水，煎开后取适量清澈药液洗患处，其余适温泡足。功能疏风清热，解毒消肿。主治针眼（麦粒肿），起于眼睑边缘，状如麦粒肿硬，赤热疼痛，或兼头痛、发热等症。

排毒饮（经验方）　生黄芪 18g，当归尾 15g，金银花 30g，皂角刺、白芷、生甘草各 6g，煎服法同上方。功能溃坚排脓托毒。主治针眼或眼丹肿结赤硬，脓不溃出，焮痛或跳痛等症。

泻肝清胃饮（经验方）　龙胆草、黄芩各 15g，霜桑叶 30g，黄连、大黄（后下）各 9g，煎服法同首方。功能清泻肝胃实火。主治眼丹或针眼肝胃火旺，赤肿焮痛，尿黄，便秘，口苦。烦渴加麦冬、石膏各 30g；小便黄赤加赤茯苓 18g，川木通 15g；目赤涩痛加野菊花 15g，刺蒺藜 18g，余随症加减。

单方（经验方）　千里光（干品约 150g，鲜品加倍），水轻煎去渣，内服适量（1 日量 30 ~ 60g），其余微温洗患处不计时；二煎宽水，煎开后加陈醋半斤，适温泡足。功能清热解毒，清肝明目。用于针眼、眼丹，可消肿止痛明目。

以上二症，在脓已成熟，如隐痛、跳痛，按之有波动感，或肿核中间微软，即是脓已成熟，可用消毒三棱针刺破排脓。或在脊背部肺俞或膏肓穴附近的皮肤找出红点（一点或数点），用毫针挑破，挤出黏液或血水，眼部患处疼痛即可随之减轻。

【临证应用】 针眼多数日即愈，若愈而复生，痛痒不适，或影响视力的，首要戒酒，勿食辛辣油腻上火之物，先用单方千里光如法内服、外洗、泡足，风邪热毒不甚者即可治愈。治愈后继续戒酒，饮食清淡，勿熬夜及过度劳累，一般都不会反复生长针眼或眼丹。但若数日不消，或者反复生长，感觉不适，赤肿痒痛，心烦口渴，尿黄便秘，舌红苔黄，脉象滑数的，则宜疏风解毒，消肿止痛，方用疏风解毒饮为主；若出现心烦口苦，尿黄便秘，针眼或眼丹肿硬焮痛，舌质深红，舌苔黄腻，脉象洪数的，则宜清泻肝胃实火，方用清肝泻胃饮为主，随症加减；无论针眼、眼丹，赤肿跳痛或隐痛，脓已成而不能排出的，即用排毒饮与服，即可溃破排脓；或用针刺以排脓，加用针挑肺俞或膏肓处红点，以泄毒邪，千里光水煎当茶饮、外洗、泡足，注意饮食清淡，勿饮酒熬夜，无论针眼、眼丹，均不难治愈。继续保持良好的饮食习惯，即可减少此患的反复复发。

【施治体会】 针眼、眼丹皆不难治愈。常用野菊花、千里光、刺蒺藜、夏枯草各15g，为1日量，开水冲泡当茶饮，即可减少此患的发生。如已出现此患，及时内服、外洗、泡足，可减轻不适症状，及早治愈。症状重者，按以上治法，可较快治愈。治愈后勿饮酒，忌食辛辣海鲜等发病之物，即可减少复发。

暴风客热

【脉症提要】 即俗称"红眼病"。因于外感风热，风热相搏，上攻于目，眼睑红肿，白睛暴赤，热泪羞明，或兼头痛鼻塞、发热恶寒等全身症状。严重的则见胞肿如桃，眼珠涩痛，状如沙磨，坐卧不宁，如不早治，须防并发星点翳膜，甚则瘀血灌睛等症。此患发病急骤，一目或双目红肿热痛，但能早治不难速愈。病情轻者，一般7天可自愈；或烧电焊时不慎电弧刺激，多能24小时后自愈。

风重于热的，初起即见白睛赤肿，胞睑浮胀，刺痛多泪，羞明难开，或伴头痛鼻塞，恶寒发热，舌苔薄白，脉象浮数。

热重于风的，白睛浮壅赤痛较甚，眵泪胶黏，并见口渴、尿黄、便秘、烦躁不宁等症，舌苔多见黄腻，脉象多见数实有力。

风热并重的，既有表证如发热、头痛等症，亦有里证烦渴、尿黄、便秘等症，舌脉所见介于以上二证之间。

【适证方药】荆防疏风饮（经验方） 荆芥、防风各 15g，菊花 18g，蝉蜕、黄芩各 15g，白芷 12g，水煎温服。三煎药渣宽水，煎开后加陈醋半斤，适温泡足（以下诸方同）。功能疏风清热。主治暴风客热，胞睑浮胀，白睛赤肿，鼻塞发热头痛等症。

清热泻火饮（经验方） 黄连 9g，黄芩 15g，大黄（后下）9g，薄荷 15g，青葙子 18g，川木通 12g，水煎温服。功能清热泻火。主治目赤肿痛，眵泪胶黏，尿黄便秘，烦躁不宁等症。

疏表清里饮（经验方） 羌活、防风各 12g，白蒺藜 15g，生石膏 30g，黄芩 15g，酒大黄 9g（后下，便燥不通加量，以通为度），水煎温服。功能解表清里。主治暴风客热目赤，兼有头痛鼻塞、尿黄便秘等症。

密蒙花饮（经验方） 密蒙花、白蒺藜、薄荷、白菊花各 18g，僵蚕 9g，水煎温服，或宽水煎汤代茶饮。功能疏风清热，止痛止痒。主治暴风客热目赤肿痛或痒痛交加等症。

决明子饮（经验方） 决明子 18g，野菊花 15g，蒲公英 24g，茺蔚子、龙胆草、夏枯草各 15g，水煎温服。功能清肝泻火明目。主治头痛目赤，眵泪稠黏，羞明涩痛，口苦烦躁等症。

木贼饮（经验方） 木贼草、刺蒺藜、淡竹叶各 18g，车前草 30g，泽泻、赤茯苓各 15g，水煎温服。功能清热利尿。主治火眼目赤肿痛，眵泪稠黏，小便黄短。

二味退赤饮（经验方） 青鱼胆草（瓜子金，远志的地上株苗）鲜品 30～60g，天竺叶鲜品 30g，干品各减半，开水冲泡当茶饮。功能清热泻火明目。主治暴发火眼，风火赤眼，目赤涩痛，眵泪稠黏等症。民间多单用一味，用于治疗"红眼病"。二味合用，功效较佳。

民间习惯用一味黄连 6～9g，开水冲泡当茶饮，并取少量清澈药液点眼。用以治疗暴发火眼，目赤肿痛，眵泪黄稠，便秘尿黄等症，疗效亦良。

以上眼丹诸方，并可相互参考应用。病情轻者，小方及时治疗，加以饮食清淡，保障睡眠，多可迅速治愈。加用消炎眼药水点眼，可提高疗效。

【临证应用】因于风热相搏，上攻于目，突发白睛暴赤，热泪羞明，或兼头痛鼻塞，甚则胞肿如桃，眼珠涩痛，状如沙磨，瘀血灌睛。风邪重于热的，初起胞睑浮胀多泪，羞明难开，或伴头痛鼻塞等症，舌苔薄白，脉象浮数的，治宜疏风清热，方用荆防疏风饮为主。

热重于风的，白睛赤痛，眵泪胶黏，并见口渴，尿黄，便秘，烦躁不宁，舌苔黄腻，脉象数实有力的，治宜清热泻火，方用清热泻火饮为主。在野外作业，因于受热汗出过多，饮水偏少，突发目赤肿痛、白睛充血、视物不清等症的，速用较硬竹叶尖刺破内迎香穴（穴位在双侧鼻翼内），出血少许，或用三棱针点刺内迎香穴及双手十宣穴，出血少许，即可迅速减轻目赤肿痛。

风热并重的，既有表证如发热、头痛、鼻塞，亦有里证烦渴、尿黄、便秘，舌苔白糙，脉象浮数的，治宜表里双解，方用疏表清里饮为主，随症加减。

表证、里证俱不明显的，如既无发热、头痛、鼻塞，亦无尿黄、便秘、烦渴的，仅是白睛红赤涩痛、眵泪稠黏等症的，即选用密蒙花饮、决明子饮等方，或水煎服，或开水冲泡当茶饮，都有较好疗效。加以饮食清淡，勿熬夜饮酒，多饮水，劳逸适度，此患不难治愈。

【施治体会】暴风客热，多为风热外袭，上攻于目，其患起病急骤，睑胞红肿，白睛暴赤，眵泪热烫，或兼头痛鼻塞等症，严重的胞肿如桃，眼珠剧痛，甚则瘀血灌睛，视物模糊，若能及时以疏风、清热、泻火之味治疗，加以针刺出血泄热，忌酒及一切辛辣上火之物，勿在烈日下暴晒，适当休息，则多能在数日内治愈。

天行赤眼，亦是感受时气邪毒所致，起病亦急剧，眼忽赤肿，痛痒交加，畏热羞明，眵泪热烫，继而稠黏，甚则睡起时睫毛与双目胶封，多先患一目而累及双眼，亦有两眼齐发的，或红退复起的。正气不足者，易致病情缠绵，往往一人发病，迅速传染他人，甚至广泛流行。传染多由病人的眵泪，直接或间接地传至健康人眼内而发病。二证的病因症状及治法大致相近，但天行赤眼传染，故对病人用过的一切物件，如手帕、面巾、脸盆、接触到的医疗器械等，都不要与健康人接触，且要严加消毒；健康人勿与病人接触，并可用鸡蛋清调黄连细粉点眼预防；或用蒲公英、大青叶、千里光各30g，水煎去渣，取出1/3量清澈液洗眼，留2/3内服，亦可预防及减轻症状。

睑弦赤烂

【脉症提要】睑弦赤烂，亦名风弦赤烂、迎风赤烂、沿眶赤烂、风火烂眼、烂弦风等。此患多因脾胃蕴积湿热，复受风邪，风与湿热相搏，停于睑内而发；或因椒疮（沙眼）涩痒，揉擦过多，以致睑边糜烂；亦有因拔剪倒睫，损伤睑弦，风邪侵入所致。此患初起，睑边漫生透明水疱样的细小湿疹，痒痛时作，频喜揉拭，疱疹破裂，渐渐眼睑赤烂、胶黏，久则睫毛脱落，不易再生，以致睑弦变形，影响外观，甚则并发翳膜诸症，有碍视力。

风湿偏盛的，湿痒胶黏，舌苔白腻，脉多浮滑；胃热心火偏旺的，则眼弦赤肿热痛，尿黄便秘，舌质深红，苔黄乏津，脉象滑数；肝肾阴虚，风火上扰的，多红赤痒痛不甚，病情缠绵，影响视力，舌红少苔，脉象细数。

【适证方药】疏风除湿饮（经验方）　羌活 12g，防风、荆芥穗、苍术、滑石各 15g，甘草 6g，水煎温服。三煎药渣宽水，煎开后加陈醋 2 两，先熏双目 3～5 分钟，而后适温泡足。功能疏风祛湿。主治睑弦赤烂风湿偏盛，湿痒胶黏。

疏风饮（经验方）　蝉蜕、蛇蜕、僵蚕、荆芥穗、霜桑叶各 15g，甘草 6g，水煎温服。三煎药渣宽水，煎开后先熏洗双目，然后加热泡足。功能疏风止痒。主治风火烂弦，眼睑红赤痒痛。

防风木贼饮（经验方）　防风、菊花、木贼、刺蒺藜、牡丹皮各 15g，煎服法及功能主治同上方。药物配方简洁平常，但皆为常用有效之剂。

泻火解毒汤（经验方）　酒炒黄连 9g，酒炒黄芩 15g，酒炒大黄 9g（后下），生石膏 30g，黄柏、栀子各 15g，水煎温服。功能清热泻火。用于脾胃积热，心火偏盛，眼弦赤肿热痛，心烦口渴，小便黄赤，大便秘结。

清热养阴汤（经验方）　酒炒生地黄 30g，酒炒白芍 15g，石斛 30g，白菊花 18g，僵蚕 12g，车前子 30g，水煎温服。四煎药渣宽水煎开后趁热熏眼，不烫时泡足。功能滋阴清热。主治肝肾阴虚，风火上扰，眼睑痛痒或糜烂，时日缠绵者。

搽药方（《审视瑶函》）　血竭、乳香、没药各 3g，轻粉 1g，密陀僧 3g，共为极细粉备用。先用茶叶水洗净烂弦处，每用药粉少许，搽于烂弦疮处。功能解毒止痒，收敛水湿。用于烂弦似疮，水湿浸淫，痒痛交加。

又方（《审视瑶函》）　青黛、黄柏细末、潮脑、轻粉各 3g，松香 5g，共研细末，用纯棉青色旧布卷药粉在内，麻油湿透，烧灰，俟油灰滴于盅内，用药油蘸搽湿烂处，1 日 2 次。功用主治同上方。

洗眼方（《验方新编》）　白矾、铜绿、花椒各等份（个人常用量为各 1g），外加槐树条（细枝）6 寸，水煎洗眼，治风烂眼。风火烂眼，眼弦赤烂，痛痒兼有，痒较突出，洗之显效。

又方（《验方新编》）　黄连 3g，桑叶 15g，生姜 3 片，煎汤熏洗双眼，主治风火烂眼。

【临证应用】眼弦赤烂，风湿偏盛，湿痒较甚，眼睑胶黏，舌苔薄白或微腻，脉象浮滑或弦滑的，治宜祛风除湿为主，兼以清热之品，方用除湿疏风饮加薄荷、黄芩各 15g，疏风饮、防风木贼饮二方亦可配合应用。

脾胃积热，心火炽盛，眼弦赤肿热痛，尿黄，便秘，舌质暗红，苔黄乏津，脉象滑数的，治宜泻火解毒，方用泻火解毒汤为主，随症加减。

肝肾阴虚，风火上扰，眼弦红赤痒痛不甚，病情较为缠绵，舌红少苔，脉象细数的，治宜养阴息风，方用清热养阴汤为主，随症加减。

外搽、洗眼等 4 个方，亦可配合应用，以提高疗效。患者一定要注意眼部保洁，勿随意用手擦揉，尽量减少阳光照射，谨防沙尘入目，切勿熬夜、饮酒，忌食辛辣燥热动风之物，如此方能治疗显效，如期治愈。

【施治体会】此患较为缠绵，久则患处或有痂块积聚，若拭去痂块，可见该处溃陷，睫毛稀疏不整或倒睫、脱落，脱落后不易再生，以致睑弦变形，影响外观，甚至并生翳膜等症。故除药物治疗，内服及外用熏、洗、点眼之外，更应自我呵护，其中饮食清淡，勿熬夜饮酒，心情平和，保障睡眠，劳逸适度，防尘，防晒，不可用手揉擦等，都至关重要。另外，平时用霜桑叶、蝉蜕、防风、白菊花各 15g，僵蚕 9g，宽水煎汤，取少量洗眼，其余代茶饮，亦能减轻症状，减少此患的发生。或用蒲公英、密蒙花各 30g，刺蒺藜 15g，用法同上，亦有一定的清热解毒、减轻痛痒作用。

冷泪热泪

【脉症提要】流泪症古人分类繁多，有迎风流泪、迎风冷泪、迎风热泪、无时泪下等。临证所见，多为冷泪、热泪二症。冷泪一般冬季较重，年远日久，则不分冬夏，治疗较难；热泪大都为外障兼有的症状，治疗较易。若因情志刺激而流泪者，不属病态。

冷泪多属肝肾两虚，精血亏耗，复因外邪侵袭所致。凡精亏血衰及悲伤哭泣过频者，则易患此疾。眼睛不红不肿不痛，泪下无时，迎风更甚，泪水清稀无热感。久流失治，令目昏暗，甚至视瞻不清，舌质多见偏淡，苔少薄润，脉象多见细弱无力。

热泪则因肝火炽盛，外被风热侵袭而致。每与外障兼见。症状多见红肿灼热、焮痛羞明，泪下黏浊，舌质偏红，舌苔薄黄，或见乏津，脉象多见滑数。

【适证方药】益精养血汤（经验方）　熟地黄 30g，枸杞子、桑椹各 18g，龟甲胶（烊冲）12g，潼蒺藜、甘菊花各 15g，水煎温服。四煎药渣宽水，煎开后先熏眼睛，不烫时泡足。功能补益肝肾精血，止泪明目。主治冷泪属于肝肾两虚，精血亏耗，泪下无时，迎冷风更甚，甚至视物不清。

菊精丸（《审视瑶函》）　甘菊花 120g（去梗叶，炒），巴戟肉 30g，肉苁蓉 60g（酒洗去皮，炒，切，焙），枸杞子 90g（捣烂），共为细末，炼蜜为丸如梧桐子大，每服 9g，日服 2 次，用温黄酒或青盐汤空腹食前送服。功能补益肝肾精血。主治肝肾精血亏虚，冷泪不时流出等症，日久不愈者。加黄芪、当归身、熟地黄各 90g，肉桂 15g，同为丸服，可增强温补气血功效。

凉肝疏风饮（经验方）　羚羊角粉 3g（分 2 次吞服，用汤药送服），黄芩 15g，甘菊花、霜桑叶各 18g，生地黄、车前子各 30g，水煎温服。功能疏风凉肝，滋肾止泪。主治肾阴不足，肝火炽盛，热泪时下，眼睛红肿灼热，泪下黏浊，焮痛羞明，或兼小便黄短。

清热泻火汤（经验方）　黄连 9g，黄芩、栀子各 15g，石膏、生地黄各 30g，野菊花 15g，水煎温服。三煎药渣宽水，煎开后取少量清澈药液熏洗双目，其余适温泡足。功能疏风清热，明目止泪。主治肝胃火旺，热泪时下，甚至目赤涩痛。

蒙花蒺藜饮（经验方）　密蒙花 18g，生地黄 24g，益智仁 12g，细石斛、枸杞子、甘菊花各 18g，水煎温服，药渣用法同上方。功能滋肾清肝止泪。常用于肝肾不足，精血亏乏，不时流泪或迎风流泪，甚则视物不清。

杞菊益智仁方（经验方）　甘菊花、甘枸杞各 15g，益智仁（打碎）9g，此为 1 日量，水煎当茶饮。功能益肾养肝，止泪明目。无论冷泪、热泪，日久不愈，不时泪下，甚则影响视力的，均可每日作茶饮，有一定止泪明目功效。

千里光饮（经验方）　霜桑叶 18g，野菊花 9g，千里光 18g，夏枯草穗 9g，生地黄（切薄片）、知母各 18g，用法同上方。功能疏风清肝，滋肾清热。主治常流热泪，小便时黄，或偶感口苦，眼干涩痛等症。

无论冷泪、热泪，都可配合针灸治疗，则收效更速。除服药、针灸治疗外，自我调养也很重要。尽量保持心情平和，劳逸适度，保障睡眠，饮食温和，减少烟酒、辛辣、荤腥等助湿生热之物的刺激，即不难治愈。

【临证应用】冷泪，冬季则甚，尤怕风寒冷风，眼睛不红不肿，泪水清稀无热感，多属肝肾两虚，不能滋养双目，复因风寒侵袭所致。或因悲泣过频，耗伤精血，亦易罹患此疾。流泪日久失治，可令人目视昏暗，甚至视瞻不清，舌质偏淡，苔少薄润，脉象细弱无力的，治宜补益肝肾，方用益精养血汤为主，菊精丸、杞菊益智仁方亦可配合应用。

热泪，多因肝火炽盛，风热侵袭而致，症状多见红肿灼热，焮痛羞明，泪下黏浊，舌质多见偏红，舌苔薄黄，津液不足，脉象滑数的，治宜清热息风，方用凉肝疏风饮为主。热甚的清热泻火汤、千里光饮、蒙花蒺藜饮等方皆可配合应用，以疏风清热，滋肾凉肝。饮食等方面注意事项同暴风客热证。

【施治体会】迎风流泪一患，用药对证，治疗及时，多数都易治愈。但若治不及时或失治，患者不能注重保养，如熬夜、饮酒、心情烦躁、嗜食辛辣油腻，或操劳过度等，则治愈较难。即使是治愈，亦易复发。日久不愈，可导致视力下降，乃至瞻视不清。故而虽不为大患，但应引起注意。

赤丝虬脉

【脉症提要】赤丝虬脉（充血），是指气轮（白睛）上较长期出现丝脉赤虬，条缕分明，经久不退，较为难治的一种疾患。与暴风客热或天行赤眼的白睛红赤不同，此患多因诸热性眼病失治而成；或因经久冒涉风沙瘴气，或较长时间接近烟熏火燎，或因嗜饮烈酒，过食煎炙厚味，以致热郁血滞所致；或长期过度眼劳，以致血络瘀滞而发；或因椒目（沙眼）失治等原因，均可导致此患的发生。

白睛表面赤脉纵横，虬蟠旋曲，丝脉粗细疏密不等，伴有羞明流泪，或微痛微痒，或并无不适症状，只觉干涩昏蒙，久而不治，或治不得法，赤脉可不断伸展。若复患椒疮，则易酿成血翳包睛的恶候。

【适证方药】退热散（《审视瑶函》） 赤芍、炒黄连、木通、生地黄、炒栀仁、盐水炒黄柏、酒炒黄芩、当归尾、甘草梢、牡丹皮各等份，上为末，每服15g，水煎，热服。功能清热活血。主治血热蕴伏血络，白睛赤脉纵横，或伴羞明流泪，微痛微痒，干涩昏蒙等症。

退赤散（《审视瑶函》） 炙桑白皮、甘草、牡丹皮（酒洗）、黄芩（酒炒）、天花粉、桔梗、赤芍、当归尾、瓜蒌仁（去壳、油，为霜）各等份，为细末，每服6g，日服3次，麦冬去心煎汤送服。功能清肺散瘀。主治白睛赤脉较细，涩紧不爽，微痒，泪黏，病情较轻者。

蒙花散（《眼科纂要》） 密蒙花18g，木贼草、刺蒺藜、地骨皮各15g，桑白皮18g，蝉蜕、连翘各12g，石决明24g，青葙子、甘菊花各15g，水煎温服。功能清热退赤。主治肝肺郁热，白睛赤脉，或伴目赤涩痛，头痛眩晕等症。

清热明目饮（经验方） 刺蒺藜、决明子各 18g，赤芍、红花各 15g，千里光 30g，水煎温服，三煎药渣宽水，煎开后加陈醋半斤，适温泡足。功能清热退赤。主治白睛赤脉，干涩微痛等症。

凉血散瘀汤（经验方） 酒炒生地黄 30g，牡丹皮 15g，水牛角片 24g，赤芍、当归尾、茺蔚子各 18g，水煎温服，药渣用法同上方。功能凉血散瘀。主治赤脉纵横，羞明流泪，或伴微痛，舌红苔黄，脉象弦数。

清肝泻火汤（经验方） 夏枯草 18g，龙胆草、胡黄连各 12g，酒炒生地黄 24g，栀子、紫草各 15g，茺蔚子 18g，煎服法同上方。功能清肝凉血泻火。主治肝火过旺，口干口苦，小便黄短，目赤充血，白睛赤丝虬脉满布，目微涩痛。

暴风客热下诸方，亦可对证选用。

【临证应用】此患除热性病失治或久冒风沙及烟熏火烤引起外，最为多见的还是饮酒过度，嗜食煎炙厚味过多，郁热积久，血滞血瘀，上攻于目，而致白睛表面赤脉纵横，虬蟠旋曲，红赤充血，甚则羞明流泪，微痛微痒，舌质多见暗红，少苔或苔黄乏津，脉象滑数的，治宜清热散瘀，方用退热散为主；病情较轻的，用退赤散，赤丝退后，续服蒙花散。所列诸方，亦可对证选用，或清热，或退赤，并能改变生活习惯，尽量饮食清淡，勿熬夜、饮酒，保持心情平和，劳作时防护好眼睛的，即不难治愈。

【施治体会】若因熬夜疲劳，或加饮酒；或因野外劳作受热，渴无水饮；或郁愤暴怒等，引起的一时性目赤充血，一般心情平定下来，充分休息，适当增加饮水量，饮食适度清淡，多无需药物治疗，即能红赤退而自愈。或并无明显不适症状，只觉眼睛干涩不适，红赤日久不退的，即用清肝明目汤服三五剂，大多都能治愈；病情更轻的，用密蒙花、千里光各 18g，赤芍 15g，此为 1 日量，开水冲泡当茶饮数日，再加以饮食清淡，亦多可治愈。

若因其他热病引起，热病治愈后即可红赤消退；若因某些眼病如椒疮、暴发火眼、天行赤眼等引起，则治愈本病，赤丝虬脉自退；不明原因或因喷嚏、剧咳、高歌等，眼角或白睛出血，红赤一块，但无任何不适的，亦不用治疗，数日即退。但若经常赤丝虬脉纵横，眼睛不适，微痛微痒干涩的，则须及时治疗，以防血翳包睛难治。

云雾移睛

【脉症提要】眼睛外观正常，自觉眼前常见幻象，状似云雾在眼前浮游移荡，因而得名。今人多称为"飞蚊"，其形多样，如患者眼前黑花茫茫，或如蛛丝漂浮，或如蚊蝇蝶舞，或如旌旗飘拂，或如蛇身环卷等幻象，在空中荡漾，其色或青或黑，或粉白微黄，甚带赤色，随眼动止，仰视则在上，俯视则在下，是其主症。若仰望白壁青天则明显，虽闭目亦可见，眼前一片莹星乱飞。视力良好，而体质较瘦弱者，则多属生理性一时疲劳所致，劳逸适度，保障睡眠，注意自我调养，则无须药物治疗即愈。但若突然出现，视力急剧下降，且黑点密集较甚，兼有视物带赤者，须及早治疗，以防继续加甚。

此患多属肝肾精血不足，时日较长，或年龄偏大者，除上述症状外，亦有兼见眩晕耳鸣、腰酸膝软、睡眠不实等症，面色多见萎黄或乏泽，精神欠佳，舌质偏淡，苔薄津润，脉象细弱。

气血俱虚者，面色萎黄或㿠白，身体消瘦，畏寒倦怠，视力下降，云雾移睛，日久不愈，舌质多淡，脉多虚细。

肝气偏旺，复因愤郁暴怒，阳旺阴虚，以致突发"飞蚊"，头痛目胀，心烦不宁，甚至面红耳赤，舌质多见暗红，舌苔多见黄腻，脉象多见弦数。

【适证方药】**滋肾养肝汤**（经验方）　熟地黄24g，当归身、山萸肉各15g，枸杞子、甘菊花、潼蒺藜各18g，水煎温服。四煎药渣宽水，煎开后适温泡足。功能滋肾养肝，养血明目。主治肝肾不足，精血亏乏，腰酸膝软，视物不清，或眼前异影随所视而动，甚则眩晕耳鸣等症。眩晕加蔓荆子、天麻各15g；耳鸣加磁石18g；睡眠不实加龙齿、珍珠母各30g；口干口渴加麦冬、北沙参各30g，余随症加减。

羊肝补血汤（经验方）　羊肝1付，当归身90g，黄芪120g，熟地黄90g，大枣、川芎各60g，除羊肝、大枣外，余药锉粗末，用净纱布包作小包约6个，棉线扎紧口，羊肝洗净切块，用净水约10斤，同大枣及上药放入砂锅内文火炖至羊肝熟烂，去药，夏季放冰箱保存，共分六等份，1日温服2次，3日尽剂。功能益气养血明目。主治气血两虚，午后目珠涩痛，痛引眉棱，眼前"飞蚊"，或迎风冷泪。炖汤时也可适量加入调料如食盐、生姜、桂皮等，以改善口感。但不能品种太杂，量不宜过重，以免影响疗效。

清肝舒郁饮（经验方）　羚羊角粉6g（分3次吞服，用汤药送下），生地黄

30g，白芍、蔓荆子各 18g，郁金、醋炒柴胡各 15g，水煎温服。功能清肝潜阳，舒郁明目。主治悲愤郁怒，风热上行，头目胀痛或眩晕，胸胁胀闷，眼前"飞蚊"色红，心烦易怒。头痛眩晕甚者，加生石决明 30g，生龟甲 18g，以增强潜阳益阴之功；口苦口干者，加麦冬 30g，龙胆草 15g；目赤涩痛者，加刺蒺藜 15g，细石斛、密蒙花各 30g，余随症加减。

杞菊石斛饮（经验方） 甘菊花、甘枸杞、细石斛各 18g，生地黄 30g，知母、蔓荆子各 18g，生牡蛎 30g，水煎温服。四煎药渣宽水，煎开后加陈醋半斤，适温泡足。功能滋肾清肝，潜阳明目。主治肾阴不足，肝风上扰，头目胀痛或眩晕，心烦不宁。

杞菊丸（《本草备要》） "甘菊花与甘枸杞等量，为末蜜丸常服，永无目疾。"用细石斛 9g，霜桑叶 15g，生地黄 24g，煎汤送服。可增强滋肾养肝、疏风明目之功。

谷精草茶（经验方） 密蒙花 18g，谷精草、车前子各 30g，为 1 日量，开水冲泡当茶饮。功能清肝益阴明目。常用于目珠涩痛、视物不清等症。

【临证应用】此患主要以调理肝肾为主，若有其他兼症，则兼顾用药。如属肾元不足、精血亏乏者，常见有眩晕耳鸣、腰膝酸软等症，或病程较长，或年龄偏大，或兼有其他慢性病如消渴、脑梗、严重失眠等病，用药时都要兼顾。

如肝肾两虚，目失濡养，眼前出现黑花或蛛丝、蚊蝶、旌旗状影子等症状，随眼动而动，或伴眩晕耳鸣，腰酸膝软，睡眠不实，精神欠佳，面色淡黑或萎黄，舌质乏泽，苔薄或乏津，脉象细弱或微数的，治宜滋养肝肾明目，方用滋肾养肝汤为主，随症加减。

如属气虚肝血不足，面色萎黄或㿠白，午后目珠涩痛，牵引眉骨，形体消瘦，畏寒，眩晕，倦怠无力，云雾移睛，舌质色淡，脉象虚细的，治宜益气养血明目，方用羊肝补血汤为主。

或因情志抑郁，耗气伤阴，以致肝风上扰，头目胀痛，心烦不宁，眼前突现黑影，甚至面红耳赤，舌质暗红，舌苔黄腻或乏津，脉象弦数的，治宜清肝舒郁，先用清肝舒郁饮，待头目胀痛及面红耳赤症状消退，续以杞菊石斛饮调治，杞菊丸、谷精草茶方均可配合应用。

除药物治疗外，自我调养亦很重要。能够清心寡欲，勿饮酒、熬夜，少上网劳眼，食物勿偏于辛辣油腻等，对于治愈此患，都是大有裨益的。

【施治体会】此患不难治愈。但能注重自我调养的，暂时性云雾移睛多可不治自愈，亦无任何不良后遗症。时日延久不愈的，能够对证施治，以滋养肝肾、益气养血、清肝潜阳等治法为主，亦都能一一痊愈。

若属肝火过旺，兼有心烦口苦、耳鸣口苦、尿黄便秘等症，突起眼前云雾移睛的，中成药龙胆泻肝丸用酒大黄适量（6～15g）煎汤送服，大便通畅热退，幻影即除；若属肾虚精乏，腰酸眩晕，眼前出现"飞蚊"，病情较长者，明目地黄丸、杞菊地黄丸等中成药效果亦良。

眼前偶尔出现黑影，别无其他不适的，多能不治自愈。但要饮食温和，勿熬夜饮酒，保障睡眠，劳逸适度，能做到这些，即使病情较重，或兼有其他慢性病，能够辨证无误，用药对证，加以注重自我调养，亦都能调治痊愈。

单双乳蛾

【脉症提要】喉蛾，民间称之为"发蛾子"。因其发病在咽喉部两侧的喉核处，红肿疼痛，其形状若乳头，或如蚕蛾，故名乳蛾。

因于风热：咽部单侧或双侧突发乳蛾，高肿而根脚收束，表面高低不平，色呈深红，或患处现白色或黄色小星点，或有一小块黄色脓样物，易于拭破，拭去后亦不出血。患者自感咽部灼热疼痛，甚至憋胀，吞咽困难，焦躁不安，或伴发热头痛等症，舌边微红，苔白或黄，脉象多见浮数。

因于虚火：咽部微肿微红，疼痛不剧，发病较缓，或仅吞咽不利，朝轻暮重，黄昏更甚，或口干而不欲饮，舌质微红少苔，脉象多见细数。

因于气血凝滞：咽部或左或右，形若乳头，不红不肿，亦或不痛，吞咽、言语基本无碍，易与虚火乳蛾相混，但触之硬实，故而古人称之为"石蛾"。舌质多见瘀暗，少苔灰腻，脉象多见弦迟或沉涩。

小儿形气未充，易感外邪，且久留不去，故易气血凝滞，发为乳蛾，且蛾体较硬，不感冒发热，疼痛亦不明显，基本不影响呼吸、吞咽，亦不易消退及治愈（即所谓"慢性扁桃体肿胀"）。若属突发乳蛾，咽喉处或单或双，猝起血疱，堵塞咽部，呼吸急促，甚至面色通红，患者语言不出，吞咽不下，情势危急的，则当速治，甚至分秒不可延误，无论舌、脉如何，皆当速速挑破乳蛾，令出瘀血，以解除危急。而后对证施治，以清余邪。

【适证方药】挑刺法　用消毒长三棱针，对准血疱轻轻挑破，令恶血流出吐之，以微温淡盐开水漱口，随用中成药冰硼散，吹于患处少许，即刻（3分钟以内）便能获安。10岁以下小儿无外感发热及其他疾病而突发本病的，刺破乳蛾出血，多数无需服药即愈。用于乳蛾急性者，无论何种原因引起，咽喉部突感异物堵塞，急速感到胸咽憋闷，甚至呼吸受阻，心烦气躁，面色通红，势甚危急者。无论成人、小儿，脉、舌何种表现，只要咽喉部有血疱堵塞，即应速急刺破，吐出瘀积恶血，以解危及生命之险。

成人素体肺胃积热，或因外感时邪引起的，应急速处治，首先刺破乳蛾（血疱），速令恶血流出，继刺手、足十宣穴出血，使热随血解，速缓其急。而后用清咽利喉、泻火解毒之味服之，加以饮食清淡，勿熬夜饮酒，即可获安。

清咽解毒汤（经验方） 薄荷 15g，僵蚕、桔梗各 12g，玄参 18g，金银花 30g，黄芩 15g，金果榄（打碎或切片）9g，甘草 6g（小儿用量酌减），水煎温服。功能清咽泻火解毒。主治肺胃素热，复因外感风热，或食物刺伤，或气逆火升，而致咽喉猝生血疱（单、双乳蛾），以及咽喉红肿胀痛等症。小便黄短加木通、淡竹叶各 15g；大便秘结加大黄 9g（后下）；口渴欲饮加麦冬、芦根各 30g，余随症加减。

滋阴清热饮（经验方） 沙参 30g，麦冬、石斛、生地黄各 24g，知母（盐水炒）18g，黄柏（盐水炒）12g，水煎温服，三煎药渣宽水，煎开后适温泡足。功能滋阴清热利咽。主治虚火上炎，咽喉微肿微痛，朝轻暮重，渴不欲饮。

散结饮（经验方） 赤芍、红花各 12g，当归尾 15g，土贝母 9g，黄芪 24g，金银花 30g，桔梗 15g，甘草 6g，水煎温服，药渣用法同上方。功能清热解毒，消肿散结。主治"石蛾"日久不消，或因饮食辛辣刺激，红肿疼痛或化脓。用此方以清热解毒散结，有消肿止痛之功。石蛾不易完全治愈，但肿胀甚而咽喉不适时，此方有一定作用。小儿用量酌减。

清润饮（经验方） 沙参、麦冬各 30g，桔梗、玄参、罗汉果各 15g，宽水轻煎，微温当茶饮。功能滋阴清热，利咽润喉。主治咽干口燥，微肿微痛，声音嘶哑等症，以及急性乳蛾后调理。

朱黄散（《中医喉科》经验方） 熟石膏 15g，雄黄 6g，煅人中白 9g，炒硼砂 15g，飞净朱砂 1g，冰片 2g，共研极细粉，用喷药器喷入患处。功能解毒收敛。主治乳蛾、飞扬喉、悬旗喉、喉疳等症溃后不敛。

【临证应用】热毒之邪，从口鼻侵入，直达咽喉，搏结于喉核，或单或双，发为乳蛾高肿，其色深红，拭之易破而不出血，甚则火毒蒸腾，灼伤血肉，出现脓样小点或膜状物。由于局部红肿，故自感灼热疼痛，吞咽困难，或伴发热头痛、骨节酸痛、焦躁不安等症，舌边微红，苔白或黄而乏津，脉象浮数的，治宜疏风清热，消肿解毒，方用清营解毒汤为主，随症加减。

若属风火热毒上壅，小舌下单侧或双侧突起血疱，气色暗红，迅速胀大，堵塞咽喉，呼吸急迫，甚至面色通红，语言难出，情势危急的，患者无论男女老幼，亦不论舌脉表现，俱应速急用消毒长三棱针锋利者，轻刺或挑破血疱，令其瘀积的黑红色毒血尽除，即用微温开水漱口，并以中成药冰硼散适量涂于患处，素体无病，或热毒不甚，以及 10 岁左右小儿热毒轻者，一般不需内服药即愈。热毒重者，用清咽解毒汤为主，连服三五剂，并应饮食清淡，静养数日，即可痊愈。但乳蛾较硬而肿胀，故称"石蛾"，则不易消散。

因于虚火，肝肾阴津亏损，不能制火，虚火上炎于咽喉，故见微肿微红，疼痛不剧，发病较缓，或仅梗咽不利，朝轻暮重，黄昏更甚，或口干而不欲饮，舌红少苔，脉象细数，治宜滋阴降火，方用滋阴清热饮为主，随症加减；或用玄麦甘桔汤（玄参、麦冬、桔梗各 15g，甘草 6g）煎汤送服知柏地黄丸。

气血凝滞，咽部或左或右，形若乳头，不红不肿，亦或不痛，吞咽、言语基本无碍，易与虚火乳蛾相混，但触之硬实，故而古人称之为"石蛾"，舌质多见瘀暗，舌苔或腻，脉象多见弦迟或沉涩的，治宜软坚散结，内服药以散结饮为主，不易消散者，可考虑西医手术治疗；溃破后不收敛的，用朱黄散涂患处，咽喉不适，如干燥口渴微痛，或声音沙哑，以及风火乳蛾、血蛾（血疱）等症急救后调理，可用清润饮水煎服或煎汤代茶饮，以清咽润燥。

小儿形气未充，易感外邪，且久留不去，故易气血凝滞，发为乳蛾，且蛾体较硬，不感冒发热，疼痛亦不明显，基本不影响呼吸、吞咽，亦不易消退及治愈。若属突发乳蛾，咽喉处或单或双，猝起血疱，堵塞咽部，呼吸急促，甚至面色通红，患者语言不出，吞咽不下，情势危急的，则当速治，甚至分秒不可延误！无论舌、脉如何，皆当速速挑破乳蛾（血蛾，即血疱），令出瘀血，以解除危急。而后对证施治，如清咽解毒汤减量水煎服，以清余邪。

血蛾，无论成人、小儿皆患，成人多为肺胃素热，复因饮酒熬夜，或愤郁暴怒，或高声喊叫，或被食物刺伤等诱因，咽喉有物卡梗，小舌两旁喉壁处猝起血疱，堵塞咽喉；小儿外感发热，气血凝滞，发为乳蛾，状如血疱的，皆当迅速刺破血疱，瘀血出而即安。而后选用对证之方续调，以免旧疾复作。

【施治体会】乳蛾肿胀较硬的，或无明显不适，吞咽亦无影响者，单用中药消散，则效果不够显著。但若红肿疼痛，或者化脓溃破，或伴发热头痛，心烦口渴等症，则用清热解毒利咽之剂如清咽解毒汤、散结饮、清润饮等方治之，溃后不敛用朱黄散外涂，疗效均较理想。猝起血疱的，则须立即刺破出血，速除危急，而后用清咽解毒汤调治，加以饮食清淡，则多可速愈。个人治疗小儿"血蛾"，刺破血疱，擦出瘀血，用金银花适量煎汤漱口数次，复用冰硼散少许涂患处，一般不用服药即愈。但要谨防感冒，饮食清淡数日，吃东西注意较硬食物勿划伤咽喉，如此方免旧疾复作。

喉痹肿痛

【脉症提要】喉痹，为咽喉肿痛诸病的总称。痹者，闭塞不通之义。因于风热，初起咽喉干燥灼热，微红、微肿、微痛，或起红点，吞咽不利，继而红肿疼痛逐渐加重，吞咽不利，或吐黄痰，声哑，舌苔白糙或微黄，脉象多见浮数。

因于阴虚，起病较缓，且多缠绵，喉关内微红微肿，吞咽微痛，甚则咽喉腐烂，出现白色溃点，朝轻暮重，至夜更甚，或兼喉舌干燥，颧赤唇红，手足心热，精神疲乏，舌质多见鲜红无苔，脉象多见细数或虚浮。

【适证方药】六味汤（《喉科秘旨》） 桔梗15g，生甘草9g，薄荷、荆芥、防风、僵蚕各15g，水煎温服。功能疏风清热，解毒消肿。主治外感发热，喉痹初起，邪在肌表，里热不甚，状似感冒，发热恶风，咽干微痛等症。

疏风清热饮（经验方） 薄荷、牛蒡子各18g，金银花24g，连翘、桔梗各15g，大贝12g，甘草6g，水煎温服。三煎药渣宽水，煎开后适温泡足。功能疏风清热，消肿解毒。主治外感发热，咽喉干燥肿痛，吞咽不利，或吐黄痰。

六神丸（雷氏方，中成药） 每日2次，每次6～10粒（极小丸，比油菜籽还小），温开水送服，含化效果较佳。功能清热解毒，消肿止痛。主治咽喉红赤肿痛，甚则吞咽困难，语言难出，声音沙哑。

冰硼散（《外科正宗》） 玄明粉（风化硝）15g，朱砂2g，硼砂9g，冰片1g，共研极细粉，吹于喉部患处，或用吹药器喷入，1日5～6次。有清热解毒、消胀止痛之功，用于喉痹咽喉肿痛。玄明粉破结消肿，二砂清热解毒，冰片消肿止痛，故为咽喉肿痛常用外吹药之一。

利咽茶（经验方） 开口箭、金果榄各6g，薄荷、桔梗各15g，甘草3g，开水泡饮或水煎服，有清热利咽、消肿止痛功效。常用于咽喉肿痛，吞咽不利。

吹口散（经验方） 开口箭根、白蚤休各15g，冰片2g，金果榄30g，上药除冰片另研外，余药共研极细粉，和入冰片再研极匀，瓷瓶密贮备用。每用少许，吹于患处，日三四次，红肿甚者日五六次。或用蜂蜜和药末为丸莲子大，含于口中，缓缓咽下。功能清热解毒，消肿止痛。主治咽喉肿痛，因于素体肺胃积热，或因外感风热诱发喉痹，红肿疼痛，口干口渴，甚至声音沙哑，红肿溃破。

单味金果榄，1日6～9g，水煎温服；或研细末，用金银花15g煎水，调服金果榄粉，1次3g，1日2～3次，有清热解毒、消肿利咽功效。用于风火实证，或素体肺胃积热，咽干肿痛，吞咽不利等症，屡用皆验。肾阴不足、虚火上炎所致咽喉肿痛，尿清，便溏，症状不重，缠绵日久者，以上诸方慎用。

漱口方（经验方）　金银花、连翘、薄荷各30g，荆芥、白芷各15g，加水三大碗，煎取一碗半，微温不计时漱口。功能疏风清热，解毒止痛，并可去除口中异味，保持口腔清爽。

一阴煎（《景岳全书》）　生地黄18g，白芍15g，麦冬18g，丹参24g，甘草6g，牛膝、熟地黄各15g，水煎温服。四煎药渣亦可宽水再煎泡足。功能清热养阴。主治咽喉不利似哽，后壁出现小颗粒如珠状，多少不一，微肿微痛等症。

益阴饮（经验方）　石斛、玉竹各30g，玄参、麦冬、酒炒生地黄各24g，龟甲15g，桔梗12g，水煎温服。功能滋肾养阴，清热润咽。主治肺肾阴虚，虚火上炎，咽干微痛，时或手足心热等症。

口含方（经验方）　制附子蜜炙，每用3～6g，含于口中，缓缓咽下少量汁液。功能引火归原，而祛咽喉寒凝。主治咽喉微肿微痛，朝轻暮重，属于虚火上炎者。

引火法（《串雅外编》）　人病厥逆（阴阳失调，四肢逆冷）之症，不敢用药，依此治之。吴茱萸30g为末，以面（麦面粉）15g，水调成糊，以布摊成膏，贴涌泉穴内，则手足不逆（不凉）。此法亦治虚火上炎引起的喉痹日久不愈。

又法（《验方新编》）　附子1个为末，米醋调成膏，贴涌泉穴上，然后用大剂六味地黄汤与之，火不再发。

【临证应用】因于风热，初起多有发热恶风、咽喉红肿热痛、吞咽不利等症，此为风热犯肺，结于咽喉所致；若邪热内盛，则红肿疼痛较剧，言语艰涩或喑哑，大便秘结，小便黄短，痰黄而黏，舌边微红，舌苔薄黄，脉象浮数或滑数的，治宜疏散表邪，清泻里热，方用六味汤或疏风清热饮。邪热内盛，二便秘涩，烦渴引饮的，酌加大黄（后下）9～15g，木通15g，芦根30g；红肿较甚的，加玄参、紫草各15g，或加用中成药六神丸适量含化，以增强清热解毒、消肿止痛之功。待肿痛基本消退，复用利咽茶续饮，以续清咽喉余热，漱口方、吹口方亦可对证选用，内外兼治，以提高疗效。

因于阴虚，起病较缓，且多缠绵，喉关内微红微肿，吞咽微痛，甚则咽喉腐烂，出现白色溃点，朝轻暮重，至夜更甚，或兼喉舌干燥，颧赤唇红，手足心热，精神疲乏。足少阴经脉循喉咙挟舌本，阴虚则火上蒸，故见以上诸症，舌质红绛少苔，脉象细数或虚浮的，治宜滋阴清热，方用一阴煎或益阴饮；阴虚火旺甚者，手足心热，或伴夜寐盗汗、腰膝酸软等症的，用一阴煎煎汤，送服知柏地黄丸，每次 9g，日服 2 次。引火下行的 2 个外用方及口含蜜炙附子，亦可配合应用，以引火归原。

若因久病不愈，或过用寒凉之味，以致阳气亏损，而见咽喉微痛，面色苍白，声音低微，小便清长，大便溏稀，脉象微弱，舌苔白润等阳虚症状的，则当治宜温肾助阳，引火归原，用中成药金匮肾气丸，"益火之源，以消阴翳"，或用蜜炙附子含之，以消咽中之寒。本证较为少见，用药切忌表散、清降、寒下诸法，须防复伤正气、亡阳而立见危殆。所以对证施治，毋失脉证，用药方能有效，治愈疾病，且少有遗留后患者。

【施治体会】外感所致喉痹，以风热者为多见，风寒者较少。常因气候急剧变化，起居不慎，为六淫所伤，咽喉外通口鼻，内达肺胃，肺主皮毛，故外邪袭之而患喉痹，常与风热直袭咽喉，搏结不去，以致咽喉肿痛；或风寒束表，营卫失和，邪郁不解，壅结于咽喉而为喉痹。

内伤所致喉痹，以阴虚者为多见，阳虚、气虚、血虚、气滞者为少见。内因伤脏腑，必耗气血而失调，而肝肾为相火之舍，赖阴血以滋养，方能使相火内寓。如素体虚弱，加以劳伤过度，损及肝肾，津血被耗，则相火不得滋养而妄动，上蒸熏烁咽喉，即可出现一系列阴虚喉痹诸症。若病久不愈，反复为患，或因用药失当而误治的，亦有表现为阳虚、气虚、血虚、气滞等不同类型的喉痹。

此患病因病机虽然复杂，能够细审脉证，详观口咽，亦不难分辨。一般外感引起的喉痹，外感症状如头痛发热等与咽喉肿痛同时出现，或者咽喉肿痛出现在先，起病较快，病程较短，治疗得宜，奏效亦速。内伤喉痹，则多先见脏腑不和，症候如心烦口渴或手足心热等，而后出现咽喉肿痛，且起病较缓，劳倦后症状加重，其肿痛又常伴咽部干涩或喑哑等症，外观红肿亦不如外感者显著，短期不易治愈。喉痹因于内伤而偏于阴虚者，往往反复复发，难以痊愈。若不重视自我调养，如饮食适当清淡，勿过度劳累，精神减压，谨防感冒等，单凭药物治疗，疗效多不理想。

所谓"急、慢性咽炎"，即属喉痹之类。辨证治法用药，亦与喉痹、乳蛾、口舌生疮等症相近，所入诸方，均可对证选用。

口舌生疮

【脉症提要】实证：口疮生于唇、舌或颊内等处，如米粒或如豌豆、黄豆大小，圆形或椭圆形，周围有微突起的鲜红色边缘，疼痛，尤以饮食时为甚，有黄白或赤色溃烂斑点，实证斑点较多，一般七八个至十余个，可见发热、口渴、溺赤、便秘等症，舌质多红，苔薄乏津或黄糙，脉象多见滑数。

虚证：口舌斑点有一个至二三个不等，表面黄白色，周围颜色淡红，甚则镜面舌显露龟纹（光红无苔，中部裂纹），口干不思饮，脉象细数。

【适证方药】**凉膈散**（《太平惠民和剂局方》） 大黄（后下）、芒硝（分2次冲服）各9g，生甘草6g，栀子、薄荷叶、黄芩、连翘各15g，水煎温服。三煎药渣宽水，煎开后加陈醋半斤，适温泡足。功能清热泻火，通利二便。用于三焦实热，烦躁口渴，面赤唇焦，胸膈烦热，口舌生疮，便秘，溺赤等症。

导赤散（《小儿药证直诀》） 生地黄30g，川木通、淡竹叶各15g，生甘草6g，水煎温服。功能清热泻火利尿。主治心火过旺，口渴面赤，口舌生疮，小便赤涩淋沥，舌红脉数。可加金银花30g，连翘15g，以增强清热解毒之功。口渴甚者加麦冬、芦根各30g。

三黄汤（经验方） 黄连9g，黄芩15g，大黄（后下）9g，金银花30g，玄参、木通各15g，水煎温服。功能清热泻火，消肿解毒。主治三焦火旺，口舌生疮，红肿或溃烂，心烦口渴，便秘尿黄等症。

豆根饮（经验方） 山豆根（切薄片）12g，开喉箭根（切片）9g，金银花30g，金果榄9g（为细末，分3次吞服），宽水轻煎，饭后代茶饮。功能清热解毒，消肿利咽。主治口舌生疮，红肿热痛，溃破流脓，影响饮食，或兼便秘尿黄，心烦口渴等症。

玄麦归地汤（经验方） 玄参、麦冬各18g，当归身15g，熟地黄24g，知母18g，盐水炒黄柏9g，水煎温服。四煎药渣宽水，煎开后适温泡足。功能滋阴养血，清热生津。主治虚火上炎，熏灼于口，口舌一二处溃烂斑点，时发时愈，其色淡红，或兼手足心热，舌质光红，中有裂纹，脉象细数。

桔梗饮（经验方） 桔梗15g，玄参24g，沙参30g，麦冬30g，甘草3g，水煎温服。功能清热养阴，消肿利咽。主治咽喉红肿，心烦口渴，甚至溃破疼痛，声音沙哑等症。

冰胆散（经验方） 地苦胆（金果榄）30g，薄荷叶、玄明粉各15g，冰片3g，共研极细粉，密贮。用时以少许吹、涂患处，含片刻，缓缓咽之。功能清热泻火，消肿止痛。主治咽喉肿痛因于肺胃实火者。无论已溃、未溃，用之皆有清爽咽喉、消肿止痛之功。

拳参散（经验方） 拳参30g（无此药用白蚤休代，不影响疗效），开喉箭根、薄荷叶各15g，共研细粉，和匀，以蜂蜜调和为丸樱桃大，1次口含1丸，缓缓咽下，1日5～6次。功用主治近同冰胆散，而消肿止痛作用较强。

一味霜（经验方） 秋末冬初采挖大而坚实的金果榄一味，研细粉备用。内服每次3～6g，1日2次，用温开水送服；外用吹患处。功能主治同冰胆散。

一味消（经验方） 开喉箭一味（用高山野生的根状茎，去净须根及杂质，洗净，切片晒干）6～9g，用开水冲泡当茶饮。功能清热解毒，消肿散瘀。用于喉痹肿痛，咽喉充血，痹阻壅塞（如属急性乳蛾，应以三棱针刺破出恶血，涂"一味霜"或"冰胆散"），吞咽困难，以及口舌生疮，红肿疼痛等症。本品苦寒有小毒，勿久服、过服，病去立止。此药民间广泛使用，消肿止痛效果甚佳。数十年应用尚未见有不良反应者。百姓家多有种植，形似万年青而叶偏小，花、果、根俱与万年青相似，高山野生者良。

以上诸方，皆为个人数十年应用有效之方。不一定每个患者都要用到，总宜根据病情，对证选用，显效且能如期治愈为实。笔者已年近八旬，还要每周五个上午应诊，时间、精力有限，不可能再继续写书，故而将使用过的实效验方悉数纳入，以供读者参考。

【临证应用】口疮实证，多因心脾实火，上炎于口腔，灼伤肌膜，而致唇、舌或颊内等处生出米粒或黄豆大小圆形或椭圆形突起，边缘色红，疼痛，饮食时痛甚，或有黄白或赤色溃烂斑点，或伴心烦，口渴欲饮，溺赤便秘等症，舌质红，苔薄乏津或黄糙，脉象滑数的，治宜清热解毒利膈，方用凉膈散为主，导赤散、三黄汤、冰胆散等方亦可对证选用，内外兼治，以速愈其患。

口疮虚证，乃是虚火上炎，熏灼于口，久则肌膜溃烂而成斑点，表面黄白色，周围颜色淡红，口干不思饮，舌质光红无苔，甚则裂纹明显，脉象细数的，治宜滋阴养血，方用玄麦归地汤为主，可随症加减；一阴煎、益阴饮（方见喉痹）、桔梗饮亦可配合应用。

虚实不彰，身体亦不虚弱，无兼夹其他疾病，仅是口腔经常溃疡，除对证选用内服药外，上列外涂、含咽诸方，以及乳蛾、喉痹下的经验小方，都可适症选用。但身体虚寒，小便不黄，大便不秘，口不渴者，切勿使用寒凉之方。

【施治体会】本症在口腔内生出黄豆大溃烂斑点，故名口疮，亦名口疳。实证多因口腔内有损伤，邪毒感染，或素体脾胃积热而发，治法总宜清泻积热为先；虚证多因虚火上炎而致，治法则须滋阴清热为主。实证发病较急而易愈；虚证发病较缓而缠绵，且往往反复复发。除药物治疗外，患者个人自我调养，如饮食注意，保障睡眠，劳逸适度，谨防感冒，保持口腔清洁等，都可减少此患的发生。实证常用桔梗饮水煎服或泡水饮，冰胆散蜜调含化，都有较好效果；虚证常服中成药六味地黄丸或知柏地黄丸，用玄麦甘桔汤泡水饮，注意自我调养，亦可减少此患的复发。

牙龈疮痛

【脉症提要】牙疮生于牙龈肉上，疮面露于口腔；牙痛生于牙龈尽处或牙龈深处，疮面不外露，二者证治近同。

风邪热毒侵入龋齿，或饮食厚味，脾胃积热，或龋齿日久，秽浊郁结，伤及牙龈，初起牙龈肉上微红肿痛，甚则肿连腮颊，若生于牙龈尽处，形成痈肿，则牙关开合不利，甚则肿连咽喉，妨碍饮食，兼有寒热症状，经三四日成脓或自行溃破后，即肿消痛止。

风邪热毒，或脾胃积热上冲，气血壅滞而红肿疼痛，溃破流脓等症，舌质多见暗红，舌苔黄腻或乏津，脉象多见浮数或滑数。

【适证方药】**清热解毒汤**（经验方） 生石膏60g，知母18g，桔梗12g，金银花30g，连翘、赤芍各15g，甘草6g，水煎温服。功能清热解毒，消肿止痛。主治牙龈疮痛，红肿疼痛，咽干口渴。

漱口方（经验方） 薄荷、玄参、金银花各15g，宽水煎汤，微温漱口。功能清热解毒，利咽爽口。用于牙龈疮痛溃后漱口，以清洁口腔，清利爽口。

清热解毒茶（经验方） 绿豆皮60g，甘葛、麦冬、淡竹叶各30g，生甘草9g，宽水煎数滚，微温当茶饮。功能清热解毒生津。用于脾胃积热，牙龈疮痛肿痛，胃燥口渴，尿少色黄。

冰硼散（方见喉痹）、**朱黄散**（方见乳蛾）二方，亦可配合应用。

【临证应用】牙龈疮痛，因于风邪热毒，或脾胃积热上冲，或龋齿感染秽浊，气血壅滞，红肿疼痛，或溃破流脓，舌质暗红，舌苔黄腻或乏津，脉象浮数或滑数的，治宜清热解毒，方用清热解毒汤内服，配合漱口方清洁口腔，并用清热解毒茶饮之，一般都能数日治愈。咽喉肿痛者，配合冰硼散吹喉；若溃烂不敛者，朱黄散撒于溃面，效果俱佳。

寄希速愈，或者治愈后减少复发，患者则须饮食清淡，且勿熬夜饮酒，注意勿感冒，劳逸适度。不然，胃热复起，常致复发。

【施治体会】此患多为偏食煎炙厚味，或饮酒过多，以致脾胃积热，气血壅滞而出现牙龈红肿疼痛，甚至溃破流脓等症。用药对证，一般数日即愈。治愈后续用清热解毒茶常饮，加以饮食清淡，即可减少复发。

较小骨鲠

【脉症提要】此为喉科常见病症，喉内刺伤，饮食不下，轻者骨出自愈，重者有腐烂、化脓、窒息的危险。如鲠骨过大，则需手术取出。

因于饮食不慎，将鱼刺或骨类鲠于咽喉，刺伤肌肉，以致患处红肿，吞咽困难，甚至渗出鲜血，血滞化热，化脓溃破。

【适证方药】双砂汤（《外科症治全生集》） 威灵仙 15g，砂仁、草果各 9g，白砂糖适量烊冲，水煎，食后温服。主治鸡骨、鸭骨、鱼刺骨鲠喉中不下。

威灵仙方（较小骨鲠屡验方） 威灵仙 30g，清水、陈醋各半煎汤，含于口中，缓缓咽下。用于较小的鸡骨、鸭骨、鱼刺鲠于喉中不下，吞咽不顺，梗阻不舒，甚至红肿疼痛等症。此方含咽，多在半日内其骨即可软化、咽下，不适症状随之消除。若有溃破肿痛等症，可用下方调治，即可痊愈。

清咽方（经验方） 金银花 15～30g，桔梗 9～15g，玄参、麦冬各 15～30g，甘草 3g，开水冲泡饮之。功能清热解毒利咽。用于骨鲠刺伤咽喉，鱼刺或较小骨类软化吞下或手术取出后，患处溃破疼痛等症。

红肿溃破，患处疼痛，冰硼散、朱黄散亦可配合应用。

上二方用于较小骨鲠。无论双砂汤或威灵仙方，如法使用，多在半天时间内，其骨即出、咽下，可谓屡用皆验，效果稳妥。若是较大骨鲠者，应及早手术取出，以免肿胀化脓，甚至影响呼吸而出现危候。

【临证应用】不慎被鱼刺或骨类鲠于咽喉，刺伤肌肉，患处红肿，吞咽困难，甚至渗出鲜血的，即用双砂汤，水煎温服，或用威灵仙方煎汤频频含咽，较小鱼刺或骨类鲠于喉者，多在半日内其骨即出或咽下，一般不需内服药即愈；若患处刺破红肿疼痛，续用清咽方轻煎当茶饮，即可痊愈。但饮食切勿陡进辛辣刺激之物，以防刺激患处，疼痛不适，甚或诱发口疮等咽喉疾患。

【施治体会】鱼刺或较小骨类鲠喉，临证较为常见。较大鱼刺骨类鲠喉，应及早手术取出，以免出现危候。较小骨鲠，个人即用威灵仙方煎汤，频频含而缓缓咽之，多能较快将鱼刺或较小骨类软化而出、吞咽而下，续用清咽方饮数日，皆都不适症状消除，尚未见有任何不适后遗症者。

口糜口臭

【脉症提要】嗜食煎炙厚味，湿浊蕴积化热，上及口腔而成口糜；或膀胱湿热日久，上熏口腔，发为口糜。牙龈、颊内或唇舌等处糜烂附着白色膜状物，或红肿作痛，口内有臭味，妨碍饮食，或兼见发热头痛，食欲不振，尿黄便秘等症，舌苔多见黄腻，脉象多见洪数。

【适证方药】**清热利湿汤**（经验方） 黄连9g，黄芩15g，赤茯苓、牛蒡子、玄参、淡竹叶各18g，金银花30g，桔梗各15g，甘草6g，水煎温服。三煎药渣宽水，煎开后取少量清澈液漱口，其余加陈醋半斤，适温泡足。大便秘结加酒炒大黄（后下）9g，以大便通畅为度；口渴引饮加麦冬15～30g，天花粉9～15g；食少加漂白术15g，陈皮9g，余随症加减。并配合以下漱口、青吹口散应用，以增强疗效。饮食清淡，切勿熬夜饮酒，注意感冒，劳逸适度。

麦冬石膏饮（经验方） 麦冬30g，生石膏60g，生地黄24g，知母、滑石各18g，甘草6g，水煎温服。功能清热生津利湿。主治湿热偏盛，津虚口渴，口糜口臭，小便黄短等症。

代茶方（经验方） 赤茯苓、滑石、生薏苡仁、鲜竹叶、金银花各30g，宽水煎汤去渣，微温代茶饮。功能清热利湿解毒。主治口糜口臭，甚或红肿糜烂，小便黄赤等症。口渴加天花粉15g，麦冬、鲜芦根各30g；大便秘结加酒大黄适量（9～15g），余随症加味。

爽口方（经验方） 薄荷、金银花、淡竹叶各30g，石菖蒲15g，宽水煎汤，微温漱口，保持口腔清爽。功能清热爽口，祛除异味。

青吹口散（《包氏喉证家宝》） 煅石膏、煅人中白各9g，青黛3g，薄荷、黄柏、黄连各2g，炒硼砂9g，梅片3g，共研极细粉，瓷瓶收贮。每用适量，用药管吹敷患处，1日七八次。功能清热解毒止痛，祛腐生肌收敛。主治胃火偏旺，口糜口臭，甚或口舌生疮，溃烂不敛等症。

【临证应用】因于嗜食厚味，或饮酒过度，中焦湿浊蕴积化热，上及口腔而成口糜；或膀胱湿热日久，小便不利或黄短，湿热上熏口腔，而致口糜、牙龈、颊内或唇舌等处糜烂红肿作痛，口内有臭味，甚则妨碍饮食，兼见发热头痛，食欲不振，尿黄便秘，舌苔黄腻，脉象洪数的，治宜渗湿清热解毒，方用清热利湿汤为主；热甚口渴用麦冬石膏饮、代茶方、爽口方，并可配合使用；若糜烂不能收敛，即用青吹口散涂敷患处。加以饮食适当清淡，勿食辛辣燥热之物，保障睡眠，谨防感冒，劳逸适度，即可治愈。治愈后续用代茶方常饮，可减少复发。

【施治体会】口糜口臭，其症近似口疮，治法总宜清热、渗湿、解毒为要。因系局部糜烂，故须注意口腔清洁，以防感染蔓延。湿热为患，故而饮食需要清淡，勿饮酒、嗜食辛辣之物，以免湿热复盛，旧疾复作。常用爽口方漱口、代茶方常饮，有减轻症状、减少复发、预防口糜口臭功效。其方口感适宜，价廉而简便易行。患此症而经常复发者，可对证应用。治喉痹及口舌生疮下的内服、外用诸方，亦可对证选用。

龋齿牙痛

【脉症提要】龋齿牙痛：牙齿蛀孔疼痛，时发时止，如无意中用病牙嚼物，伤其牙根，随即作痛，舌脉一般无明显病象。

风热牙痛：牙龈肿胀，不能嚼物，腮肿而热，患处得凉则痛减，咽干口渴，舌尖偏红，舌苔白而乏津，脉象多见浮数。

风寒牙痛：牙痛，或伴恶寒，患处得热则痛轻，口不渴，舌苔白滑，脉象浮迟。

胃热牙痛：牙齿作痛，牙龈红而肿胀，口渴而有臭气，大便秘结，舌苔多见黄糙，脉象滑数或洪实。

虚火牙痛：肾阴不足，虚火上炎，牙齿隐痛，牙根浮动，颧红咽干，舌红少苔，脉象细数。

【适证方药】治龋齿方（叶玉峰方）甘松、荜茇、白芷、防风、细辛各 15g，共为粗末，用高度白酒半斤，共纳入玻璃瓶中浸泡 7 日，每日摇荡之，务使药性均匀浸出。泡好后滤净药渣，分装于小玻璃瓶中密封备用。用时以棉球蘸酒，含于牙痛处，或塞入蛀牙孔中，或含药液浸渍蛀牙处。功能芳香化浊，麻痹止痛。主治龋齿牙痛，时痛时止，咀嚼食物时伤及牙根，立感疼痛，以及口腔气浊等症。化脓者慎用。此方止痛甚速，多能 1 分钟内减轻疼痛。止痛效果虽良，亦可减少复发，但难以根治。

清热止痛方（经验方）石膏 30g，冰片 3g，硼砂 15g，薄荷叶 30g，共研细末，瓶装备用。有时先以薄荷、茶叶各15g宽水煎汤，微温漱口，然后以药末适量擦牙痛处，一日八九次。功能清热消肿止痛。用于龋齿牙痛，时发时止，痛时不能嚼物，牙有蛀孔等症。

取牙虫方（《串雅外编》） 韭子一撮，将碗底盛之（放于碗底），复水中（放水中），用火烧烟。外用小竹梗，将下截劈开（打通关节），以纸如喇叭样（将纸卷成喇叭样形状），引烟熏蛀齿。如下牙蛀者，前（煎）韭子浓汁漱之，虫自出（此方多种书籍有记载，乃民间治疗牙痛的常用方之一，现今仍有人使用。亦有用烟叶籽、莨菪籽的，据传止痛效果较佳）。民间亦有用花椒放于蛀牙上，咬紧勿动，含之片刻，亦有麻痹止痛作用。

清凉解毒饮（经验方） 金银花18g，薄荷、连翘各15g，绿豆衣18g，石膏30g，玄参、牛蒡子各18g，水煎温服。三煎药渣宽水，煎开后适温泡足，饮食勿进辛辣之物。功能清凉解毒，消肿止痛。主治风热牙痛，牙龈红肿，咽干口渴，舌尖偏红，苔薄乏津，脉象浮数。

苏叶细辛汤（经验方） 苏叶15g，细辛、川椒各3g，桂枝9g，赤芍15g，生姜3片，甘草6g，煎服法同上方。功能疏风散寒。主治风寒牙痛，恶寒，患处得热痛减，口不渴，舌苔白滑，脉象浮迟。

细辛散（《中医喉科》） 细辛、白芷、青盐、冰片、荜茇各9g，共研极细末，擦牙痛处。功能疏风散寒止痛。主治风寒牙痛，口不渴，痛处喜暖，得暖痛轻。

玉女煎（《景岳全书》） 石膏60g，生地黄、麦冬各30g，牛膝18g，煎服法及饮食注意同清凉解毒饮。功能清胃泻火。主治胃火伤阴，头痛牙痛，烦热口渴，舌红，脉数。

清胃汤（《医宗金鉴》） 石膏30g，黄芩15g，生地黄18g，牡丹皮15g，黄连、升麻各9g，水煎温服，药渣再煎泡足。功能清泻胃火。主治胃火牙痛，龋齿牙痛，头痛等。

补阴饮（经验方） 酒炒生地黄30g，盐水炒黄柏9g，醋炒龟甲、盐水炒知母、石斛、麦冬各18g，煎服法同清凉解毒饮。功能滋阴清热。主治虚火上炎牙痛，牙齿隐隐作痛，颧红咽干，手足心热，舌红苔少，脉象细数。

地骨皮方（民间验方） 地骨皮9～18g，水煎温服。功能凉血益阴，清退虚热。主治肺肾阴虚火旺，牙痛，牙龈微红微肿，绵绵不止，咽干心烦，手足心热，有较好疗效。民间广泛用于虚火牙痛，采挖新鲜地骨皮，每次用15～30g，水煎服并漱口，清热止痛功效颇佳。

擦牙方（《中医喉科》） 补骨脂 60g，青盐 15g，两味炒研为极细末，擦于牙痛处。功能降虚火，用治虚火牙痛。

龙眼白盐方（王氏验方，引自《中医喉科》） 龙眼肉 1 枚，白盐少许，将白盐放龙眼肉上，贴牙龈痛处，功能主治同上方。

盐附扎方（冰玉堂验方） 生盐 3g，附子 1 枚，两味捣烂和匀，扎缚足心涌泉穴，病重者两足心俱缚。用治虚火牙痛，引火归原。

【临证应用】龋齿牙痛，即俗称"虫牙"，临证最为多见，一般治法仅管暂时，故民间有"牙痛不是病，痛死无人问"的说法。一般多无其他疾病，舌脉亦无明显病象，仅为牙齿蛀孔疼痛，时发时止，如无意中用病牙嚼物，伤其牙根，则立即作痛，故而治法多以外用为主，治龋齿方、细辛散、清热止痛方，对证选用，含、塞蛀孔及外擦，都能迅速止痛；偏于胃热，口渴口臭，或牙龈红肿的，可用清凉解毒饮内服；偏于虚火，牙根浮动，时痛时止，或手足心热的，用补阴饮内服，盐附扎方亦可配合应用，以助引火下行。对证加内服药，可提高疗效。但欲根治，还需牙科医生做彻底处治。

风热牙痛，多因外感发热引起，牙龈肿胀，不能嚼物，腮肿而热，患处得凉则痛减，咽干口渴，舌尖偏红，舌苔白而乏津，脉象浮数的，治宜疏风清热，方用清凉解毒饮为主，随症加减。

风寒牙痛，多因外感风寒引起，牙痛或伴恶寒，患处微红微肿，恶寒喜温，得热痛减，口不渴，舌苔白滑，脉象浮迟的，治宜疏风散寒，方用苏叶细辛汤为主，随症加减。

胃热牙痛，多因嗜食煎炙厚味，或饮酒过度，以致牙齿作痛，牙龈红而肿胀，口渴而有臭气，大便秘结，舌苔黄腻或乏津，脉象滑数或洪实的，治宜清胃泻热，方用清胃汤或玉女煎，便秘加大黄（后下）9 ~ 15g，以大便通畅为度；小便黄短加木通、泽泻各 15g，余随症加减。

虚火牙痛，乃是肾阴不足，虚火上炎，故而牙齿隐隐作痛，甚则牙根浮动，颧红咽干，手足心热，舌红少苔，脉象细数的，滋肾养阴，方用补阴饮为主，配合擦牙方、盐附扎方等，以引火归原；平时常服知柏地黄丸或六味地黄丸，用淡盐开水送服，以滋养肾阴，可减轻虚火上炎，减少虚火牙痛。

地骨皮方，治肺肾虚火上炎牙痛，疗效亦较显著，并可配合应用。

【施治体会】引起牙痛的原因较多，症状亦各不相同，治法亦不一，但无非是以下数种：龋齿牙痛，外用麻痹止痛为主，兼热者清之，阴虚者滋之；风热牙痛，疏风清热；风寒牙痛，疏风散寒；胃热牙痛，清胃泻热；虚火牙痛，滋肾养阴等。其中龋齿牙痛最为多见，内服、外用药物治疗，均为暂止一时之痛，配合针灸治疗，可提高疗效，但都不易根治，且经常复发。欲其痊愈，须由专科牙医彻底治疗。

即使是牙医拔出龋齿蛀牙，也要继续注意保持口腔清洁，勿使食物残留牙缝，发酵腐蚀牙质。胃火偏旺或肾阴不足者，饮食勿过辛辣，勿熬夜饮酒，保障睡眠，劳逸适度，以防胃热复炽，耗伤津液，牙痛复作。

跌打伤肿

【脉症提要】不慎闪跌、磕碰、扭挫、崴伤、打撞等外力作用，皮肉受伤，出现红肿疼痛，甚至青紫瘀滞，肿胀灼热，患处功能活动受限，而皮肉无破损创口，无筋断、骨折的，一般称为"软组织损伤"，临证常见而较单纯，伤情多不严重；但若外力过大，力的作用由外及内，亦可同时并发较重内部损伤。

【有效验方】麻臼散（经验方）　祖师麻（高山生，花色淡红，植株柔软皮厚，外表浅褐色，里层微黄，味甘辛辣者良）、八角莲（亦名鬼臼、江边一碗水、百步还原，根状连珠茎，色白微黄，洗净泥土晒干，质硬而脆粉质者佳，色枯黑质柔晒不干者勿入药）等份，研为细末。每用 1～2g 为 1 日量，分 2 次服，温黄酒送服，不饮酒者用温开水送服。切不可超量，以免引起腹痛雷鸣、泄泻不止。功能活血祛瘀，消肿止痛。主治跌打损伤局部瘀肿胀痛，皮色紫暗灼热，活动不便，或兼有瘀血内积，胁腹痞闷刺痛，或大便不通，精神郁闷或烦躁等症。

此药服下半小时左右，即感欲解大便，内有瘀血的，随便而出，肿胀疼痛随之减轻。体质壮实之人，若服下 1 小时后仍无肠鸣轻泻反应的，可 1 次服 2g。体弱者不可轻易加量。此方屡用皆验，疗效显著。但因药性较烈，体弱、小儿及孕妇禁服。此方对于腰椎间盘突出症，腰及坐骨神经疼痛麻木，屈伸不利，甚至疼痛难忍，卧床不起者，如法服之，亦有显著效果。但用量切勿随意增加，以防腹痛雷鸣、泄泻不止。尤其是八角莲有毒，内服过量而致人死者，偶有传闻。关键在于用量适度，方能治病显效，不出意外。

麻虫方（经验方）　八棱麻根鲜品 30～90g（干品 15～30g），土鳖虫焙焦为末，每服 3～6g。用八棱麻根煎汤，加入老黄酒适量（会饮酒者 1 次半碗，不会饮酒者用少许为引），送服土鳖虫末，1 日 2 次。煎过的八棱麻根捣融加陈醋适量，外敷患处。功能活血散瘀，消肿止痛。主治同麻臼散，但药力较缓。伤情不重者，服一二次即肿消痛止，内无瘀血的无明显泻下作用。或单用土鳖虫为末，温黄酒送服，亦有一定散瘀消肿止痛功效。

麻藤汤（经验方） 八棱麻根干品30～60g（鲜品加倍），鸡矢藤60～120g，1剂药水煎2次，药汁混合一处，兑入大曲黄酒适量，分2次温服。药渣捣融，加陈醋、白酒各适量，加温布包敷患处。功能活血通络，消肿止痛。主治同上方。头伤加川芎6～12g；胸前伤加桔梗12g；背伤加羌活12g；胁伤加柴胡、香附各12g；腰伤加杜仲18g；腿脚伤加川牛膝15g。陈伤作痛夹有风湿的加当归、独活各15g，黄芪30g，防风、千年健各15g，制乳香、制没药各9g；腰腿疼痛较重的再加杜仲、续断、金毛狗脊、川牛膝各15～30g；脾虚纳差加党参18g，白术15g，陈皮、砂仁（后下）各9g，余随症加减。

脚崴单方（经验方） 脚崴肿胀疼痛仅软组织损伤者，单用八棱麻根鲜品250g（干品60～90g），水煎浓汁，兑入老黄酒适量温服。药渣加陈醋、酒糟各适量，布包温敷患处（肿胀灼热者冷敷），亦有活血散瘀、消肿止痛作用，轻者内服、外敷二三次即愈，较重者多用几日，亦可消肿止痛。

酢浆草方（经验方） 酢浆草、生栀子、生大黄、扦扦活（接骨丹的根及株皮）各等量，捣融外敷患处，消肿止痛作用亦良。或单用酢浆草不拘多少，揉融敷患处，亦有消肿散瘀止痛之功。

土鳖虫方（经验方） 土鳖虫、红花、制乳香各等份，共研细末，每服6g，日服2～3次，用温黄酒送服，功能活血散瘀，消肿止痛。可用于身体各处外伤，肿胀疼痛，或见皮肤瘀紫等症。

红景天方（经验方） 单味红景天（俗称强盗草、不死草、山马齿苋、大佛爷指甲等）鲜品90g（干品减半），水煎加黄酒温服。药渣加陈醋适量外敷患处。功能活血祛瘀，通络止痛。主治软组织损伤，瘀阻肿痛，关节活动不利等症。

外用消肿方（经验方） 独活、白芷各90g，血竭、红花、生草乌各30g，共为细末备用。视伤处大小，每用适量，白酒、陈醋各半调厚糊敷患处，干则用白酒淋湿，一日一换。只可外用，严禁内服。功能祛湿消肿，麻痹止痛。用于跌打损伤，伤处水肿，难以手法诊断、正骨、固定。此方外敷，可使肿胀消散，疼痛减轻，以便手法接骨及固定。

紫荆皮方（经验方） 紫荆皮适量研末，加白酒、陈醋各适量调糊敷患处。有消肿散瘀止痛作用。

大黄生姜方（《验方新编》） 整块生大黄，用生姜汁磨融敷之，一夜紫者转黑，黑者即白矣。一日一换，其效如神。

又方（《验方新编》） 生半夏（研细末），水调敷，一夜即消（以上酢浆草等方，用之亦验）。

民间验方 生大黄、栀子、红花各30g，共为细末，陈醋或白酒调糊，外敷患处，干则用陈醋或白酒淋湿，一日一换。功能清热散瘀，消肿止痛。用于软组织损伤，青紫瘀肿，或灼热疼痛，患处活动不便等症。

陈伤作痛方（经验方） 托腰七（俗称公何首乌的粗壮根茎）、扣子七（鄂参、珠儿参）各300g，鸡矢藤、八棱麻根、千年健各180g，纯玉米大曲白酒（50～55度）15斤，同入一个容器浸泡1个月，每次饮25～50mL，1日2～3次。亦可加热外擦患处，有通络止痛功效。功能强壮腰膝，舒络止痛。用于陈伤作痛，肾虚腰痛，风湿痹痛及劳伤肢体关节疼痛等症，安全有效。

入地金牛方（经验方） 入地金牛6～12g，穿破石15～24g，藤三七干燥块根90g，红毛七、八棱麻根各15g，水煎兑黄酒温服。便秘加大黄适量，体虚加鄂参适量。功能活血通络，散瘀止痛。主治跌打损伤，气滞血瘀，患处肿胀疼痛如针刺，肢体关节活动不便等症。

胁腹痛方（经验方） 红木香30～60g，当归尾、赤芍、柴胡、路通通各15g，水煎，少兑黄酒温服。功能疏肝散瘀，行气止痛。主治暴怒伤肝，或跌打损伤，瘀滞胁腹，以致两胁刺痛，甚则发热烦闷等症。

麦麸皮方（经验方） 麦麸适量，加陈醋、白酒各适量拌湿润，加热布包敷熨患处，亦有消肿止痛功效，常用于风湿痹痛、新旧伤痛、关节不利等症。

外用接骨秘方（《验方新编》） 旱公牛角1个（炭火上炙干一层刮一层，为末），黄米面、荞麦面、榆白皮各不拘多少，川椒六七粒，杨树叶不拘多少（无则亦可），共研细末，以陈醋熬成稀糊，用青布摊贴，再用薄柳木片缠住，时刻闻骨折处响声不绝，俟定即接。如牛马跌伤及树木被风折断，此药敷之俱效。

外用接骨单方（《验方新编》） 大红月季花瓣阴干研末，成人1次3g，好酒调服，盖被睡卧半日，闻骨响为断骨对接，勿惊。

又方（《验方新编》） 真刺五加皮120g，小雄鸡1只，干拔去毛，其余俱存，同五加皮捣极融，敷骨折处，骨节发出声响，待响声定去药，接骨甚效。

经验方 扦扦活根皮（俗称"接骨丹"）鲜品300g捣融，续断、孩儿茶、自然铜、土鳖虫各30g，同捣极融，加入陈醋少量，视伤处大小、轻重，厚敷患处，适度固定，一日一换。功能活血散瘀，接骨续筋。骨折外敷，促进筋骨接续，亦有消肿止痛功效。

【临证应用】脚崴踝肿，患处疼痛，行走不便，筋骨无损，唯局部气滞血瘀的，即以活血散瘀、消肿止痛法，方用脚崴方或酢浆草、红景天等方选其一，如法外敷，一般都能消散痛止；肿胀甚者，可配合针灸、拔罐，以去瘀血。

下肢或其他部位打撞、碰伤，患处疼痛，甚则青紫瘀肿的，治法同上，即用虫麻方、麻藤汤，内服外敷。

腰胁等躯体部位被外力所伤，伤处瘀肿疼痛，或暗红，或青紫，患处内部不适如腰、胁、腹痛等症，脏器正常，无筋断、粘连、骨折的，治法仍以活血祛瘀、通络止痛为主，伤情轻者用胁腹痛方，伤情重者用麻臼散，按方下定量内服，即使是内有瘀血，伤处瘀肿，亦能祛瘀活血，消肿止痛；伤处肿甚灼热者，加用大黄生姜方或民间验方外敷；伤处皮色不变，肿胀，强滞疼痛的，以外用消肿方敷患处，一般软组织损伤，瘀积肿胀疼痛者，多可在较短时间内肿消痛止。

陈伤作痛，患处活动不便，甚则影响劳作，治宜通痹止痛，用陈伤作痛方或入地金牛方，浸酒饮或水煎服，药渣敷患处；伤处肌肉失活，活动不便的，除内服上二方外，再以外用消肿方敷患处，以祛湿通痹，活血止痛。风湿痹痛下的诸方，亦可对证选用，内外兼治，以消除不适症状，恢复正常功能。

【施治体会】所谓软组织损伤，即不慎闪跌、磕碰、扭挫、崴伤、打撞等外力作用，皮肉受伤，出现红肿疼痛，甚至青紫瘀滞，肿胀灼热，患处功能活动受限，而皮肉无破损创口，无筋断、骨折的，临证较为常见，伤情亦较单纯而多不严重；但若外力过大，力的作用由外及内，亦可引起胸胁腰腹等内部不适，以上所列诸方，能够运用得当，其活血祛瘀、消肿止痛之功都较显著。已经使用数十年，证明疗效均较可靠。其中麻臼散一方，不仅治疗跌打损伤瘀滞肿胀疼痛，内有瘀血停留，腹痛胁胀，大便不通等症，服之有显著的祛瘀、止痛、消肿效果；用于治疗腰椎间盘突出症，腰痛如折，疼痛难忍，甚至不能行走、站立的，适量用之，亦有较好止痛作用。自创方三十余年来，无论治疗外伤肿痛，还是腰椎间盘突出症，虽然因人而疗效不一，但有效率明显高于其他祛瘀消肿止痛方。由于药性较烈，且有小毒，故用量且不可过大，亦不可常服，因为纯属治标攻邪之方，毫无扶正固本之功。可配合应用陈伤作痛方，以益气活血止痛。

创伤出血

【脉症提要】古称金创或金疮。由于外力作用而使皮肉破裂出血，也就是损伤有创口，而未伤及筋骨内脏。此亦是劳作之人常有的伤患，或自然灾害、意外事故所致。伤及筋骨及内脏出血者不在此列，因非一般治法方药所能济事。

笔者常在山野劳作，荆棘划伤、磕碰、跌仆、不慎刀伤等，皮肉破损出血乃是家常便饭，甚则伤及血脉出血不止的亦难避免。乡野荒僻之地，难以找到医院，故而自疗救急必不可少。下列诸方，皆具有止血愈创、止痛消肿功效，尤其是玉真散和草医方，不但止血定痛效果可靠，尚能预防破伤风，且创口愈合后瘢痕亦不明显，亦未见有不良后遗症者。

【适证方药】草医方　生半夏、生南星、生草乌、生禹白附各30g，陈久净石灰120g，共研细末，密贮备用。用时视创口大小，直接将药粉按于出血处，用布缚定，勿令接触水湿风寒，一日一换，饮食勿进发病之物。功能止血定痛，消肿愈创。主治劳作之时不慎外伤出血，包括刀割、石块砸伤等，出血不止，甚至动脉血管破伤，出血如喷等，不用洗涤创口，直接将药粉按于伤处，用布包扎。当时即可止血定痛，肿者能消，感染者几无。

在20世纪六七十年代，亲眼所见老草医用此方治外伤出血，可谓药到血止痛定，只要注意不接触水湿，不饮酒，忌食发病之物，大多数伤者敷1次药创口就能愈合，亦未见有感染化脓等后遗症。野外劳作，肢体难免不受创伤。1962年秋，我在苍狼山附近跟师父学认药时，不慎被刀砍伤右手拇指上侧（切脉处偏上动脉），伤口见骨，瞬间血出如喷，吓得我浑身发抖，师父即用药末一把按于创口，当即血止痛轻，未见肿胀，数日后将药去掉，创口愈合，只留下一条长约3cm、宽约3mm浅褐色瘢痕，无不适感觉。此药有大毒，配制、储存、保管、应用都要严谨。仅可外用，严禁入口！

玉真散（《验方新编》）　明天麻、羌活、防风、生南星（姜汁炒）、白芷各30g，生禹白附360g，上药须拣选明净者，同研极细粉，密贮备用。外用如伤口湿烂不能收口者，另加入熟石膏6g，黄丹约1g，上药粉15g，同研极细，生姜煎水或茶水洗净患处，再上药粉，一日一换。功能祛风定痉，止血愈创。主治创伤出血，用以止血定痛，消肿愈创。破伤出血，将药粉直接撒于创口；已溃避风用茶水洗净患处，再上药粉。跌打损伤瘀肿，以及破伤受风，手足扯动拘紧，甚则眼歪斜者，用热酒调服3g，至重9g，开水送服亦可。破伤风已见呕吐者，无效。此药俱用生料，外用效验更妙。内服量切勿过大，因南星、白附子有毒。

此方我曾经配制过 2 次，在野外劳作时，无论刀伤、砸伤，肢体局部出血不止，用此药粉干撒，伤重者用量需大，直接将药粉按于伤口，其血立止，疼痛即定，勿再用力使伤口崩裂，谨防水湿受风，饮食禁止发病之物等，大都用药 1 次，创口即可愈合，感染化脓者几无。且创口愈合后，小伤瘢痕也不明显，更无其他后遗症。现在医疗条件好了，此等方药也许已经无用。但在野外劳作时受伤，仓促间不可能清创、缝合、注射破伤风抗毒素等，此方既可止血定痛愈创，亦能预防破伤风，所以重整于此，或许还有用处。我对它的疗效颇感信服。

经验小方 野外不慎受伤出血，伤处面积较小，可用石韦叶子背面铁锈色粉末适量，撒于创口，若能找到苎麻，剥其秸秆皮适度缠绕伤处，其止血作用甚佳。民间常用此以止血，我亦曾多次自救，确有止血定痛功效。此药高低山区都有生长，多生于岩石、老树干上，极易寻得。

又方 苎麻叶适量揉融，直接敷于创口，外以苎麻叶包盖伤口，并用苎麻皮松紧适度缠之，亦能立即止血，且见效亦速。此物更易寻得，可谓到处都有生长。如春、冬季无新鲜叶子，干叶子揉为细末撒之，亦可止血。

【临证应用】 劳作不慎伤及皮肉，创伤出血的，即用预先制备的草医方或玉真散药粉适量，不用清洗伤口，直接用药粉撒于伤处，略按，使药粉贴紧患处，出血即止，切忌水湿浸入，勿饮酒食海鲜等发病之物，不过 3 日，干痂自落，创口愈合，瘢痕亦不明显。较轻、较小的创伤，如无上药，2 个就地取材的小验方，用之止血效果亦良。不知道外用小方，较小皮肉破损出血的，民间常以自己的尿液直接冲洗创口，亦有较好的止血作用，且广为使用。

以上治法方药，都仅限于皮肉损伤出血，仓促之间应急处置方法。若属较重损伤，动、静脉血管破裂，甚则内脏损伤出血，绝不可延误分秒，应立即到医院外科或伤科救治，以免延误最佳处置时间，出现意外事故。

【施治体会】 今非昔比，医疗条件好了，不可单用老方法处置创伤出血，以免出现破伤风及感染溃烂，甚至引起其他危候。保存以上治法方药，是因为在野外劳作，或距离医院较远，对于一般创伤出血的自我救治，仍有一定作用。有备无患，野外劳作或游玩，不慎小创伤，能够自我救治，无疑有益无害，不属多余。自己无数次创伤出血，甚至刀割破左手桡动脉血管，一股血直喷出十余厘米，即刻用草医方药粉一把，直接按于创口，并用手按紧患处，数分钟血即止，亦未感染水肿，数日药粉与血干痂自落，至今时逾 60 年，未见有任何异常。所以不忍丢弃，再次整理使用过的实用验方，以供读者参考。

陈伤肌硬

【脉症提要】创伤或疮疡治愈后，患处瘢痕肌肉失活，凹凸不平，褐色或紫黑，肌肤不仁，感觉不适；若在关节部位，甚至活动不能自如等症。

【适证方药】**活肌散**（经验方）　白芷300g，白芥子（微炒）60g，当归90g，肉桂30g，共为细末备用。用时看患处面积大小、死肌程度，用药末适量，白酒调糊厚敷患处，设法固定，勿让药物散掉，干则用白酒淋湿，一日一换。功能温和气血，散结活肌。常用于外伤骨折复位后，冷物固定如石膏、钢板外露螺丝等日久，以及疮疡溃破后挤脓用力过度等，引起患处局部肤色紫黑、肌肉死硬，活动受限，甚至麻木不仁，遇阴雨天不适症状加重等。此方敷之，能够温和气血，复活死肌，消除不适症状。若加服下方，可明显提高疗效。

活肌汤（经验方）　生黄芪60～120g，当归、熟地黄各15～30g，肉桂、炙穿山甲、生甘草各6～9g，水煎温服。功能益气温阳，和血散结。主治同上方。二方配合应用，可以明显提高疗效。已经应用逾50年，疗效较为稳妥。尤其是体质虚寒者，尤为适证。年轻力壮者用之，见效更速。对于骨痹（无菌性股骨头坏死）、年久风湿性关节炎之类的疾患，用之亦有一定效果。患处在上加川芎9g，在中加桔梗9g，在背加羌活9g，在下加川牛膝9g，以作引药。

【临证应用】无论创伤、骨折或疮疡治愈后，患处瘢痕凹凸不平，肌肉失活，肤色深褐，甚或紫黑，感觉木硬，严重者活动不能自如，阴雨天不适症状加重的，治宜温和气血，软活硬肌，方用活肌散外敷，内服活肌汤，加以饮食温和，加强保暖，保护好患处勿受挤压、磕碰，多可逐渐使肌肉柔和，暗褐、紫黑色消退，知觉、功能恢复。即使是多年陈伤，肤色淡黑或紫暗，患处麻木不仁，活动不便的，治之亦有显效，痊愈者常有。

【施治体会】此类患者不为少见，病因较为复杂。但凡肤色暗褐，甚或淡黑、紫黑，患处凹凸不平，感觉木硬，甚则影响正常活动的，多为处治外伤或疮疡过程中，或清创不彻底，留有异物，或骨折冷物固定过久，或疮疡过用寒凉，出脓时过度挤压，等等，皆可导致血脉流通不畅，甚至寒凝不化，创伤、疮疡虽然治愈，却留下患处瘢痕凹凸不平、色暗木硬等症，久不能消退。治法切勿再用寒凉，以免气更滞，血更凝，色暗更暗，硬结愈坚。所以治法用温和气血之剂，可使气得以温煦，血得以通活，其死肌硬结方能消散而复常。

如若较重骨折伤损，治愈后患处肌死僵硬，甚至肿胀不消，疼痛难忍，肤色紫黑或患处麻木不仁、活动不便的，可参考《沉疴治悟录》"肌死骨坏"及"疮疡证治"中的治法方药，参阅相关医案，对证用药。即使是欲截肢、指（趾）的，亦能治愈而保全身体。个人经验，仅作参考。

取竹木刺

【脉症提要】野外劳作时，不慎被荆棘或竹木扎伤，棘刺或竹木扎入肉中，粗大的可拔出，细小的残留，或生"肉刺"，肌肉硬结，或肿胀，或化脓，手术等治法取之不尽，致使肿胀或反复化脓不愈，影响正常活动。

【适证方药】**羊屎膏方**（《刘涓子鬼遗方》） 干羊粪捣筛，用猪油调和，涂之疮口，立出。治竹木所刺入手足，不出脓，疼痛。

牛膝方（经验方） 生川牛膝适量捣融，或干品研细末少加陈醋拌湿，厚敷于伤处勿令移动，纵然创口已经愈合，亦能将身体四肢等处刺入肉内之竹木刺或碎玻璃片等异物取出。或用鲜牛膝捣融敷之，亦可取出竹木刺等物。简便易行，屡用皆验。

白果方（《验方新编》） 白果（要三角形者，去壳与心）不拘多少，浸菜籽油内，取出捶融贴之，日换 1 次。虽入肉多年（瓷片），（肉）烂而（瓷片）不出者，3 次即愈。

【临证应用】凡荆棘刺、竹木细纤维或碎玻璃片等刺入肉内，手法或手术取出不尽者，即用羊屎膏或牛膝方，如法外敷，即使是伤口已经愈合，或者肿胀化脓、疼痛的，亦能将残留在手足等处的异物悉数拔出，硬结除，肿胀消，毒脓尽，伤患愈合，功能恢复。

刺入肉内的瓷片，经久不愈，或生"肉刺"，或肿胀化脓的，用白果方如法敷贴，亦有较好疗效。

【施治体会】年幼时见父亲治一青年农民，在山上劳作时不慎身体闪跌，右膝盖跪入半朽木桩中，以致扎入许多木纤维，随之红肿疼痛，不能劳作。到医院外科多次手术，但无法悉数将木纤维取出，右膝盖及其周围依然肿胀疼痛，数月不能治愈。父亲用川牛膝 250g 捣融少加陈醋，将药厚敷于患处，一日一换，不及 3 日其残留木纤维尽出，肿消痛止，伤患痊愈。患者今已年近八旬，行走依然健步。

一中年同仁用此方法治一足掌扎入碎玻璃片，足肿胀疼痛，溃破流脓，7 个月手术取出 3 次，仍有残留未能尽出，依然肿胀疼痛，甚至溃烂流脓。亦用此法敷 2 日，其残留玻璃片尽出，溃烂疮口愈合。另一患者手掌扎入许多竹纤维，亦是手术不能悉数取出，肿胀、溃烂，3 月余不能劳作。仍用此法治之，残留竹纤维尽出，肿胀消散，溃烂愈合，皆得完全治愈。

余用此方治疗过数例如上近似伤情者，也都三五天左右，将残留手足等处的异物完全取出，伤患痊愈，伤处功能恢复正常。极其简便之法，屡用皆验之方，复整理于此，以供读者参考应用。

远行脚痛

【脉症提要】此患多见于步行登山，或过去无车辆可乘，步履远行，劳累过度，脚掌疼痛者，使用以下二方，有一定减轻疼痛作用。

【适证方药】健步方（《验方新编》）细辛、防风、白芷、草乌各等份，共为细末。欲行路远时，先将鞋底内用水微喷湿，将此药掺匀于内，虽日行百里，脚不肿痛。余常登山采药，山路崎岖，常感脚板疼痛，有时肿痛难忍。用此方之后，确有减轻脚板痛作用，并可减轻脚臭。

千年健方（经验方）千年健、独活、当归、木瓜、五加皮各等份为末，用法同上。功能主治与疗效同上方，有一定效果。

【临证应用】远行脚掌疼痛的，提前准备好健步方或千年健方，如法使用，除有减轻远行或登山道路崎岖不平而致脚掌疼痛之外，还有驱除脚臭作用。

【施治体会】笔者自幼常在山野攀爬，脚掌疼痛乃是常事，有时一天来回路程远达 80 里左右，晚归还要负重近百斤草药，脚痛难免。用上方垫脚，或晚间煎汤泡足，都有较好的祛风除湿、活血止痛作用。因为登山采药，不仅无平坦路可走（山野中根本无路，几乎都是攀爬），还要无数次涉水，脚板劳伤疼痛在所难免。甚至登山一天，脚掌疼痛数日。采用以上二方，或垫鞋底，或煎汤泡足，都有较好的减轻疼痛功效。

足跟作痛

【脉症提要】足跟痛，又称脚跟痛，表现为一侧或两侧足跟疼痛，行走不便，休息时疼痛减轻或不明显，行走、劳累时疼痛明显加重，但非外伤及疮疡，故不红不肿，亦无破伤，多由肾气不足、精血亏乏所致。

【适证方药】益肾养血汤（经验方）熟地黄 30g，当归 18g，潼蒺藜 30g，怀牛膝 18g，鹿角胶（烊冲）、龟甲胶（烊冲）各 9g，水煎温服。四煎药渣宽水，煎开后适温泡足。功能益肾养血，强腰健骨。主治肾虚足跟疼痛，不耐疲劳，行走不便等症。此方亦可加量配制丸药，每服 9g，日服 2 次，早用淡盐开水送服，晚用温黄酒送服。耐药力较强者，每服 15g，日服 2 次。

温阳补血汤（经验方） 炙黄芪 90g，当归、熟地黄、续断、杜仲各 30g，牛膝 18g，附子（先煎）、肉桂各 9g，煎服法同上方。功能温补气血。主治气血不足，脚跟疼痛，行走不便，双足不温，甚则腰膝乏力，畏寒肢冷等症。

泡足方（经验方） 黄芪 30g，乳香、没药各 6g，生姜 30g（切片），宽水煎汤，适温泡足。功能益气和血，散寒止痛。主治足跟疼痛，走路时更甚，配合内服补益肝肾精血药，加用此方泡足，内外、标本兼治，可明显提高止痛效果。能坚持治疗半月以上的多可治愈。

外敷方（《验方新编》） 柳叶一把，杏仁 3 粒，枯矾 6g，共捣烂敷足跟，治足跟痛极效（加服上二方之一，标本兼治，疗效更佳）。

【临证应用】身无其他疾病，仅是肾虚精血不足，腰膝乏力，不耐疲劳，行走足跟酸痛的，治宜补肾健骨，滋养精血，方用益肾养血汤为主；肾阳不足，畏寒肢冷，行走足跟酸痛的，治宜温阳补血，方用温阳补血汤为主，并配合外用泡足方，以内外、标本兼治，多可痊愈。患者需要饮食温和而有营养，勿久坐、久睡、久行，注意保暖，劳逸适度，则治愈后方能疗效巩固，减少复发。

【施治体会】足跟痛，虽然多属肾虚精血不足，不能滋养筋骨所致，但也与负重、劳累过度、穿硬鞋行走过久等有关，故而治疗时需要内补精血而益肾健骨，外用温阳散寒和营以通络，内外、标本兼治，其患方能痊愈。患者加以自我呵护，治愈后自可减少反弹。

受学感言

　　周公正祎先生，出生于中医世家。自幼受秀才祖父教诲，识字从《黄帝内经》开始，至今行医已近六十年，总以慈悲为怀，淡泊名利，广受患者好评。

　　先生幼年在苍狼山拜师识药，时间长达 6 年之久，对草药的种植、生长环境、采收时节、真伪鉴别与炮制等，多谙熟于心。凡有毒之味，每亲自尝试，而后用于患者。用药如用兵，率见奇效。先生对野生草药尤为重视，常入武当山、苍狼山、白马山等本地名山，识认百草，拜访草医，搜集民间验方，对草药情有独钟，甚至如醉如痴。

　　先生早年善治奇病、顽疾，闻名乡里，如治肺痨、疮疡、股骨头坏死、男女不孕不育、精神分裂症等。2010 年《十堰日报》报道先生治愈股骨头坏死事迹而蜚声海内外，众多中医学术会议授予诸多奖项，都被先生婉拒。特别是他的《医门课徒录》系列出版以来，全国各地读者与患者更是纷至沓来，先生都是一个个地认真接待。

　　我们自与先生相识，目睹其治病救人之事例时常有之。如某中年妇女子宫癌术后，身体极度虚弱，初次找先生诊治时，由人搀扶而来。先生仔细诊断用药，经 3 周调治，患者面色、言行举止等恢复到犹如常人。又如某中年女子，自述自 24 岁生头胎后，每至经期前后，头痛头晕，经常呕吐，失眠健忘，身体疲倦，以至于无法正常工作，已有二十余年，曾在国内大城市名医院请名医检查、就诊，但症状没有好转，经过先生 3 个月治疗，现已痊愈。还有一三十余岁男子，身患牛皮癣多年，腿、股、腰部尤为严重，先生开方调制两月余，此人全身顽癣皆愈。又某男自述几年前因伤住院，持续发热 21 天，医院查不出原因，找到先生后，服用 2 剂汤药，体温正常，医院闻之，将药渣取走研究。更有患者千里迢迢而来，对先生诉说病情病苦，急切之心犹如见到救难菩萨，不禁让人动容。

　　先生治学以传统为根本，而常有推陈出新之举。虽然年近八旬，事必躬亲，每遇顽疾，必尽全力，都是用心诊治。每坐诊，无论大病小病，或难或易，先生皆是小心翼翼，仔细诊断，慎之又慎，根据病情用药；无论大人小孩，都是极其认真地对待。先生认为"医关人命"，责任重大。因为先生医术独到，责任心强，疗效卓著，所以不少患者呼其为"神医"。但是先生从不浮躁，始终总是低调做人、认真做医。

先生医德高洁，心胸广阔，不为世俗所累，不为名利所惑。如今，先生又将自己行医多年用到的简单、方便、便宜、有效的实用"小方"，系统整理成册，以供读者选用。其无私奉献之举，在医门之中实属不为多见。

先生的愿望是：不辜负生者，亦不获罪逝者。所以一生勤谨，探索不止。他的精神值得我辈学习。在他的《简便廉验方》发稿之际，谨以拙文抒怀，以表对先生的仰慕之心。

王传春、王秀林拜书